I0033784

Te $\frac{138}{201}$

T. 3764.
C. v. 2.

MATIÈRE

MÉDICALE - THÉRAPEUTIQUE.

———

TRAITÉ

DES

REMÈDES ÉVACUANS;

MATIÈRE
MÉDICALE - THÉRAPEUTIQUE.

TRAITÉ

DES

REMÈDES ÉVACUANS;

Par Mr J. SENEAUX,

Professeur honoraire de la Faculté de médecine de Montpellier, Docteur en médecine et en chirurgie ; Membre de plusieurs Sociétés savantes, médicales et littéraires de la France, etc. ;

Faisant suite au Cours de De Barthez, *sur les remèdes altérans.*

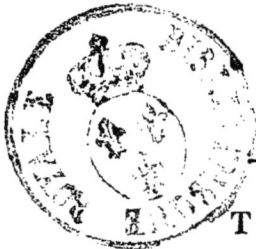

> Mécène m'a fait son ami :
> Je suis au-dessus de l'envie,
> Et sûr d'une immortelle vie,
> Je ne crains l'enfer, ni l'oubli.
> HORACE, *Traduction de* DARU.
> *L'Ombre de* De BARTHEZ.

TOME II.

A MONTPELLIER,
De l'Imprimerie de J.-G. TOURNEL, Place Louis XVI, n.º 17.

1821.

TRAITÉ

DES

REMÈDES ÉVACUANS.

Sɪ en vertu de sa puissance suprême, l'auteur de toutes choses a tout bien fait ; s'il a pourvu à tout ce qui est, tant au physique qu'au moral ; s'il a placé le plaisir à côté de la peine, la jouissance à côté de la privation, le remord et la punition à côté du crime, la satisfaction intérieure à côté des vertus, il a placé aussi les remèdes à côte des maladies; tout entier au bonheur de l'humanité, il n'a voulu se venger d'elle que par des bienfaits; il a fait naître sur chaque point du globe tout ce qui est nécessaire pour en nourrir les habitans ; dans sa tendre sollicitude, il a fourni en abondance les fruits acides et les rafraîchissans aux hommes qui habitent l'Afrique, les rochers brûlans de Malthe, et tous les pays qui sont sous l'équateur; mais toujours prévoyant, il n'a rien créé de semblable dans les frimats de la Sibérie, de la Laponie, vers les pôles.

Les aveugles sectateurs du pyronisme s'élèveront sans doute contre ces vérités ineffables qu'un sot orgueil les empêche d'admettre. Vos principes sont erronés, s'écrieront ces hommes superbes, que si cela était ainsi; mais cela n'est point, les

jeunes-gens parviendraient aisément à la vieillesse, et les vieillards aux portes du tombeau,
sans difficulté jusqu'au degré de longevité; tandis
qu'il est démontré par les calculs les plus exacts,
sur les probabilités de la vie humaine, que de
cent individus qui naissent, on en trouve à peine
quatre qui, parvenus au dernier degré d'une
heurese vieillesse, meurent, parce qu'il est de
la nature de l'homme de mourir; qu'il y a des
hommes qui n'éprouvent jamais de peines, d'autres jamais de plaisirs; que partout on voit des
crimes impunis, des innocens sacrifiés, des vertus
non récompensées; que la famine, la peste, et
d'autres fléaux affligent les pays où les hommes
sont souvent doués des vertus les plus sévères, etc.

Mais peut-on répondre 1.º que la majeure partie
de ces événemens, et les maladies principalement,
dépendent de nous, nos maux sont notre ouvrage;
le fruit de notre intempérance, de nos passions,
de nos déréglemens, de notre incontinence et
de notre inconduite. 2.º Que relativement à nos
maladies surtout, la science de la médecine n'est
malheureusement pas assez avancée pour prévenir
l'action des causes qui nous entourent et qui agissent sur toute notre machine animale, pour en
léser les fonctions. 3.º Que la médecine, science
d'observation, n'est pas assez ancienne pour avoir
eu le temps de découvrir une infinité de remèdes
qui manquent, sans le secours desquels on ne
peut dompter les maladies; qu'il faut encore
attendre que le temps, le génie ou le hasard,
les fassent connaître, et les fassent apprécier aux
cas où ils pourront convenir.

La science du médecin (d'après les règles
établies jusqu'ici sur la partie de la médecine
qui traite de la matière médicale-thérapeutique)
consiste à prévoir les circonstances où il faut

agir, où il faut rester dans l'inaction, où il faut
respecter la nature dans le travail qu'elle mé-
dite, afin de modifier à propos ses effets en
secondant ses vues; c'est par un coup-d'œil pé-
nétrant que le médecin doit saisir les indications
pour en faire un usage raisonné, non-seulement
de la matière médicale, qui embrasse l'histoire
naturelle, mais encore les opérations chirurgicales, afin de ranimer la nature défaillante sous
les lois du principe vital. Malheureusement l'action des remèdes ne paraît pas toujours dépendre, ni des lois de la matière, ni de celles du
mouvement; mais plutôt de celles du principe
vital.

Quant à ce qui concerne le traitement des
maladies, la principale chose que l'on doive
exiger d'un médecin, est qu'il sache faire une
juste application des remèdes, et cela dépend
du jugement.

Entre la science médicale et le jugement, il
lui faut encore une grande probité, car il est a
craindre qu'il ne fasse presque autant de fautes
que celui à qui ces qualités manqueraient, s'il
n'a pas une probité assez ferme et assez solide
pour n'être point ébranlé par les avantages
qu'on retire en exerçant la médecine selon ses
intérêts, plutôt que suivant l'utilité des malades.

Rien n'empêche plus la médecine de se perfectionner, que la curiosité que l'on a de chercher
les causes physiques de l'action des remèdes. Le
point sur lequel il faut savoir se fixer, est de
s'assurer de la vertu des médicamens. Mais cela
doit être sans s'occuper du principe d'où ils tirent
leur force et leur efficacité, attendu que c'est un
amusement superflu; la nature est trop cachée
et trop secrète. D'ailleurs, quand cette connaissance serait possible, elle serait en quelque sorte

inutile. Il faut que le médecin s'applique à découvrir, par l'expérience, l'effet des remèdes contre les maladies ; qu'il réduise ses observations en maximes, et qu'il ne se fatigue point inutilement à rechercher comment les remèdes agissent, ce qui n'est ni possible, ni nécessaire de savoir. Si tous les médecins en avaient usé ainsi, on ne verrait pas la médecine partagée par tant de sectes. Il n'y aurait qu'un sentiment, parce que l'on ne se réglerait que sur l'expérience et l'observation.

Nous ne manquons pas de remèdes qu'on a cru propres à combattre la majorité des maladies, et il ne s'agit peut-être que de les bien choisir. Le discernement est d'autant plus nécessaire, qu'un remède mal préparé ou mal appliqué, devient un poison, et que nous pouvons dire, sans avancer un paradoxe, que l'on meurt presque aussi souvent du remède que de la maladie.

Des auteurs célèbres ont eu en vue de prévenir ce dangereux abus. *Daniel Ludovicus* donna un traité du bon choix des médicamens, et *Etmuller* en le commentant, rendit un service important à l'humanité. L'un et l'autre ont cherché à ramener la pratique de la médecine à sa première simplicité, altérée par le charlatanisme et par l'intérêt. Quoique ces auteurs conviennent qu'il y a des remèdes exotiques dont on peut se servir avec grand succès, ils blâment la préférence qu'on leur donne, parce qu'il y en a beaucoup dont tout le mérite est de venir de loin ; médicamens que la crédulité des uns, l'adresse des marchands, la complaisance des médecins, ont mis à la place des remèdes très-efficaces qui naissent chez nous. *Etmuller* éclaircit cette remarque de *Ludovicus* par plus d'un exemple. La térébenthine peut nous tenir lieu de baume du Pérou pour l'usage interne, et l'huile d'hypéricum le remplacer pour l'usage externe, surtout celle qu'on tire de la semence par expression. Le *bouleau* vaut le bois néphrétique des Indes ; le bois de genièvre approche beaucoup de l'effet du sassafras, et les feuilles de romarin et de sauge, surpassent le thé. Le coudrier, le buis, équivalent aux bois étrangers, et l'on prétend que le frêne fait autant d'effet que le bois de gayac. La semence de cumin, de carvi, de fenouil, l'acorus, la menthe, le thym, et le serpolet seraient meilleurs et moins malfaisans dans les assaisonnemens de nos mets, que le gingembre, le poivre et les autres aromates indiens, dont l'acrimonie caustique est toujours funeste aux viscères.

Les remèdes exotiques ne nous parviennent très-souvent qu'altérés ou corrompus. On ne voit presque plus aujourd'hui de scammonée pure, de véritable opium, le sang de dragon est falsifié avec du sang de bouc ; les gérofles ne passent jamais en Europe dans leur état naturel. La racine de rhubarbe, ainsi que la salse-pareille, sont souvent rongées de vers et sans vertus.

L'habitude des remèdes doit aussi être prise en très-grande considération. Il y a beaucoup de personnes qui s'habituent aux remèdes. J'en ai vu qui étant dans l'usage de se purger deux ou trois fois par mois, prenaient des doses excessives de remèdes drastiques, sans qu'il en résultât ni coliques, ni de fortes tranchées, ni de superpurgations ; mais aussi elles n'acquéraient jamais de l'embonpoint, et restaient exposées à contracter des maladies, à la suite du moindre écart dans le régime.

Rien de plus ordinaire que de voir la propriété qu'ont les organes du corps humain de s'accoutumer sans danger à l'action des remèdes les plus

violens, et aux poisons les plus terribles. Chacun
connait l'histoire de *Mithridate*, qui s'accoutuma
par degrés aux poisons, au point de ne pouvoir
s'empoisonner lorsqu'il le désirerait. *Avicenne*,
parle d'une femme qui avalait impunément les
végétaux les plus venimeux. Aussi peut-on porter
quelquefois dans la pratique, par des degrés lents
et successifs les remèdes les plus actifs et les plus
vénéneux à des doses extraordinaires. L'habitude
seule de l'organe qui en reçoit la première impression, lorsqu'il y est accoutumé, paraît suffire
pour en modérer l'activité. Ainsi, les malades qui
se sont accoutumés à une dose même très-consi-
dérable d'opium, et qui n'en ressentent presque
plus aucun effet pris par la bouche, en sont vivement affectés si on l'introduit par l'anus.

Les médecins ne sauraient être trop prudens
dans l'administration de certains remèdes. Ils
ne doivent jamais perdre de vue que les médicamens sont comme les aveugles; ils ne font
le bien ou le mal que par la main qui les
conduit. Servons-nous autant que possible de
ceux qu'une longue expérience a consacré le
succès. Cependant avec de la prudence et du
savoir, on peut être conduit par l'analogie à
faire des tentatives heureuses.

Solenander pensait que par les plantes qui se
trouvent en abondance dans un pays, on pouvait conjecturer presque avec certitude, quelles
sont les maladies qui y régnent le plus communément.

Toutes les distinctions des remèdes établies
sur les théories fondées sur le jeu secret de nos
solides et de nos fluides, des diverses fonctions
de nos organes, sont encore couvertes d'un voile
épais, et par conséquent douteuses. Nous ne
devons compter sur l'effet des remèdes que d'après

une expérience fondée sur une longue série d'observations. Un remède ne doit être employé de cela seul que dans un cas, le malade sur lequel on l'aura employé sera guéri. Qui peut apprécier au juste quel est l'agent qui a déterminé cette guérison?

Le tableau des moyens que la science médicale emploie pour guérir les maladies, forme ce qu'on nomme matière médicale. Les observations faites au lit des malades sur les vertus des remèdes et sur leurs effets constans, les cas précis où on les administre forme la thérapeutique. Ainsi dans cet ouvrage on trouvera l'une et l'autre réunies.

Nous avons toujours cru que la meilleure matière médicale serait celle qui présenterait à la suite des traitemens, un relevé fidèle des effets généraux et des propriétés de chaque remède, faits et recueillis aux lits des malades.

Notre matière médicale, dit *Cabanis*, n'est déjà que trop riche; ce n'est pas de nouveaux remèdes que nous avons besoin; c'est d'une bonne méthode d'employer ceux que nous possédons. *Capivacius*, disait à ses élèves : » *dicite* » *meam methodum, et habebitis arcana mea* ».

Les règles thérapeutiques théoriques s'apprennent dans les sales de la faculté de médecine et dans les livres; mais comme rien ne peut confirmer les assertions des professeurs, ni celles des auteurs, quand bien même elles seraient très-fondées, il faut juger les divers moyens curatoires au lit des malades, et voir s'ils sont conformés ou contraires aux observations.

On trouvera tant dans le cours de *De Barthez* que dans le mien beaucoup d'observations; nous en avons emprunté l'un et l'autre une grande partie des auteurs les plus dignes de foi.

Nous avons pensé que les faits bien constatés sont à la médecine, ce que les mathématiques sont à la physique. Nous n'avons rapporté des observations que lorsqu'elles nous ont paru exactes, bien exposées et qui ont marché de front avec le raisonnement solide et l'expérience. Nous avons rejetté autant qu'il a été en nous, les digressions scientifiques, et nous avons pensé que l'observation de médecine ne demande pas d'ornement étranger, qui lui ôterait de son prix: le stile en doit être uni, ou plutôt ce doit être celui du malade même. « *fallax enim est et ad* » *errorem proclivis observatio, quæ fit cum* » *garrulitate* » *Hippocrate.* Les savans à qui il faut des discours figurés, des phrases sonantes, des fleurs..... n'en trouveront point ici : tout y est simple et naturel.

DES ÉVACUANS, EN GÉNÉRAL.

Évacuans, ou *évacuatifs* (S. M. indifférent, plur. et adject.) *évacuatia.* Il se dit des remèdes qui produisent des évacuations, non-seulement par le vomissement, par les selles, par les urines, etc.; mais encore des évacuations qui se font par toute l'habitude du corps, soit par les voies naturelles, soit par les ouvertures artificielles.

Jusqu'à présent on n'avait considéré *l'évacuation,* que comme une décharge, une excrétion de matières morbifiques ou une évacuation d'excrémens, qui se faisait de tout le corps, ou de quelqu'une de ses parties; mais dans la thérapeutique, le terme d'évacuation doit nécessairement admettre une plus grande extension.

C'est pourquoi nous pensons que *l'évacuation* doit d'abord être divisée en *chirurgicale* et en *pharmaceutique*. La première agit par une force évidente et mécanique, telles sont les évacuations qui s'opèrent par les saignées et spécialement par la phlegbotomie, les sangsues, les ventouses scarifiées; par les ouvertures faites au corps humain malade, dans la vue de donner issue à quelque humeur particulière et nuisible, etc.; la seconde évacuation, qui s'opère par les remèdes *pharmaceutiques*, agit, au contraire, par une vertu occulte et néanmoins physique.

Nous pensons qu'il convient mieux, pour mettre plus d'ordre dans ce que nous avons à dire, de la diviser en évacuation *spontanée, ou naturelle*, et en évacuation *artificielle*, qui est un effet de l'art et non de la nature, ou de l'action proprement due à l'action des remèdes évacuans.

L'évacuation spontanée, se subdivise en *naturelle*, qui comprend les excrétions par les selles, les urines, les crachats, la transpiration insensible, la menstruation dans les femmes, etc. En *critique*, telle que la diarrhée, les sueurs, etc., qui jugent et terminent souvent les plus grandes maladies. En évacuation *symptomatique*, comme par exemple, la diarrhée qui survient au commencement de diverses maladies, telles que la petite vérole, la suette, la fin des phthisies, etc.

L'évacuation artificielle se divise aussi en générale et en particulière. La générale se fait par toute l'habitude du corps et renferme la diaphorèse, la transpiration insensible et la sensible ou la sueur. La particulière se divise encore en supérieure, et comprend le vomissement, l'expectoration, la salivation, les larmes, etc. En inférieure, qui a lieu par les déjections alvines, la diurèse, l'écoulement des règles et des lochies, etc.

L'évacuation est donc universelle, ou particulière selon les cas; l'évacuation du pus renfermé dans un abcès, de la sérosité épanchée ou infiltrée dans les œdématies et les hydropisies, etc., sont des évacuations particulières.

L'on a prétendu avec plusieurs praticiens très-expérimentés, qu'il y avait autant d'évacuans pharmaceutiques qu'il y a des organes excrétoires dans le corps humain. Comme aussi il y en a qui ont ajouté, que des remèdes évacuans par une voie, donnés à différentes doses portaient à la fois leurs effets sur plusieurs couloirs ou conduits excréteurs.

On a compris aussi sous la dénomination d'évacuans, des remèdes ayant la propriété d'augmenter la sécrétion et l'excrétion des fluides qui doivent être expulsés du corps. Il y a en effet des remèdes qui augmentent la sécrétion des fluides; mais on ne peut pas affirmer que ce soit des viscères internes. Nous n'avons pas des preuves évidentes qu'il en existe pour purger le pancréas seul, et sans agir sur les glandes et les membranes muqueuses des intestins; nous n'en avons pas non plus qui purgent le cerveau et le foie, etc.

Toutefois nous savons que les sucs pituiteux sont aussi évacués en abondance par la membrane interne de l'estomac et des intestins, surtout chez les enfans qui l'ont plus molle et plus spongieuse, plus développée qu'elle ne le devient dans la suite. C'est sur l'identité des fonctions entre la membrane pituiteuse de *Scheineider* et la membrane interne de l'estomac et des intestins qui pourraient bien n'en être qu'une continuation, que paraît établie la sympathie qui existe entre la tête et le bas-ventre et qui est plus marquée dans les enfans.

La tendance habituelle des mouvemens toniques vers la tête des enfans est un fait. *Hippocrate* avait vu que la nature purge les enfans par différentes excrétions séreuses établies sur les parties externes de la tête, et il craignait les affections convulsives chez ceux qui n'avaient pas éprouvé ces évacuations salutaires. C'est aussi dans cette vue *qu'OEtinger*, a proposé d'inoculer la rache (ou teigne maligne) pour la guérison des maladies de l'enfance très-réfractaires aux remèdes.

C'est encore dans la même vue sans doute que *Russel* veut combattre différentes affections du bas-ventre, comme les fréquens vomissemens, les spasmes, les tranchées, les flatuosités, par l'application d'un cautère à la nuque.

Willis veut alors qu'on applique de préférence un vésicatoire, dont l'action est plus prompte; il rapporte l'observation d'un enfant, dont les frères étaient morts d'affections convulsives et qui éprouvait le même accident, qui fut promptement guéri par un vésicatoire à la nuque, et par des sangsues appliquées sur le trajet des veines jugulaires.

Mais quand aux organes externes, il en est autrement. Les errhins augmentent le mucus du nez; les sialogogues agissent sur la membrane de *Scheineider*, de même que sur les glandes salivaires. Les expectorans augmentent le mucus des bronches, des conduits aériens et des vésicules pulmonaires. Les émétiques font sécréter beaucoup des sucs gastriques. Les cathartiques augmentent l'excrétion des sucs intestinaux. Les diurétiques, en exerçant leur action sur tout le système urinaire, provoquent une plus grande excrétion d'urine. Les emménagogues augmentent les règles chez les femmes. Et, enfin, les sudorifiques en agissant sur l'organe cutané favorisent une plus grande quantité d'humeurs perspirables.

Une classe de remèdes évacuans, ainsi que diverses opérations chirurgicales, appliquées à l'extérieur du corps, déterminent aussi des évacuations; tels sont les saignées, les épispastiques ou attractifs, les ventouses scarifiées, les setons, les cautères, etc.

C'est une nécessité de considérer, de choisir les temps des maladies pour l'application méthodique des remèdes; l'on est convaincu, d'après la saine observation, que des remèdes d'ailleurs très-bons de leur nature, peuvent devenir dangereux et même mortels, étant administrés à contre-temps. C'est pourquoi les praticiens ne doivent jamais perdre de vue que certains physiologistes ont déterminé judicieusement que les temps dans les maladies savoir: le *commencement, l'augment, l'état, et le déclin ou la terminaison,* n'exigeaient pas le même mode de traitement. Certains médecins n'ont, à la vérité, admis que trois temps, qu'ils ont qualifiés *irritation, coction, évacuation;* mais cela revient presqu'au même, la terminaison ne pouvant se faire que par la guérison, par la mort du malade, ou par le changement de la maladie en une autre maladie. Dans tout cela le *quid bono* est de juger que les remèdes indiqués et convenables au temps d'*irritation,* selon les uns, et au *commencement,* selon les autres, ne conviennent pas généralement dans les autres temps *et vice versâ.* Très-peu de cas particuliers peuvent engager les médecins à s'éloigner de cette règle de thérapeutique. Ce que nous disons des premiers temps s'applique *é*galement aux seconds et aux troisièmes temps, tant d'après l'un que d'après l'autre système, d'envisager la maladie dans son cours et dans sa durée.

C'est ainsi, par exemple, que des évacuans donnés peu d'heures avant les accès de fièvre intermittente, ou avant les redoublemens des fièvre- continues, sont dans le cas de les aggraver ou de les faire dégénérer; que des émétiques ou des purgatifs donnés imprudemment dans le temps de l'irritation des maladies inflammatoires spéciales, augmentent l'intensité des symptômes au lieu de les diminuer; que dans le second temps, ils troublent la coction, et que même dans le troisième temps (*d'évacuation*), ils dérangent la nature, si l'évacuant que l'on a choisi n'est pas en rapport avec la voie d'excrétion que la nature s'est choisie elle-même pour opérer la solution de la maladie. Autre remarque essentielle qu'il ne faut pas employer les évacuans, et surtout les saignées, les émétiques et les purgatifs lorsque les malades sont sans force.

Les évacuans, en général, jouent un très-grand rôle dans le traitement méthodique et rationel des fluxions. Aussi *De Barthez* n'a jamais négligé de traiter, tant dans ses cours que dans les écrits qu'il nous a laissés, une partie si essentielle de la médecine. Il est bien fâcheux que le temps ne lui aie pas permis, après avoir parlé des remèdes altérans, dans son cours de matière médicale, de traiter également des remèdes évacuans, et de compléter ainsi cette partie essentielle de la médecine.

Néanmoins, quant aux fluxions, *De Barthez* a suppléé en partie à ce qui nous manque, dans l'excellent mémoire (1) auquel je renvoie les

---

(1) Mémoire de la Soc. d'émulat. seconde ann., pag. 1 et 125.

lecteurs, ne pouvant le rendre, par extrait, que très-incomplètement.

Comme ce sont principalement les évacuans qui résolvent ou qui détruisent les maladies fluxionnaires; que l'ordre de ces maladies est très-étendu, j'ai cru ne pouvoir mieux faire que placer ici ce qu'il a dit lui-même, dans la vue de donner suite à son cours de matière médicale-thérapeutique.

Les savans principes que *De Barthez* a donnés sur les fluxions, pourraient sans doute être mieux placés dans les généralités d'un traité complet de thérapeutique; mais comme son cours des remèdes altérans tient autant aux règles de l'art de conduire les maladies, à la nomenclature et à la manière d'agir des remèdes, qu'au temps précis de leur application, je me suis résolu de les placer ici.

§. IV. *Premier principe.*

« Lorsque dans une maladie, la fluxion sur un
» organe est imminente; qu'elle s'y forme et s'y
» continue avec activité; comme aussi, lorsqu'elle
» s'y renouvelle par reprises périodiques *ou autres,*
» on doit lui opposer des *évacuans et des attrac-*
» *tions révulsives* par rapport à cet organe. Dans
» tous ces cas, les dérivations auraient peu d'effet
» pour détourner et affaiblir la tendance de la
» fluxion. Il faut donc la combattre puissamment,
» par de grandes distractions des forces de la
» nature, à qui l'on imprime des ensembles de
» mouvemens (synergies), qui tendent vers des
» organes éloignés, et qui sont perturbateurs des
» mouvemens qu'affecte la fluxion ».

§. V. *Second principe.*

« Lorsque la fluxion est parvenue à l'état fixe,
» dans lequel elle se continue avec une activité
» beaucoup moindre qu'auparavant (comme dans
» les maladies aiguës), ou lorsqu'elle est devenue
» faible et habituelle (comme dans les maladies
» chroniques); on doit en général préférer les
» *attractions* et les *évacuations dérivatives* qui sont
» dans les parties voisines de l'organe qu'on re-
» connaît devoir être le terme de la fluxion.
» Les mouvemens de la fluxion étant alors con-
» centrés auprès de l'organe qui en est le terme, il
» sympathise très-faiblement avec les parties éloi-
» gnées; et la nature ne peut ressentir utilement
» que l'influence sympathique qu'exercent sur cet
» organe les affections excitées dans les parties
» qui en sont voisines ».

§. VI. *Troisième Principe.*

« Après avoir fait précéder les *révulsions* et les
» *dérivations* indiquées; il faut souvent recourir
» à des attractions ou à des *évacuations* qu'on
» appelle *locales*, parce qu'elles se font dans les
» parties les plus voisines qu'il est possible de
» celle où se trouve la fluxion, et où elle est
» comme concentrée; l'affection active de cette
» partie, l'isolant en quelque manière, de tout
» le reste du corps.
» Il est encore souvent nécessaire, pour arrêter
» les progrès de la fluxion, lorsque l'organe qui
» en est le terme est le plus vivement affecté,
» d'employer alternativement des attractions et
» des *évacuations locales*, pendant qu'on fait
» usage de celles qui sont dérivatives, et même
» de celles qui sont révulsives ».

§. VII. *Quatrième principe.*

« Les principes précédens se rapportent aux
» cas où la fluxion, qui se jette sur un organe,
» vient de diverses parties du corps qui ne sont
» connues que vaguement, ou de l'organe qui
» reçoit cette fluxion, *est le seul bien déterminé.*

» Mais dans les maladies où l'organe affecté
» de la fluxion peut être assigné ou bien connu,
» l'affection de cet organe présente un autre ordre
» d'indications essentielles. Ce dernier cas est
» beaucoup plus commun aux fluxions qui ont
» lieu dans les maladies chroniques.

» Alors il faut établir une dérivation constante,
» mais non pas auprès de l'organe où cette
» fluxion se termine, quoiqu'il soit principale-
» ment affecté ; mais auprès de l'organe d'où cette
» fluxion prend son origine ».

§. VIII. *Cinquième principe.*

« L'utilité de la *dérivation*, dans les circons-
» tances où elle est indiquée, tient à cette sym-
» pathie particulière et puissante, que les parties
» du corps vivant exercent entr'elles, à raison
» de leur voisinage (qui leur donne des vaisseaux
» et des nerfs communs).

« Les remèdes qu'on emploie comme *révulsifs*,
» et surtout comme *dérivatifs*, ont beaucoup
» plus d'efficacité, lorsqu'ils sont appliqués à
» l'endroit des organes qui ont les sympathies
» les plus fortes et les plus constantes, avec l'or-
» gane, par *rapport* auquel on veut opérer une
» *révulsion* ou une dérivation.

» Ainsi, il est généralement plus avantageux
» de placer les remèdes révulsifs ou dérivatifs
» dans la même moitié latérale droite ou gauche

» du corps, où se trouve cet organe ; parce que
» c'est une sympathie très-puissante et très-gé-
» nérale, que celle des organes situés ainsi dans
» une même moitié du corps.

» Cette sympathie est prouvée par des faits sans
» nombre, observés depuis *Hippocrate* jusqu'à
» nos jours (1) ; l'on a reconnu dans tous les
» temps, qu'une hémorragie critique du nez se
» fait plus avantageusement par la narine droite
» dans l'inflammation du foie, et par la gauche
» dans les maladies de la rate ; que les abcès
» spontanés les plus salutaires sont ceux qui se
» forment dans la même moitié latérale du corps
» où est la partie affectée *(secundum rectitudinem*
» *loci affecti càtixin, etc).*

« *M. Dupuy* (2) a fait une grande collection
» d'observations semblables, qui établissent patho-
» logiquement une division radicale de l'homme
» intérieur, ou ses deux moitié droite et gauche ;
» et il serait facile d'ajouter à cette collection,
» un très-grand nombre de faits analogues.

« Les anciens ont fait la plus grande attention
» aux sympathies des organes dans le traitement
» des maladies causées par les fluxions. Mais les
» écrivains des deux ou trois derniers siècles,

---

(1) La douleur produite dans un point par quelque irritant,
en se réfléchissant, se porte sympathiquement jusques aux
parties les plus éloignées. La plus forte détruit la plus faible
quoique première. Elles sont amenées par la communication
des nerfs, des vaisseaux, des membranes, etc., et finissent
quelquefois par devenir une affection propre et tromper
le médecin sur le véritable siège de l'irritation.

Les douleurs de tête les plus aiguës tiennent souvent à
des sucs viciés dans l'estomac, à des acides, à des vers.

Whitt, parle d'une dame qui voyait trouble lorsqu'elle
avait des aigreurs dans l'estomac.

(2) *Dissertat. de Homine dextro et sinistro. Lugd. Batav* 1780.

» ont été portés à négliger ce traitement par
» le motif même, qu'il était lié à la considé-
» ration des sympathies. »

L'action des remèdes *altérans*, avons-nous dit,
ne se borne pas toujours à changer les mauvaises dispositions des solides et des fluides du
corps ; ils deviennent quelquefois *évacuans*. Par
leur secours, on doit nécessairement espérer
d'éprouver quelques évacuations avantageuses ;
ce qui ne doit point être imputé à l'infidélité
de ces remèdes, mais aux circonstances dans
lesquelles on les emploie.

Il en est de même des *évacuans*, qui deviennent très-souvent *altérans* ; ce que nous établirons d'une manière plus positive dans un autre
endroit de notre ouvrage. En attendant, nous
disons que c'est une erreur de croire que les
vomitifs, par exemple, ne s'insinuent pas dans
le sang, et ce qui montre que ce n'est pas une
erreur, c'est que le lait d'une nourrice qui a
pris l'émétique fait vomir son enfant, si elle
lui donne à teter, le moment après qu'elle a
pris cet émétique ; que les purgatifs qui évacuent
par bas, se communiquent aussi à la masse du
sang par les vaisseaux lactés, et peut être aussi
par les veines maasaraïques ; c'est qu'un enfant
qui tète sa nourrice, quand elle a été purgée,
ne manque pas d'être purgé.

On sait que les sécrétions dépendent de la
liberté des tuyaux, du dégagement de la matière
des sécrétions et de la forte contraction des
solides qui *meuvent* et chassent les fluides dans
les tuyaux sécrétoires, et l'on sait depuis long-
temps par expérience, que les émétiques et les
purgatifs font des révulsions heureuses.

L'effet des remèdes altérans, est de corriger
l'état des fluides et de régler le mouvement des

solides; par conséquent il ne sera pas étonnant que, levant les obstacles qui s'opposent à la liberté des sécrétions et des excrétions, ils ne puissent produire des évacuations. Les *évacuans* à leur tour, dont l'action sera insufisante ou trop violente, peuvent agir en altérans.

Nous devons observer que les remèdes doués de quelque *spécificité*, n'agissent jamais dans les maladies que comme *altérans* ou comme *évacuans*, et qu'il faut nécessairement qu'ils appartiennent d'après leur manière d'agir, à l'une ou à l'autre classe. C'est pourquoi aussi n'ai-je pas fait difficulté d'adopter la division ancienne, qui est celle de *De Barthez*, en *altérans* et en *évacuans*, conformement aux vues et à l'esprit du grand homme que nous avons eu pour maître autrefois et que nous avions naguère pour modèle.

Il ne suffit pas que les fluides soient décomposés, que l'humeur de la sécrétion soit dégagée; il faut augmenter la force qui chasse cette humeur dans les vaisseaux sécrétoires et excrétoires, pour obtenir l'effet désiré.

La science médicale, dans le siècle où nous vivons, laisse encore ignorer les signes certains, pour connaître quand, dans les maladies, la matière morbifique est assez préparée pour être évacuée par les sueurs. Elle ignore par conséquent, quel est le temps le plus propre pour les exciter. Tout ce que l'on peut assurer, c'est qu'il était dangereux de les provoquer avant que la matière peccante eut subi une préparation légitime. Aussi *Hippocrate* a-t-il dit, « qu'on » doit évacuer les humeurs, lorsqu'elles ont » subi une coction convenable, et non lorsqu'elles » sont encore crues ».

Une prompte coction, dit encore *Hippocrate*, annonce la prompte terminaison des maladies et

Galien (1) ajoute, qu'aucune maladie ne se termine d'une manière salutaire, si la coction ne
s'en est faite.

Prosper Alpin (2) dit, « que lors même que
» la coction se trouve jointe à des mauvais
» signes, tels que les vertiges, le délire, les
» anxiétés, les convulsions, etc., elle est presque
» toujours l'indice d'une crise salutaire qui doit
» se faire ».

Lorsque des signes de crudité sont mêlés à
ceux de la coction, on peut s'attendre a voir
traîner la maladie en longueur, on peut s'attendre aussi à des rechutes.

D'après *Hippocrate*, les mouvemens bien or-
donnés de la nature, la coction et la crise se
font dans les périodes septenaires, c'est-à-dire,
à la fin de ces périodes ou vers le milieu. Or
Hippocrate a fait mention dans ces différens
ouvrages de deux espèces de jours critiques.
Dans ses aphorismes et dans ses prognostics,
il n'a parlé que des jours qui sont en rapport
avec la révolution septenaire. Dans les épidémies où il a consigné les faits, tels que l'observation les lui présentait; il a parlé de ces jours
et des jours coïncidens. On se plaint de ce qu'il
n'est pas d'accord avec lui-même, sans prendre
garde que dans un livre, il exposait les faits tels
qu'ils se présentaient dans sa pratique, et dans
celui où il généralisait ces faits et les classait.

Il y a peu de contrariétés sur les jours critiques des deux premières septenaires; mais il
n'en est pas de même des autres périodes.

Archigénes et *Dioclés*, voulait qu'on les comp-

(1) *Lib. de constit. art. med.*
(2) *Lib. præsag. vita et mort. ægrot. lib. VI, cap.* 1.er

tât tous de même que les premiers ; que le 3.ᵉ
devait commencer le 15.ᵉ jour et finir le 21.ᵉ,
en sorte que les jours critiques de cette revolu-
tion, doivent être le 18.ᵉ et le 21.ᵉ. *Hippocrate*
veut au contraire, que la troisième semaine
doit être liée à la 2.ᵉ ; que le 14.ᵉ jour devait
terminer l'une et commencer l'autre ; ainsi le
34.ᵉ finit la 5.ᵉ et commence la 6.ᵉ et ainsi de
suite. Il donnait quelquefois le nom de jours
impairs aux jours qui jugent d'une manière
sûre, et qu'il appelait les autres les jours pairs.
Ainsi d'après cela il comptait le 14 et le 20
parmi les jours impairs. Suivant lui, ou la maladie a commencé jusqu'au coucher du soleil,
et non pas jusqu'à l'heure correspondante du
jour suivant. *Galien*, observe contre le sentiment
de *Dioclés* et d'*Archigènes*, que le calcul d'*Hippocrate*, qui comptait le 20.ᵉ comme le plus critique, puisque tous ses multiples comme le 40.ᵉ,
le 60.ᵉ, le 80.ᵉ, le 120.ᵉ le sont, et qu'il est le
seul qui ait cette prérogative.

Cullen, d'après *Hippocrate*, remarque que les
jours critiques depuis le commencement jusqu'au
11.ᵉ jour, sont le 3, le 5 et le 7 ; et depuis le
11, ce sont les 14, 17 et 20. En sorte que depuis
le commencement jusqu'au 11.ᵉ jour, les jours
critiques suivent l'ordre tierçaire, et qu'a compter du 11, ils suivent l'ordre quartenaire.

L'expérience a décidé que les maladies dont
la marche est rapide, se terminent principalement le 4.ᵉ et le 7.ᵉ par des crises heureuses ;
que celles qui viennent ensuite se terminent le
11, le 14, et que si celles dont la marche est
encore moins rapide affectent de se terminer
le 17.ᵉ et le 20.ᵉ

Leroi n'a pas vu que la nature affecta une
sorte de constance à terminer heureusement ces

maladies aux jours qu'on a nommés critiques;
qu'il y aurait erreur d'en fixer le prognostic,
d'en diriger le traitement rélativement à la considération de ces jours ; que pour se régler sur
ces deux objets, on doit sans faire attention
aux jours de la maladie, se fonder uniquement
sur les signes qui la caractérisent, sur ceux qui
indiquent sa marche plus ou moins rapide, sur
ceux qui annoncent l'intégrité ou une affection
plus ou moins grave des viscères, sur les signes
de crudité ou de coction, sur ceux qui indiquent
l'état des forces, sur ceux qui caractérisent les
évacuations, les dépôts salutaires, critiques ou
symptomatiques, qui se font ou qui sont prêts
à se faire, en un mot, sur l'ensemble de tous les
signes.

Dans les maladies dont la crise embrasse un
certain espace de temps assez long, c'est ce qu'on
appelle *lysis*. Cette forme de crise paraît beaucoup plus commune de nos jours, qu'elle ne
l'était autrefois, à raison de la faiblesse du principe vital.

Les auteurs dont nous venons de parler, ne
sont pas les seuls qui aient cru trouver de contra-
dictions dans les livres d'Hippocrate. Il y en a
même plusieurs qui ont prétendu que toutes les
œuvres qu'on lui attribue ne sont pas de ce grand
homme. *Mercurial*, qui les a rangés sous quatre
classes, ne place le livre sur les jours critiques
que dans la troisième classe, et prétend qu'il a
été composé selon ses principes, par ses enfans
ou par ses disciples.

Les anciens admettaient cinq espèces de coctions, savoir : la *chylose*, la *chymose*, l'*hematose*,
la *pnematose*, et la *spermatose*. On pourrait y ajouter la *galactose*, qui n'est propre qu'aux femelles.
Toutes ces différentes coctions *conçues dans le*

sens des anciens, concourent à l'entretien de la vie et de la santé, tant qu'elles s'exécutent librement et conformément aux lois de l'économie animale. Dans ce cas, les anciens appelaient *pepsie* l'effet de la coction; *apepsie*, ou crudité, l'imperfection de ce travail. Ils regardaient la chaleur innée, comme le grand agent de la coction, seule capable de détruire les causes des maladies, et de conduire le malade dans le plus parfait état de santé : ils lui donnèrent le nom de *vapasme*.

C'est dans la nature des excrémens, que l'on doit chercher les signes de la coction et de la crudité. *Hippocrate*, conseille de chercher ces signes dans les *matières fécales et les urines*, pour les coctions qui sont faites dans différentes parties du corps; dans les crachats, pour les affections de poitrine. *Galien*, conseille l'examen attentif de l'état des urines dans la fièvre, et les matières fécales dans les maladies du bas-ventre.

La coction est opérée par les forces de la vie, devenues plus intenses, ou par l'effet de la fièvre : c'est elle qui est l'instrument dont la nature se sert pour séparer les humeurs pures d'avec les impures (1), et pour pousser au dehors les matières qui jettaient le trouble et la confusion dans l'économie animale. Les coctions s'exécutent aussi en santé conformement aux lois de l'économie animale.

Hippocrate, n'avait pas bonne augure des crachats qui n'étaient point épais et cuits. « *sputum* » *album læve et æquale, pus habens è natura* » *est : quod vero pallidum rusum flavum nigrum;* » *malum est* (2) ».

_____

(1) *Sydenham*, sect. 1.re chap. IV.
(2) *Galien, comment. in aphor.* 12. *lib. aphor.* 1.

La pleurésie cesse bientôt, dit *Baglivi*, quand les crachats sortent facilement et en abondance. Les sueurs ne valent pas cette évacuation, parce qu'elles n'allègent pas aussi promptement la partie affectée.

Il est une grande question contre laquelle sont venues se trouver ces décisions insuffisantes d'un grand nombre de gens habiles, question de la plus haute importance, depuis que la chimie a fait d'aussi grands progrès. Relative à l'art de formuler, elle devrait tendre, se me semble, à engager les grands chimistes, ces hommes généreux, honnêtes, sans préventions, qui ne font pas de la science un instrument d'élévation et de fortune ; les médecins praticiens véridiques, à faire de concert les changemens nécessaires, dans les remèdes magistraux, soit au moyen des additions ou des soustractions. Par exemple, nul doute que l'union du quinquina au tartrite de potasse antimonié, ou au kermès minéral, ne change l'aggrégation de ces derniers, et qu'il ne faille, en conséquence de cette décomposition et de beaucoup d'autres du même genre, ramener, s'il est possible, l'empyrisme aux vrais principes de la science? déterminer, s'il est possible, pourquoi le camphre châtre la vertu qu'ont les cantharides d'agir sur les voies urinaires? etc. etc.

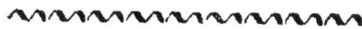

ÉVACUANS DU SANG.

De la saignée des veines, ou phlegbotomie.

On entend généralement en médecine par saignée des veines ou phlegbotomie, une évacuation artificielle du sang opérée par la lancette.

Cette opération aussi ancienne que la médecine est très-salutaire lorsqu'elle est faite à propos, comme elle est très-nuisible pratiquée à contretemps.

Il s'est pourtant trouvé quelques médecins tant anciens que modernes, qui l'ont jugée toujours dangereuse, tels qu'*Erasistrate*, *Paracelse*, *Vanhelmont*, *Portius*, *Bontekoe*, *Gehema*, *Gay*, etc. etc ; mais l'expérience fait voir tous les jours, que leurs raisons sont aussi frivoles qu'injustes, et que dans la médecine, la saignée est le remède qui offre aux praticiens le plus d'efficacité; moi-même j'ai vu les plus rapides et les plus heureux résultats, naître de cette opération. Peu de remèdes entre les praticiens de tous les siècles, ont été l'objet de tant de divisions. Il était résulté de la diversité d'opinions, que la saignée avait été renfermée presque dans des justes bornes, jusqu'au temps de *Botal*, qui en 1582, donna son ouvrage intitulé, de *curat. per. sang. missi.* Ce remède souverain, dégénéra en poison entre les mains de ce téméraire, qui osa se vanter d'avoir renversé les principes d'*Hippocrate*.

La saignée est généralement regardée comme un grand remède. La majeure partie des praticiens conviennent de sa grande utilité, tandis qu'un très-petit nombre la rejettent. Néanmoins il faut en convenir, la saignée est un remède de mode comme un autre. Dans tel siècle on l'a administrée à toute outrance, et dans tel autre on ne saigne pas du tout. Il est des temps où la vérité rencontre autant d'opposition que l'erreur a des suffrages; mais la dernière périt enfin par l'excès de son étendue.

« Si l'évacuation des vaisseaux, dit *Hippocrate*,

» est telle qu'il convient, elle est utile, et le
» malade la soutient bien; sinon, le contraire
» arrive ».

Dans les maladies inflammatoires, où éclate
d'ordinaire le triomphe de la saignée; il est
convenable de laisser à la nature quelque part
à la guérison, qui alors opérera des crises salutaires, si après avoir désempli un peu les
vaisseaux trop pleins, par une ou deux saignées,
on lui laisse assez de force pour cuire et pour
chasser la matière morbifique.

Pour que la saignée soit faite à propos, il
faut examiner avec soin, ce qui arrive dans
chaque sujet avant, pendant, et après cette évacuation; rechercher quels sont les moyens qui
ont précédemment le mieux réussi pour les
employer avec sagesse et les appliquer judicieusement à l'état présent du malade; car, on voit
des personnes naturellement robustes, qui restent
si accablées et même si affaiblies après la saignée, qu'il est aisé de juger qu'elle leur est
généralement nuisible.

Les anciens s'abstenaient de saigner, même
dans la pléthore, lorsque le temps était humide,
pluvieux, que l'air était pésant.

« Dans le doute, abstiens toi », dit le sage!
Aussi *Galien*, avait-il appris par l'expérience,
lorsqu'il survenait quelques inconvéniens, que
l'abstinence aux uns, la nourriture modérée
aux autres; un purgatif à ceux-ci, le bain pris
plus fréquemment à ceux-là, le seul exercice ou
la friction de la peau, suffisaient quelquefois
pour dissiper la pléthore et rendaient la santé
sans la saignée.

Si l'on découvre que la pléthore résulte de
l'excès ou de la quantité d'une trop bonne nourriture, il y a plus de sûreté de conseiller l'abs-

tinence, que la saignée. C'était la pratique de *Frédéric Hoffmann.*

Presque tous les praticiens s'accordent cependant, à saigner ,dans la pléthore, lorsqu'elle s'accompagne de symptômes morbides ; mais comme la pléthore peut être produite par une quantité *réelle*, ou *apparente* de sang, il paraît nécessaire de fixer le vrai sens que l'on doit donner à cet état morbifique.

La pléthore *sanguine* est une dilatation extraordinaire des vaisseaux sanguins, par une abondance de sang, ou par un sang raréfié. On la divisée *en vraie* et en fausse : en *générale* et en *particulière*; en *simple* et en *composée.*

La pléthore *vraie*, est produite par la trop grande quantité de la partie rouge du sang. Elle occasionne la lézion dans les fonctions de l'économie animale (1).

La *fausse pléthore* n'est causée que par la raréfaction du sang.

La *pléthore générale* peut être l'effet, tant de la surabondance du sang que de sa raréfaction, et a souvent lieu sans qu'il y ait plénitude sanguine. Dans la pléthore particulière, le sang se trouve en plus grande quantité dans une

---

(1) On a souvent confondu la pléthore avec l'obésité et la corpulence. Il y a cependant une grande différence, que l'on distingue par des signes particuliers.

Dans la pléthore, il y a grande abondance de sang; les sujets qui en sont affectés, ont la couleur rouge, les veines sont tendues et gonflées ; tandis que dans l'abésité le plus grand nombre des fluides du corps sont blancs, surabondans, et non soumis à la circulation harveïenne. Les excrétions ne sont pas en rapport avec ce que les personnes mangent et boivent. Les vaisseaux veineux ne sont pas saillans comme dans la vraie pléthore, au point d'excéder le niveau de la peau et de faire tumeur.

partie que dans le reste du corps; ce qui forme une inflammation ; la matière des régles chez les femmes, ou l'érection du membre viril chez l'homme.

Enfin, la *pléthore est composée*, lorsque la pléthore vraie se joint à la fausse ou raréfactive. On la dit composée, lorsqu'elle se joint à la Cacochymie. On connaît la vraie pléthore, parce qu'elle a lieu chez les gens d'un tempérament sanguin, qui ont le pouls plein et fort, les veines distendues et gonflées ; le corps du pléthorique est rouge et surtout aux angles des yeux, à l'intérieur des paupières, dans les conjonctives.

- Le pléthorique éprouve des assoupissemens, des pésanteurs et des maux de tête ; il a des lassitudes, des engourdissemens et des roideurs dans les membres, il a peine à plier diverses articulations, telles que les genoux, les pieds, les doigts; il mène, une vie sédentaire, il s'expose à l'ingurgitation des alimens succulens; la pléthore a lieu chez ceux ou celles en qui, des flux périodiques se sont supprimés, comme les règles ou menstrues, les hémorroïdes; ou qui, par des causes inconnues, n'ont point paru au temps marqué.

D'après *Galien*, quoique un homme de 30 ans soit attaqué d'une maladie qui semble exiger la saignée, cependant il faut la rejeter s'il a les veines petites, les chairs lâches et molles, s'il est gras, pâle, et surtout si c'est en Été.

Ce n'est pas sans doute de ceux-là dont *Celse* veut parler, quand il dit que les gens gras, fermes et replets, supportent facilement la saignée.

Exposons ce que la saignée fait quand elle guérit elle-même par l'évacuation des vaisseaux sanguins, et les malheurs qui arrivent quand elle est excessive.

En général on voit tous les accidens de la pléthore se dissiper chez le sexe par une saignée de 10, 12, 15 ou 20 onces, un peu plus, ou un peu moins, selon les tempéramens, les manières de vivre et le climat.

Si les évacuations périodiques viennent à se supprimer et à former une pléthore, la nature supplée souvent en vidant le sang superflu par le nez, par la bouche, par les hémorrhoïdes, par les urines, etc.

Dans une fièvre aiguë, qui se juge par une crise, le sang qui sort par les voies naturelles de la femme, n'excède guère celle qui se fait chaque mois pour emporter la pléthore utérine; *Hippocrate* l'assure dans ses coaques, et *Forestus* dans ses observations.

Un principe généralement adopté par les praticiens les plus illustres, c'est que deux ou trois saignées doivent ordinairement suffire pour préparer les gens robustes et pléthoriques à la guérison des maladies inflammatoires; que la saignée convient rarement, lorsque la maladie est très-éloignée du temps de son invasion, c'est-à-dire, qu'elle est parvenue au 7.e, 8.e, ou 9.e jour, et qu'elle a fait de grands progrès: qu'elle est contraire aux gens faibles et délicats, etc. ainsi qu'a ceux qui sont affectés de quelque maladie chronique.

L'on ne doit jamais perdre de vue, en pratiquant la saignée, que le sang est, comme dit justement le vulgaire, l'âme de la vie.

Les anciens, plus attentifs que nous à ne pas troubler l'ouvrage de la nature, ne saignaient presque jamais après le 4.e jour. Leur vue ne fut jamais d'éteindre la fièvre, mais de la réduire au degré nécessaire pour modérer les symptômes et pour opérer la coction de l'humeur nuisible.

En effet, observer les mouvemens de la nature

Tom. II.

céder aux vues que ces mouvemens nous présentent, voilà l'objet du gardien de la santé des hommes; ainsi, son office se réduit à les animer s'ils sont trop faibles; à les modérer s'ils sont trop vifs; à les redresser si leur direction est contraire.

Quand la nature guérit ou soulage par l'hémorragie, elle évacue, avons-nous dit, 12, 15, 20, ou 3o onces de sang, et les grands zélateurs de la saignée en répandent jusqu'à 12 ou 15 livres.

Il ne faut pas se dissimuler que dans les maladies les plus aiguës, et même les plus inflammatoires, la nature opère le plus souvent ces crises par la transpiration, les sueurs, les selles, les urines, etc.; et les phlegbotomistes outrés, préviennent ou étouffent ces évacuations salutaires, par celle de la saignée.

Il ne faut pas perdre de vue que la doctrine des crises, très-vénérée par l'école de Montpellier, présente quelques difficultés. Selon cette doctrine, la saignée ne doit donc être généralement employée que les quatre premiers jours de la maladie; et cependant les hémorragies qui se montrent dans les premiers jours, soit par le saignement du nez, par l'utérus, chez les femmes, etc., et que l'on doit regarder comme purement symptomatiques, soulagent peu le malade; il y en a même qui le conduisent au tombeau.

Il y a cependant quelques exceptions à faire, surtout lorsque les hémorragies arrivent un peu tard; par exemple, l'hémorragie du nez est toujours salutaire dans la fièvre ardente; mais c'est lorsqu'elle survient le 7.e jour. Au lieu qu'alors la saignée devient communément nuisible. On peut dire cependant que cette hémorragie du nez guérit aussi quelquefois le 5.e ou le 6.e jour, comme il arriva à *Methon* et à la fille de *Larisse;* cures rapportées par *Hippocrate.*

L'expérience apprend aussi que la saignée est peu propre à suppléer aux hémorragies critiques. *Benedit* rapporte l'exemple d'un jeune-homme, qui après la suppression d'un saignement du nez et celle d'un crachement de sang, allait tomber dans la phthisie ; maladie, ajoute-t-il, d'autant plus à craindre, qu'il y avait une disposition héréditaire. La saignée ne le soulagea point ; mais le retour de l'hémorragie du nez le délivra d'un si grand danger.

Lorsque la nature guérit les maladies inflammatoires par l'hémorragie du nez, ou par celle de quelque autre partie, elle n'évacue jamais au delà de deux ou trois saignées. *Galien* dit, qu'un jeune romain perdit quatre livres et demie de sang, (54 onces) par le nez, le 5.ᵉ jour d'une fièvre aiguë, et guérit. Les médecins appelés en consultation concluaient pour la saignée, et *Galien* adhérait à la justesse de leur décision ; mais il les assura en même temps que s'ils voulaient différer un moment l'exécution, la nature ferait elle-même l'ouvrage et se déchargerait du fardeau qui l'accablait. « Mes confrères, « ajoute *Galien*, restèrent immobiles d'étonne-« ment ; mais leur raisonnement se tourna en « risée quand je leur dis que non-seulement il « arriverait un saignement de nez, mais qu'il « se ferait par la narine droite ». En effet, il eut à peine fini de parler, que le malade sortit le doigt de cette narine couvert de sang. On approcha d'abord un vase pour le recevoir, il en sortit *quatre livres et demi*. « Il ajoute que « les rieurs ne furent plus pour les incrédules, « qui se retirent bien vitement muets et confus ». *Galien* avait prédit cette crise parce qu'il avait aperçu une rougeur au côté droit du nez, qui s'étendait sur la joue ; que le malade portait machinalement le doigt dans la narine droite; que le malade voulait s'élancer du lit craignant qu'un serpent rouge qu'il croyait voir ramper autour du lit, ne lui tombât dessus.

Tous les livres des anciens ne parlent que des crises; mais les modernes prennent ce terme presque comme une insulte faite à leur savoir; l'on ne voit presque dans ce moment en France, que les docteurs de l'école de Montpellier qui croyent aux crises et aux jours critiques. La nature abandonnée à elle-même, opère toujours la crise dans le même moment.

La seule pléthore générale, indique véritablement la saignée; qui répétée 2 ou 3 fois, ainsi que nous l'avons déjà dit, suffit pour emporter la pléthore la plus considérable. Que si l'on risque une quatrième et une cinquième saignée, c'est dans l'espérance de prévenir un grand mal par un moindre. *Sydenham*, parle d'un jeune homme si fort accablé de sang, que son pouls battait à peine : circonstance qui fit regarder la saignée, *qu'il ordonna d'abord comme contraire;* mais il arriva qu'après cette évacuation le pouls battit avec tant de force, qu'il ajoute n'avoir jamais vu une fièvre si violente; elle fut dissipée par une nouvelle saignée.

C'était ici un cas, dans lequel les forces étaient opprimées (1) par la pléthore. *Lamothe* (2) dit, « qu'au mois de Juin 1615, il trouva un parti- » culier si violemment oppressé, qu'à peine il » pouvait dire deux paroles de suite, avec un » pouls faible et enfoncé à l'excès. Comme il

---

(1) Pour bien juger des forces opprimées, voyez *Burserius, institut. medic. de febr. generat.* « *XLIV. Grimaud ,* cours des fièvres, tom. I, pag. 360.

(2) Traité complet de chirurgie, tom. I, obs. 3.

» jouissait d'une bonne santé le jour précédent,
» qu'il avait beaucoup d'embonpoint, je ne
» doutai pas que son oppression ne fût causée
» par une excessive quantité de sang remplissant
» trop non-seulement les vaisseaux du poumon,
» mais aussi ceux de la plèvre et de toute la
» poitrine en général ; ce qui me détermina,
» malgré la faiblesse de son pouls, à lui tirer
» autant de sang que ses forces le pourraient
» permettre : plus le sang sortait, plus les bat-
» temens du pouls augmentaient ; de manière
» qu'après en avoir tiré environ deux palettes,
» ce sang qui ne sortait que faiblement, prit une
» telle vigueur, qu'il jaillissait à quatre pas, et
» que le pouls augmentait à proportion ; en sorte
» qu'après en avoir tiré six palettes, la douleur
» de côte disparut entièrement, sans que le ma-
» lade en eût aucun reste.

» *Lamotthe* (1) parle d'une nourrice qu'il trouva
» dans une si grande faiblesse, qu'elle perdait
» connaissance quand on voulait seulement lui
» lever la tête pour prendre un bouillon, et cela
» depuis trois jours. Comme c'était une femme
» qui, quoique âgée, était d'un bon tempérament,
» et qui avait beaucoup d'embonpoint, je n'hé-
» sitai pas à la saigner sur le champ. Dès qu'elle
» fut revenue de la première faiblesse dans la-
» quelle elle tomba, en la mettant dans une si-
» tuation convenable pour être saignée, je lui
» tirai trois palettes de sang, sans qu'elle eût la
» moindre faiblesse ; son pouls, au contraire,
» reprit une nouvelle vigueur, et cette femme,
» de faible qu'elle était, se trouva, au moyen
» d'une seconde saignée, plus forte qu'aupara-

(1) *Idem*, obs. 5.

» vant ». L'auteur ajoute très-judicieusement dans ses réflexions « que le tout consiste à faire un » juste discernement entre la *faiblesse réelle* et » la *faiblesse apparente*, dépendante de l'op- » pression ».

Éloignons la saignée de l'homme, qui se trouve faible, sans avoir rien souffert qui puisse y avoir donné occasion, tel qu'un long cours de ventre, une grande hémorragie, ou toute autre sorte d'évacuation considérable; ou enfin une longue et fâcheuse maladie; une telle faiblesse, qui pro- cède visiblement d'un défaut de nourriture, ne demande pas la saignée. Mais ceux dont je pré- tends parler, qui ne sont faibles que par l'op- pression et par l'accablement d'une trop grande quantité d'humeurs, sont rendus par la saignée, à l'activité de leurs forces.

Pour distinguer l'état des forces opprimées de faiblesse réelle, il est encore un autre moyen : il faut saigner le malade. Si lorsque le sang coule le pouls se relève, se développe et devient agité, c'est une preuve que les forces étaient opprimées, et la saignée indiquée; si au contraire, le pouls reste petit, s'il devient tremblant et intermittent, si le malade s'affaiblit, s'il y a un commencement de lypothimie, c'est une preuve que le malade est dans un état de faiblesse réelle, et qu'en consé- quence il faut fermer la veine et que la saignée est nuisible. Ce ne peut être que dans des cas très- graves et très-difficiles à juger, qu'on doit se permettre de faire de pareilles tentatives; encore faut-il avoir quelques indices, tirés de l'*alinéa* précédent.

La fausse pléthore, ou la raréfactive, qui est si commune, peut simuler la vraie. Elles se res- semblent en effet assez, par la nature du pouls, la dilatation des veines, la chaleur brûlante du corps, la rougeur du visage et des yeux, la soif, les agitations, etc.; néanmoins elles diffèrent, lorsque ces symptômes surviennent à des personnes faibles et tempérantes non-sanguines; mais qui ont été exposées dans des lieux très-chauds, aux ardeurs du soleil, qui se sont livrées à des exercices violens, qui ont fait des excès de boissons, de liqueurs fortes, spiritueuses et alcoolisées. Lorsque aussi ces symptômes et ces signes de pléthore se montrent après des hémorragies ou de grandes évacuations qui ont nécessairement affaibli le principe vital; lorsqu'elles arrivent sur le déclin de quelque maladie, ou dans la convalescence, etc., alors la pléthore doit être jugée fausse, et la saignée proscrite.

La pléthore vraie et la pléthore fausse étant différentes, la cure doit en être différente aussi. La première ne peut se dissiper qu'en enlevant le sang superflu; et la seconde, que par le resserrement des vaisseaux et la condensation des principes constitutifs du sang.

La saignée, comme je l'ai déjà avancé, est donc le remède souverain dans la *pléthore vraie*; dont les signes sont, je le répète, une pesanteur de tout le corps, douleur gravative à la tête, yeux rouges et chargés; même état des conjonctives; face colorée; pouls dur et plein; veines saillantes, distendues et gonflées; un torpor et un engourdissement général; propension continuelle au sommeil, chairs fermes et luisantes, grande gène dans la respiration. C'est alors le triomphe de la saignée.

Il est prouvé, d'après une expérience constante, qu'elle rallentit le mouvement de la circulation du sang, qu'elle modère la chaleur du corps, appaise la fièvre, relâche et détend les solides, calme les douleurs; qu'elle concourt à arrêter les

évacuations, et surtout les sanguines ; qu'elle en
décide d'autres suivant les endroits du corps où
l'on la pratique ; qu'elle diminue les forces vitales,
dissipe les spasmes, change les forces du corps
de place, en leur donnant d'autres directions ;
qu'elle appelle, surtout, les forces à l'extérieur.
C'est pourquoi le sommeil est contraire après la
saignée, car le sommeil tend à en détruire l'effet
expansif.

L'on ne doit pas se dissimuler, que les saignées
sont mal dirigées, d'après les théories médicales
fondées sur les lois hydrauliques, c'est uniquement d'après les phénomènes pratiques, résultant
d'une bonne observation, qu'il faut faire les saignées révulsives ou dérivatives. *Boerhaave* prenait
la vraie pléthore, la fausse ou raréfactive, ainsi
que la densité inflammatoire du sang (la couenne),
pour les bonnes et les véritables indications de
la saignée, mais cela ne suffit pas.

Les autres indices qui démontrent aux praticiens le besoin d'une saignée pour la guérison
du malade, sont la jeunesse, l'habitude de manger
beaucoup de viande, de boire beaucoup de
vin et des liqueurs fortes ; l'habitation des pays
froids, secs et montagneux, la privation d'un
membre, etc. etc.

Ceux dont la saignée a opéré la guérison,
doivent en user de préférence au Printemps, époque où d'ordinaire la diathèse phlogistique se
manifeste et domine. On ne doit pas craindre l'habitude de ce secours, mais plutôt éviter les erreurs
habituelles de régime qui la rendent nécessaire.

Il paraît qu'on a peut-être généralement moins
besoin qu'autrefois *des saignées préservatives*. Bien
des personnes sont victimes d'un préjugé élevé
depuis quelques années contre cette opération.
Certains praticiens, même d'un mérite reconnu,

les ont admises malheureusement et les accrédi-
tent jusques dans le traitement des inflammations
spéciales, où il faut les considérer, en bonne
médecine, comme étant pour la guérison la voie
la plus sûre.

Les signes les plus communs du besoin de la
saignée préservative, sont d'abord ceux de la
vraie pléthore (1), le mal de tête journalier, les
lassitudes, les étourdissemens, la grande gêne
dans la respiration, les insomnies surtout; il faut
l'employer lorsqu'avec ces affections on conserve
l'appétit, on digère bien, on est rouge, fort, etc.

Il est prétendu, et non sans fondement, que
la saignée est généralement contre-indiquée dans
le *premier* et dans le dernier âge de la vie (2);
chez les *abstèmes* ; dans les saisons chaudes et
humides, lorque les malades sont en sueur: en
général, aux femmes grosses. « *Mulier in utero*
» *gerens secta vena abortit ; et magis si major*
» *fuerit fœtus (3)* ». Elle est très-nuisible aux goutteux.

L'indication à la saignée serait fautive, avons-
nous dit, si l'état seul du pouls en montrait la
nécessité, car la plénitude du pouls n'est pas
toujours un signe certain de l'utilité de la

---

(1) Nous lés avons déjà donnés pag 38.

(2) Ce n'est pas qu'on ne puisse l'employer chez les enfans
dans des affections décidément phlogistiques, mais cela
doit être avec beaucoup de précaution ; il faut généralement
préférer pour eux les sangsues, qui, outre l'avantage qu'elles
ont d'évacuer plus directement le tissu cellulaire le plus
communément chargé de sang, dans les enfans, affaiblissent
beaucoup moins, parce que l'évacuation qu'elles procurent
se fait peu à peu et de la manière la plus familière à la
nature, qui dans les hémorragies qu'elle décide, fait le plus
souvent couler le sang en petite quantité à la fois. Sur la
saignée dans l'enfance, voyez *Forestus*, lib. 1. obs. 21.

(3) *Hippocrate*, aphor. 31 sect. 5.

saignée. *De Haen*, rapporte l'observation d'un homme dont le pouls avait conservé un caractère de force et de plénitude jusqu'à la mort, et dans le cadavre duquel on ne trouva pas une seule goutte de sang dans le système vasculaire sanguin.

Puisque la saignée n'est pas le remède qui convient pour guérir la fausse pléthore, l'observation nous a découvert qu'elle était combattue efficacement par les rafraîchissans, les sucs et les esprits acides, tant minéraux que végétaux, les nitreux, la diète tenue et délayante.

Sydenham, imitateur d'*Hippocrate* interdisait les bouillons de viande. Il s'en tenait à l'eau de gruau, à la panade claire, etc. Il permettait les seuls bouillons de poulet, mais légers. Cette sage pratique devient encore plus nécessaire dans le midi de la France. Il ne faut pas perdre de vue que dans les fièvres, lors de l'exacerbation, il y a toujours pléthore fausse, pléthore vraie quelquefois; mais souvent aussi toutes les deux.

Les moyens extérieurs pour combattre la pléthore fausse, consistent à placer les malades dans les appartemens situés au nord et à les exposer à l'air frais et même un peu froid, à les soulager par des bains froids, des fomentations froides et même à la glace, à tempérer la violence de la maladie avec l'eau, avec les infusions ou les décoctions rafraîchissantes, etc. etc.

On doit aussi les couvrir de feuilles fraîches de saule, de peuplier, de frêne, de rameaux fleuris d'hyéble, de sureau, de fleurs de roses, etc. On les humecte d'eau froide, seule ou mêlée avec le vinaigre (oxicrat).

Sydenham surtout est un des médecins renommés qui ait parlé avec le plus grand éloge

de l'avantage d'un air frais par rapport aux
malades. Il prétend que la saignée et les rafraîchissans sont en quelque sorte inutiles pour
calmer l'ardeur qui accompagne certaines
fièvres, si la chaleur momentanée de malade
est entretenue par la chaleur continuelle du lit.

Prosper Alpin (1) dit, qu'il règne annuelle-
ment dans ce pays-là, des fièvres ardentes occasionnées par les vents brûlans *du sud*, qui se
dissipent au mois de Juin par les vents *du nord-
est*, qui commencent à souffler vers cette saison.
L'analogie, l'imitation, nous montrent par-là,
ce que l'art doit faire dans le midi de la France
et dans les autres pays chauds.

Nuls doutes que les climats n'influent sur les
tempéramens et sur les maladies. Je vais en
donner un exemple tiré même des saignées. Les
Allemands saignaient moins que les Français,
et ils prodiguaient les vésicatoires, les scarifications et les ventouses. Cependant par un con-
traste assez singulier, ils saignaient, surtout
dans le dernier siècle, jusques dans les inflammations séreuses, les croyant dépendantes de
la pléthore; c'est en quoi ils avaient tort.

Nous nous croyons cependant fondés à dire,
qu'en général la saignée devient plus souvent
nécessaire dans les pays chauds que dans les
pays froids. C'est sans doute aussi la raison qui
fait que cette opération est moins pratiquée en
Allemagne. Cependant plusieurs auteurs anciens
les regardaient comme dangereuses dans *les plus
grandes chaleurs*, parce qu'ils craignaient que
par la saignée la chaleur de la fièvre concourant
ensemble avec la chaleur de la saison, ne pro-
curassent une dégénération bilieuse.

---

(1) Medic. égipt. pag. 70.

Le changement de climat est considéré par
divers praticiens, comme imprimant au sang un
orgasme violent qui indique la saignée. Aussi
les européens qui passent dans les isles orientales, sont-ils obligés de se faire saigner et
même très-souvent.

Tavernier (1) rapporte qu'il s'est fait saigner
quarante fois. Selon les relations de ce pays-là,
il se sauve beaucoup d'européens, depuis qu'ils
ont adopté l'usage de la saignée. Tout se réduit
donc à savoir, si l'on doit saigner ou non; à
savoir calculer le degré du danger et de l'orgasme.

Lorsque la pléthore particulière se joint à la
plénitude générale, ou qu'elle en est la suite,
la saignée est communément efficace. Par la
saignée, la circulation du sang, devenue plus
aisée dans tout le système vasculaire, passe avec
moins de peine dans ceux qui se trouvent au
voisinage du siège de la maladie, surtout si on
la pratique, comme je l'ai déjà dit, avant que
la fluxion se soit formée. Elle doit être modérée,
afin qu'elle n'épuise pas les forces, parce qu'il
n'y a que la nature, pourvue de certaine vigueur,
qui puisse résoudre les humeurs stagnantes et
fixées dans le tissu des solides phlogosés.

Cependant il y a eu des époques, où l'on a
étrangement abusé de ce grand remède. Celles
où vivait *Botal* et *Hecquet*, l'ont emporté sur
toutes les autres. Voici quelques propositions
extravagantes, d'une thése d'*Hecquet*, sur la
saignée.

« 1.º Un malade n'a pas plus besoin de sang
» et de forces qu'un homme endormi ».

« 2.º Dans une grosse maladie on peut dimi-

_____

(1) Dans son ouvrage sur les voyages.

» nuer les forces et le sang, au delà de ce
» qu'on pourrait croire »,

« 3.º La force du cœur se trouvant fort aug-
» mentée dans la fievre, a besoin de beaucoup
» moins de sang pour s'entretenir ».

« 4.º On a toujours assez de sang pour la vie »

« 5.º Rien ne pullule tant que le sang ».

« 6.º On peut oter presque tout le sang d'un
» animal sans qu'il meure ».

Silva, partisan de cet odieux système, saignait
les pleurétiques jusqu'à vingt fois. Ceux qui
mouraient d'un pareil traitement, seraient morts,
selon lui, infailliblement, s'ils n'avaient pas
été autant saignés (1).

Les grands partisans de la saignée, ont poussé
l'enthousiasme pour ce remède, au point d'imaginer, non-seulement qu'on pouvait saigner les
vieillards, mais même qu'on le devait, pour
prévenir les maladies, qui, vers l'âge de la décrépitude, concourent à leur perte (2). Il dit,
« je connais beaucoup de vieillards qui ont
« atteint l'âge de quatre-vingt-dix ans, presque
» sans maladies, et qui se sont garantis de celles qui
» sont ordinaires à la vieillesse *au moyen de la*
» *saignée* seule, administrée deux fois par an ».
Il ajoute, « l'usage où sont les Suisses de se
» faire saigner tous les ans, à quatre vingts,
» ou même à quatre-vingt-dix ans, est une
» preuve certaine que la saignée n'est pas enne-
» mie de la vieillesse ».

On peut consulter à ce sujet *Wepfer* (3). *Pri-*

---

(1) Trait. de la saig. tom. 2 pag. 214.
(2) *James*. Dict. de med. in-f.º tom. 4, au mot phlegbotomie.
(3) Traité de l'apoplexie.

merose (1) recommande aussi la saignée aux vieillards. *Derebeque* (2) rapporte trois observations qui prouvent que les vieillards de quatre-vingts ans sont en état de supporter la saignée dans les maladies qui proviennent des causes internes ou externes.

James (lieu cité), ajoute : « j'ai moi-même » éprouvé la vérité de ce précepte, par plusieurs » expériences »; quelle que soit l'assurance donnée par les auteurs, de l'efficacité de la saignée dans l'âge de la décrépitude, et l'on peut même dire de la mort, d'après le terme ordinaire de longévité, on en doit être circonspect et sobre.

Galien ne veut point qu'on saigne après la soixante-dixième année ; néanmoins, *Rivière* rapporte, dans ses observations communiquées, qu'un vieillard de quatre-vingt-quatre ans fut saigné avec avantage. Et j'ai vu le doyen des chirurgiens d'Agde, âgé de quatre-ving-quatorze ans, saigné au cou avec le plus grand succès, pour une plaie de tête avec fracture du coronal et des os du nez.

Généralement les vieillards, les enfans, les pituiteux, les dyssenteriques, et tous ceux qui sont faibles et épuisés, ou qui ont les chairs flasques et molles, non-seulement supportent mal la saignée, mais encore elle leur est très-contraire, en les disposant à des maladies chroniqurs ; quoique cependant je puisse affirmer lui avoir vu produire des effets très-avantageux dans les maladies des enfans, dépendantes de la dentition, et surtout dans les convulsions.

Avenzoar saigua son fils à trois ans. *Guipatin* saigna le sien trois jours après la naissance. L'on

---

(1) *Lib. IV*, *de vulg. error. Cap.* 23.
(2) **Première** observation.

saigne journellement avec succès les enfans avant de lier le cordon ombilical, lorsqu'ils naissent rouges, livides, ou qu'ils ne peuvent point provoquer la première respiration.

Il est démontré que lorsque après soixante-dix ans l'on éprouve des évacuations sanguines, l'on ne parvient à se réparer que très-difficilement, et que les vieillards que l'on saigne tombent dans des maladies chroniques qui préviennent le temps où la nature défaillante cessera de les animer.

Il ne faut donc pas attendre l'extrême vieillesse pour discontinuer les saignées et même pour renoncer à celles appelées saignées de précaution. Si quelque maladie prête de se déclarer en indique encore l'usage, il ne faut guère, à moins d'une nécessité pressante, saigner dans le temps des équinoxes ou des solstices, de la pleine ou de la nouvelle lune; ou dans les jours pluvieux ou nébuleux. Il faut attendre, autant que possible, que l'air soit pur et serein.

Planis Campi (1) veut que dans les saignées d'élection, l'on saigne les enfans et les jeunes-gens dans la nouvelle lune, dans le 1.er quartier; les adultes de trente à soixante ans, après la pleine lune.

Il existe un préjugé, que la saignée affaiblit la vue. Si l'on consulte les aveugles, ils diront qu'aucun d'eux n'a perdu la vue par les saignées. Dans *le journal de médecine* de *Vandermonde* (2), on rapporte qu'une femme de quarante-deux ans, a été saignée depuis l'âge de dix-sept ans, plus de cinq cent fois. Et *Meurisse* (3) cite l'ob-

(1) Dans ses œuvres; 1 vol. in-f.°, pag. 132.
(2) Tome 71, page 232.
(3) Art de saigner, pag. 33.

servation d'un vieux médecin de Paris, qui se servait de lunettes depuis l'âge de cinquante ans, qui parvenu à soixante-neuf ans, eut une maladie aigue, dans laquelle on le saigna quatorze fois. Sa vue en devint si bonne, qu'il n'eut plus besoin de lunettes.

La saignée est ordinairement nécessaire, dans les fièvres continues et aiguës, quoique dans quelques cas, la pléthore ne soit que raréfactive; elle attaque la cause formelle de la maladie, diminue la violence de quelque symptôme redoutable; surtout quand les malades sont pléthoriques (ou qu'ils ont éprouvé la suppression de quelques évacuations habituelles); mais elle est très-dangereuse à l'entrée des accès et à l'approche du froid.

Il est cependant convenable que le stade de chaleur soit bien établi pour saigner. Il suffit, dans des cas un peu douteux, d'en user sobrement.

Rivière (1) nous dit, « que la saignée n'est » proprement indiquée, que par la pléthore sanguine; que les trois conditions ajoutées par *Galien;* savoir, la grandeur de la maladie, la vigueur des forces et la consistance de l'âge ne forment que des co-indications.

« Doit-on saigner des personnes saisies de joie, » de peur, ou de colère? Oui, dit mon ami Mʳ » *Tarbès*, docteur en médecine et en chirurgie » à Toulouse (2). Dans tous ces cas lorsqu'il y » a suffocation, ou tout autre accident prove- » nant d'une trop forte agitation du sang, il » *faut saigner sur le champ*, au lieu d'attendre » que le calme soit rétabli ».

(1) Instit. méd., lib. V., cap. 3., de sang. missi.
(2) Manuel de la saignée.

On saigne dans les fluxions avons-nous dit, dans l'imminence, moment précis de leur formation; mais ce sont des saignées générales qu'il faut faire; c'est dans des endroits éloignés de la partie malade, pour opérer une révulsion. Mais lorsque la fluxion est déjà formée, il faut pratiquer des saignées locales, exécutées ou sur la partie même, ou sur les parties voisines qui ont le plus de sympathie avec le point malade, afin d'opérer le dégorgement de la partie fluxionnée.

Il ne faut pas perdre de vue, dans les fluxions inflammatoires spéciales, ainsi que dans les grandes douleurs, que les anciens distinguaient deux temps; celui où l'humeur est encore en fluxion, effervescence, orgasme; et celui où elle est déjà fixée sur la partie.

Dans le premier cas, ils ouvraient les veines éloignées pour faire révulsion; et dans le second, celles de la partie la plus proche pour faire évacuation et dérivation.

On saigne pour prévenir les fluxions et les inflammations, ceux qui doivent subir quelque grande opération, ceux qui ont reçu de grandes contusions, des plaies de toute espèce; ceux qui se sont luxés ou fracturés les os. On saigne même pour remédier aux épanchemens sanguins qui ont lieu dans les grandes cavités, et pour en favoriser l'absorption et le repompement. Voyez la doctrine de *Scharp* (1).

Quant à la douleur, on ne connaît pas encore de plus grand et de plus prompt calmant, ou anodin, que la saignée.

_____

(1) Traité des opérat. de chir., chap. XXIV, pag. 246. 247.

Galien saignait dans les fièvres très-ardentes, dans les douleurs très-cruelles, dans les grandes inflammations, soit des parties externes, soit des viscères ; dans le charbon, dans les fièvres synoques, les spasmes violens, les maladies convulsives, etc.

La saignée est très-avantageuse dans les fièvres intermittentes printannières, où prédomine ordinairement la diathèse phlogistique.

L'on voit journellement la tierce pleurétique, rebelle au quinquina, céder à la saignée. Elle est alors rebelle à ce précieux remède, parce que l'on n'a pas saigné avant de l'avoir administré.

L'ophtalmie qui succède à la fièvre tierce, ne cède qu'à la saignée, qui est aussi d'un bien grand secours, administrée prudemment, dans les fièvres exanthémateuses, pétéchiales, pourprées, la petite-vérole, la rougeole, etc.; lorsque ces maladies se trouvent sous la dominance du système sanguin. Ne perdons jamais de vue les règles générales que nous avons déjà proposées relativement aux diverses pléthores, si nous ne voulons pas nous égarer.

La saignée est dangereuse, avons-nous déjà dit, exercée dans le frisson des fièvres, tant continues qu'intermittentes. Il faut, pour la rendre utile, attendre le stade de la chaleur ; elle ne convient pas non plus dans le temps de l'intermission ou de la rémission.

C'est mal à propos, comme le dit très-judicieusement mon estimable confrère, M. *Ménard* (1), que *Celse* croyait égorger un homme, en le saignant dans le redoublement de la fièvre, puisque l'expérience a prouvé, depuis cette époque, que

_____

(1) Essai de matière-médicale et de thérapeutique, chap. III, de la phlegbotomie §. 1.er pag. 74.

c'était plutôt alors que dans tout autre temps qu'il fallait saigner, et que maintenant on ne saignait plus dans l'apirexie, la rémission, ni l'intermission.

L'excès de la chaleur et du froid, ont paru à tous les anciens qui ont écrit sur la médecine, une raison de défendre l'ouverture de la veine. *Galien* (1), surtout, avertit de ne pas saigner dans un temps trop chaud ou trop froid, *Mésué* (2) fait le même avertissement.

Beaucoup d'auteurs s'accordent à dire que la saignée est moins nécessaire dans les pays chauds que dans les pays froids. Dans ce conflit d'opinions, nous devons peser leurs raisons et donner les nôtres. Il est certain que les fièvres qui dominent dans les pays chauds, sont le plus souvent du genre bilieux ou putride : comme celles qui règnent dans les pays froids et même dans les climats tempérés, sont plus ordinairement causées par une pléthore sanguine. Or, celles-ci indiquent la saignée et celles-là, l'émétique et la purgation.

Hippocrate était extrêmement réservé sur la saignée, parce qu'il ne la pratiquait que pour réduire à la juste mesure un sang qui l'excédait, et *Galien* en faisait son remède favori : quoique tous deux travaillassent sur le même plan, et on peut dire, d'après les mêmes principes. La question sera facile à résoudre si l'on daigne faire attention que *Galien* pratiquait sous le climat tempéré de l'Italie, et *Hippocrate* dans les régions chaudes de la Grèce (3).

----

(1) *De curandi ratione per sanguinis missionem.*

(2) *Methodus medendi*, L. II.

(3) *Galien* a observé que les saignées copieuses étaient très-généralement suivies d'évacuations par le vomissement ou par les selles. Nous devons conclure de ses observations et

La saignée est également contraire dans le
temps où le malade est en sueur, lorsqu'il paraît
une éruption critique, ou même lorsqu'on a lieu
de s'attendre à quelque crise. Elle doit être rejetée lorsque le malade a son sang en dissolution,
qu'il est menacé d'œdématie, d'hydropisie, de
cachexie; dans l'apoplexie séreuse; pendant la
digestion des alimens, dans le moment qu'on a
pris un vomitif ou une purgation, à moins d'un
cas très-pressant. Il faut s'en abstenir aussi,
lorsque les règles où le flux hémorroïdal coulent;
à moins que ce ne soit à titre de révulsif, à
l'effet de modérer ces flux. S'il y a tendance à
la putridité, elle est nuisible. Si dans quelques
cas, elle paraissait aux yeux d'un homme de l'art
bien éclairé, devenir absolument utile, ne serait-
ce que dans la vue de modérer un symptôme
grave et dangereux, il faudrait la faire petite et
en surveiller soigneusement l'évacuation.

Une violente passion d'âme produite ou par
l'effet de la crainte ou de la terreur, passions
très ordinaires aux femmes hystériques (1), à
tempéramens sanguins, peut occasioner une
apoplexie dont ordinairement la saignée triom-

---

des observations analogues de *Sydenham* et de beaucoup
d'autres, que les saignées tendent puissamment à favoriser
les évacuations des premières voies, et que dès-lors ce sont
des secours très-entendus pour aider l'action des émétiques,
des purgatifs et des sudorifiques; en sorte que lorsque la
saignée et les émétiques, les purgatifs ou les diaphorétiques
sont indiqués à la fois, il faut constamment faire précéder
la saignée

(1) Les maladies nerveuses intenses, dans lesquelles il y
a sécheresse de la langue, sont celles dont parle *Baglivi*, (*)
accompagnées d'excès de sensibilité, qui demandent les saignées.

(*) *Prax medic.*, pag. 62.

phe (1). J'ai sauvé plusieurs femmes dans ce cas, et notamment la fille *d'un de mes grands ennemis*, qui ayant été battue et excédée par sa mère, dans le temps des règles, éprouva une si grande révolution, que les règles se supprimèrent dans l'instant, et produisirent l'apoplexie.

Le vulgaire ignorant, regarde cet état de maladie comme une défaillance, malgré les diffé-rences sensibles qui les distinguent. Dans la défaillance, la pulsation des artères est nulle, le visage est pâle, décoloré, la périphérie du corps est froide, la respiration est rare, les sens internes et externes s'affaiblissent et se perdent. Dans l'apoplexie provenant de la cause dont nous parlons, le malade perd subitement l'usage de tous les sens, les membres restent sans mouvement; mais le cœur est agité, ainsi que les artères, quelquefois même il est plein; le visage se gonfle, rougit, devient livide; les yeux deviennent saillans et la respiration stertoreuse.

Doit-on saigner dans les hémorragies? L'on ne peut répondre affirmativement, ou négativement sans se compromettre, car, on peut faire beaucoup de mal en saignant, comme en ne saignant pas; si on s'avise de saigner indifféremment dans toutes les pertes de sang. Pour pratiquer la saignée dans le traitement des hémorragies, il faut d'abord les distinguer en *essentielles*, en *symptomatiques* et en *critiques*.

Dans les hémorragies *essentielles*, dues à la

(1) Il peut se faire que dans la violence d'une maladie spasmodique et convulsive, le pouls se trouve *faible, petit, concentré*. Ces caractères du pouls ne sauraient en imposer à l'homme éclairé, ni l'empêcher de pratiquer, la saignée, qui sera d'autant plus utile, qu'elle aura d'ailleurs paru indiquée par d'autres signes.

rupture des vaisseaux, ou à un sang trop abondant, ou même trop raréfié, qui a rompu ses digues, on peut saigner, soit pour enlever le sang superflu, soit pour s'opposer à son impétuosité, soit pour lui donner une direction différente; mais alors, on fait des saignées petites et rares. Car, saigner souvent un malade déjà affaibli par la perte de sang, c'est se joindre à cette maladie même pour achever de détruire le principe vital; c'est vouloir provoquer les convulsions, la bouffissure et même l'hydropisie; c'est enfin, comme on *le dit proverbialement brûler la chandelle par les deux bouts.*

Dans les hémorragies *symptomatiques*, soit qu'elles procèdent ou d'une érosion, ou d'une rupture, ou d'une dilatation extrême des vaisseaux qui laissent excéder le sang, ou plus souvent encore, d'une dissolution de ce fluide liée à d'autres maladies, dont elle dépend souvent; la saignée n'est pas indiquée, et peut devenir même le plus souvent funeste.

Les hémorragies *critiques*, ne doivent point être arrêtées, tant qu'elles n'affaiblissent pas trop le malade, parce qu'elles sont ordinairement salutaires. On les juge telles, lorsqu'elles arrivent dans des jours critiques, avec des signes de coction. Tout praticien qui veut connaître à fond cette intéressante matière, ne lira pas sans intérêt le chapitre des hémorragies dans les *coaques d'Hippocrate, dans les aphorismes et les prorrhétiques* du même auteur. Dans *Galien, de crisibus; Prosper Alpin, de præsagienda de vitâ et morte.*

On ne doit jamais saigner les jours de crise, ces jours demandent beaucoup d'attention; non parce que ces jours appartiennent aux révolutions de la nature; mais à cause de la marche

de la maladie, et afin que l'action du remède
ne tombe sur le redoublement, ne dérange les
mouvemens qui doivent produire la solution ou
la crise de la maladie.

Les endroits du corps où il faut saigner,
doivent être pris dans la plus grande considération. Par exemple, dans les douleurs de tête,
ainsi que dans presque toutes les maladies qui
affectent cette capacité, il ne faut pas saigner
du pied, s'il y a refroidissement dans les extrémités. *Hippocrate* a conseillé alors de préférer
la section des veines occipitales : c'est selon lui,
la meilleure pour guérir les fluxions invétérées
des yeux. Il dit aussi, qu'une saignée faite à la
veine verticale du front, est utile contre les douleurs qui attaquent le derrière de la tête. Dans
l'ophtalmie, il faut saigner l'angulaire; dans l'esquinancie et les inflammations des amigdales,
des trompes d'Eustache, des piliers du palais et
de l'arrière bouche, il faut préférer la saignée
de la ranine.

On a vu des ophtalmies devenir graves et
éternelles, parce qu'on avait fait des saignées
locales avant d'avoir fait précéder une saignée
générale.

Dans la pleurésie, dans la mélancolie, dans
les douleurs de tête, par cause externe, on
doit, d'après *Hippocrate* (1), préférer l'ouverture des veines frontales, des jugulaires externes. Ces saignées étaient fort en usage du temps
d'*Hippocrate*. Cependant aujourd'hui, pour la
curation de la pleurésie, l'expérience a appris
qu'il valait mieux saigner dans d'autres endroits.

_____

(1) Aphor. 68, sect. V. «, L'ouverture de la veine du
» front soulage ceux qui ont la partie postérieure de la
» tête attaquée ».

L'expérience avait appris à *Houllier*, que cet aphorisme d'*Hippocrate* était bon. *Tralles* (1) assure qu'avec cette saignée il a guéri dans le moment un phrénétique. Et dans le chap. XV, de la mélancolie, ce même auteur en recommandant cette saignée, dit qu'on n'a rien à craindre, lorsque le corps y est d'ailleurs suffisamment préparé. Cependant, d'habiles praticiens, et *Tralles* est de ce nombre, prétendent qu'elle réussit encore mieux, si l'on a fait précéder celle du bras ou du pied.

Dans les maladies de poitrine, c'est la saignée du bras que l'on doit préférer. On peut saigner jusqu'à quatre fois, ceux dont le mal est violent, qui sont robustes, sanguins, à la fleur de l'âge ; mais il faut examiner surtout l'état de la respiration. Il est des circonstances de douleurs extrêmes, où il peut être avantageux de décider des légères défaillances. Il faut alors, pendant que le sang coule, faire tenir le malade sur son séant. La défaillance en soi, est le plus grand remède de la douleur ; les saignées conviennent éminemment les quatre ou cinq premiers jours de la maladie seulement. Après ce temps on ne saigne plus, que dans le cas d'une extrême nécessité ; et ces cas même, qui sont de tous les temps, ont fait une exception à la règle générale.

Anaxion eut la veine ouverte le 8.e jour d'une pleurésie, par *Hippocrate* ; parce que la fièvre était violente, la douleur fort vive, la toux sèche, la respiration étouffée (2), parce que la maladie n'était pas sortie du temps de la crudité et que les symptômes d'irritation dominaient d'une

_____

(1) Lib. 1er, cap. 13.
(2) Voyez *Hippocrate*, épidem., lib. 3, sect. 2, ægro. 8.

manière pernicieuse. Cette maladie ne fut jugée
que le trente-quatrième jour, par les crachats,
les sueurs et les urines.

Néanmoins, c'est dans le commencement des
maladies aiguës, que la saignée doit se faire;
c'est vers l'augment, temps où l'irritation est
très-intense et où les humeurs étant encore
dans un état de crudité se portent jusqu'à la
fin du quatrième ou du cinquième jour, qu'on
peut saigner une et quelquefois deux fois. Il est
permis de la pratiquer jusqu'au moment où les
signes de coction commencent à se manifester,
et j'ajoute qu'elle est indispensable, si l'inflammation a lieu sur un organe déterminé. On ne
lira pas sans le plus grand intérêt une observation des plus intéressantes, accompagnée des
réflexions les plus judicieuses sur l'utilité des
saignées tardives, insérée dans un recueil périodique (1), par mon illustre confrère M. *Baumes*.
Ce grand homme jeune alors, sortant à peine
des routes longues et difficiles des premières
études, et au commencement de sa pratique,
n'aurait peut-être point conseillé la saignée le
onzième jour d'une pleurésie inflammatoire, s'il
n'eut été trompé par le malade et par les assistans.

On ne doit donc répéter la saignée en thèse
générale, que dans les quatre ou cinq premiers
jours de la maladie, parce qu'on a généralement
observé qu'après ce terme, malgré l'exception
donnée par *Hippocrate* de la femme *d'Anaxion*,
et celle donnée par M. le Professeur *Baumes*,
qu'elle peut être nuisible, ne serait-ce qu'en

_____

(1) Sous ce titre, réflexion sur l'emploi de la saignée dans les
différens temps de la pleurésie. Jour. ce m d caïr. pharmacie de *Vandermonde*, *Roux*, etc. tom. LIV, pag. 42,
mois de Juillet 1780.

arrêtant l'expectoration, qui est la voie de solution la plus naturelle et la plus avantageuse pour toutes les maladies inflammatoires de poitrine.

Il est à remarquer que la saignée tardive, peut tuer un pleurétique, quoiqu'elle semble être très-indiquée, d'ailleurs, si l'expectoration est bien établie ; car, vers le huitième ou neuvième jour, elle ne peut réussir, lorsqu'une pleurésie sèche fait languir le malade, qu'il ne se fait aucunes évacuations ni par les crachats, ni par les sueurs, ni par aucune évacuation du sang par les voies naturelles.

Ce n'est pas toujours aussi par les jours qu'il faut compter, pour indiquer la nécessité de la saignée ; mais par distinction de période, *Hippocrate* a saigné le huitième jour un pleurétique, contre le dogme général qui défend de saigner après le quatrième jour ; ces exemples sont rares, il est vrai, mais les médecins comme *Hippocrate* sont plus rares encore.

Tissot dit qu'il ne faut pas saigner dans l'inflammation quand l'inflammation est purulente ; et tout le monde sait que si une inflammation phlegmoneuse a pris la voie de la suppuration au huitième et neuvième jour, le pus est déjà fait.

C'est toujours comme je l'ai dit du côté où se trouve la douleur, qu'il faut saigner dans les maladies de poitrine, à l'exemple d'*Hippocrate*, de *Galien*, de *Brissot*, de *Rivière*, de *Sydenham*, de *Tritler*, etc. etc. Ainsi lorsque le sang, ou la matière fluxionnaire se portent du côté droit, on dérange les mouvemens naturels en saignant du côté gauche, *et vice versâ*. L'expérience ayant démontré cette tendance de la nature. Voyez *Galien* (1). *De Bordeu* avait remarqué que le

_____

(1) De med. lib. 2. cap. 10.

pouls nazal du côté droit indique le saignement du nez de la narine droite, et lorsqu'il est décisivement nazal du côté gauche, le saignement ne se fait que par la narine gauche. *Don Soiono* et *Nihel*, ont fait à-peu-près la même observation (1).

Le premier remède, par exemple, que l'on doive employer dans la pleurésie et la péripneumonie inflammatoires est la saignée, secondée par un régime et des boissons anti phlogistiques.

Lister, qui a donné un traité sur la pleurésie, recommande que la première saignée soit copieuse; et j'ai éprouvé moi-même chez plusieurs de mes malades la bonté de ce précepte; mais il ne faut pas pousser la saignée jusqu'à la défaillance, comme les anciens le faisaient. Cette pratique est très-défectueuse et *Arétée* a observé que les saignées jusqu'à défaillance, faisaient changer la pleurésie en péripneumonie; c'est-à-dire, qu'elle étendait l'inflammation de la plèvre jusqu'au poumon. D'ailleurs, on est exposé à se tromper; car, tel individu tombe en défaillance après avoir perdu six onces de sang; tel autre après en avoir perdu trois ou quatre

---

(1) Il est essentiel non-seulement que le malade soit saigné du côté où est le siège de la maladie, ainsi que je l'ai dit; mais encore il faut que le médecin s'assure qu'on ne transgresse pas son ordonnance, en pratiquant la saignée du côté opposé; car il y a des chirurgiens qui n'étant pas ambidextres saignent toujours de la même main et de celle du malade; il arrive de là que l'indication n'étant pas remplie, que la saignée faite du côté opposé à la maladie, ne produit pas l'effet qu'on avait droit d'en attendre; et le praticien trompé ne sachant à quoi attribuer le défaut de succès, se voit obligé de recourir à une infinité d'autres remèdes, parmi lesquels aucun ne peut remplacer la saignée faite au lieu d'élection.

onces; quelques-uns même, à la seule vue du chirurgien ; d'autres enfin, lorsqu'on leur a extrait tout le sang du corps.

Il y a de sortes d'inflammations où l'on peut suivre la pratique d'*Huxham*, qui faisait saigner des deux bras à la fois, et en obtenait par là des effets plus prompts et plus sûrs.

J'ai déjà établi que *Triller*, veut qu'on saigne du côté de la douleur. Il paraît qu'il a fait de fameuses expériences; que si elles étaient répétées et couronnées des mêmes succès, la question serait jugée, et il faudrait irrévocablement saigner du côté de la douleur. On a beaucoup disputé sur le choix des veines qu'il fallait ouvrir dans les inflammations de poitrine. Plusieurs médecins ont cru ce choix indifférent, tandis qu'il est démontré aujourd'hui que c'est un point très-important. *Areige*, médecin grec, dont *Ætius* nous a conservé les ouvrages et *Ætius* lui-même, pensaient qu'il faut saigner du côté opposé à la douleur. *Hippocrate*, *Fernel*, *Tissot*, les Professeurs de Salamanque, sont d'un avis contraire. L'école même de Salamanque rendit un arrêt, par lequel elle enjoignait de saigner du côté de la douleur.

Mais *Rega* a obtenu de très-heureux succès de la saignée aux pieds, dans les cas où la douleur était fixée à la partie supérieure du poumon. *Piquer* commence d'ouvrir la veine du pied opposé à la douleur, puis à celle du bras, et enfin, il ouvre celle du bras du côté malade.

Cette pratique pourrait être suivie dans plusieurs cas d'inflammation; car, l'on pourrait procurer peut-être par là une fluxion dans les parties éloignées. *Ladorce* n'a qu'à se louer d'avoir saigné du côté de la douleur. *De Barthez* à l'exemple de *Rega*, a eu de très-grands succès

de la saignée du pied, lorsque la douleur était
fixée à la partie supérieure du poumon

Lorsque la fluxion n'est qu'imminente, *Hippocrate* conseille de faire une saignée révulsive.
Mercatus est de cet avis. La saignée peut imprimer
à la partie sur laquelle elle va se faire, un affaiblissement local, qui s'oppose à la formation de
la fluxion. Ainsi, si dans le cas d'imminence,
on faisait une saignée dérivative, l'on détermi-
nerait et l'on fixerait même la fluxion sur le
lieu menacé, surtout si cette partie affectée était
sujette à cette affection morbifique. Mais si la fluxion est déjà formée et si elle paraît vouloir céder
à une seule saignée, *Hippocrate*, selon *Prosper
Martian*, veut qu'on fasse une saignée *dérivative*.

L'avantage de cette pratique, consiste à déterminer un affaiblissement de la sensibilité,
qui se fait mieux sentir dans les parties voisines
de la saignée; car, l'affaiblissement empêche que
l'inflammation augmente et se propage.

Il ne faut pourtant pas que cette saignée
soit locale, parce qu'il pourrait bien se faire,
que l'irritation seule de la piqûre fît plus de
mal, que ne pourrait faire de bien l'affaiblissement qui suit la saignée. Par exemple, dans
la phrénésie, souvent une hémorragie de nez
produit la guérison; et dans les inflammations
du foie, le flux des hémorroïdes en fait autant.
Dans les inflammations de l'utérus, l'évacuation
menstruelle survenant, a eu suffi pour guérir
la malade. On peut en dire autant des vuidanges,
pour résoudre les engorgemens utérins des
femmes en couche, etc.

Il y a cependant une exception à cette régle
d'*Hippocrate*. C'est que lorsqu'une jambe est
enflammée, il ne convient pas de saigner au pied
de cette jambe, mais du côté opposé.

Lorsque dans une maladie la fluxion s'est établie à la tête, au cou, à la poitrine, en un mot, au dessus du diaphragme, il faut saigner le bras du côté le plus affecté; à raison de la sympathie ou de la relation qui existe dans la même portion latérale du corps.

L'observation a fait condamner les saignées du pied dans les affections du foie qui surviennent à la suite des coups à la tête.

Lorsque le cerveau, le cœur, les poumons, l'estomac, les intestins, l'utérus, etc., ont été blessés, il faut saigner, à moins de très grandes contre-indications, pour émousser la sensibilité et l'irritation, et éviter le danger de l'inflammation de la suppuration, ou de la gangrène.

La saignée est très-copieuse lorsqu'elle passe vingt onces, même dans un adulte bien constitué; petite, si elle est au dessous de dix onces.

Nous voyons des douleurs extrêmes, dans la cure desquelles il est très-utile de décider de légères défaillances; telles sont aussi les hernies étranglées, dont on veut faciliter la réduction par le taxis; pour arrêter des hémorragies artérielles, en suprimant les mouvemens de systole et de diastole, qui constituent le pouls, etc. Pour provoquer la faiblesse, il faut 1.º faire une grande ouverture à la veine que l'on saigne, afin que le sang puisse couler avec abondance, 2.º il faut tenir le malade droit sur son séant. On profite ensuite du moment que le malade est tombé dans la lypothimie, ou la syncope, pour faire le taxis, ou pour arrêter les hémorragies.

Quant aux saignées locales, contre les affections chroniques de la tête surtout, *Hippocrate*, comme je l'ai déjà dit, saignait la partie postérieure si la douleur était antérieure, et *vice versâ*.

Aujourd'hui on préfère celle des jugulaires, les sangsues, ou les ventouses scarifiées à la nuque.

Les saignées locales ont l'inconvénient d'attirer le sang vers la partie affectée d'irritation. Cependant, il est convenable de les employer lorsqu'on a fait précéder les saignées générales. Les locales alors affaiblissent promptement, même quelquefois brusquement la sensibilité de la partie souffrante.

Dans les engorgemens des viscères du bas-ventre et notamment du système hépatique, splénique, utérin, etc.; dans les maladies inflammatoires de l'estomac et des intestins, ainsi que dans les maladies des voies urinaires, les saignées locales doivent être faites à la vulve chez les femmes, à la marge de l'anus, au périné, à la partie interne des cuisses chez les deux sexes.

Avicenne ne voulait pas qu'on saignât dans les fièvres ardentes exquises, à moins que les urines ne fussent troubles, enflammées, rouges, quoique sans sédiment.

Hippocrate dit, que quant au commencement de cette fièvre (ardente), les urines sont claires, crues, si on saigne, on peut occasioner le délire. *Pringle* dit aussi, que des saignées imprudentes, produisent le délire.

Quand la maladie est à son déclin, la nature a besoin de toutes ses forces pour se débarrasser de la matière morbifique. La saignée serait alors pernicieuse puisqu'elle les abat. Elle ne pourrait devenir utile, alors que dans le cas où une inflammation interne se manifesterait.

Eller dit, qu'il soupçonna dans un homme qui ressentait une grande douleur dans le bas-ventre, l'inflammation de l'intestin *ileum*, et qu'il le guérit parfaitement par deux saignées

faites dans le même jour d'une livre de sang
(16 onces) chacune. Ce fait prouve bien l'utilité de la saignée dans le cas d'inflammation
interne, mais il n'établit point qu'il n'y eut
déjà un commencement de formation d'une
crise, que la saignée aurait pu troubler.

En général la saignée est très déplacée dans
les fièvres *mésentériques* (*febres à bile d'Hippocrate ; febres gastricæ de Ballonius*). Lorsqu'une
évacuation de sang paraît indiquée, il faut préférer l'application des sangsues aux veines hémorroïdales.

Sydenham regarde avec raison la saignée
comme un très-grand moyen curatif dans les
maladies aiguës. Ses vues sont de modérer les
efforts irréguliers de la nature, d'arrêter la trop
violente ébullition du sang ou sa raréfaction,
qu'il qualifiait de fermentation.

Hippocrate se servait rarement de la saignée
pour modérer la fièvre, et ne s'en servait pas
du tout dans celles du genre bilieux ou putride,
quoique les autres circonstances parussent la
rendre nécessaire. Néanmoins, une fièvre bilieuse peut être très-inflammatoire. Très-souvent
même, elle a porté ce nom, qu'on peut lui conserver, par l'autorité de *Galien* et de *Martian*.

Les évacuations sanguines suscitées à contre-
temps, ou sans nécessité, engendrent des maladies en rompant l'équilibre qui existe dans
l'état de santé, dans l'action des solides et la
marche des fluides. Les saignées inutiles aggravent les affections morbifiques, affaiblissent les
forces, font dégénérer les maladies aiguës en
chroniques, amènent la vieillesse et conduisent à une mort prématurée.

Les partisans outrés de la saignée, non-contens
d'y recourir, lorsque les symptômes violens ou

une irritation extrême la justifient; ils créent encore des fantômes, pour s'autoriser par un vain prétexte, pour accabler par une semblable évacuation, une nature déjà languissante. C'est surtout dans les prétendues inflammations cachées, chroniques, dans les hydropisies, leuco-phlegmaties, fièvres intermittentes, les meningo-gastriques, les adynamiques, dans lesquelles l'inflammation, dit *Selle*, peut d'autant moins avoir lieu, qu'elles doivent leur existence au défaut de cette partie du sang, sans laquelle il ne peut se former inflammation.

La saignée, dit *Stoll*, aggrave les fièvres méningo-gastriques, les adenomeningées, les adynamiques, les ataxiques, etc.

Les praticiens ont depuis long-temps, et surtout depuis la découverte de la circulation du sang, réduit les effets des évacuations sanguines artificielles à quatre. 1.º Évacuer le sang; ce qu'on appelle *évacuation*. 2.º Détourner le sang qui se porte avec trop de violence dans une partie malade, en saignant une partie du corps opposée; ce qu'on appelle *révulsion*. 3.º Saigner la partie où l'on veut attirer une plus grande quantité de sang; ce qu'on appelle *dérivation*. 4.º Réduire le sang de l'individu trop abondant en *coagulum*; ce qu'on appelle *spoliation*.

Quoique ces règles dussent être prises en grande considération, il faut toujours préférer celles qui émanent de l'observation et de l'expérience; car, il y a souvent du danger à traiter exclusivement les maladies inflammatoires par les saignées, malgré l'autorité de *Sydenham* et d'autres grands médecins qui les recommandent presque exclusivement.

On a vu des pleurésies, qui ayant diminué par les premières saignées, se sont aggravées en les répétant; ce sont surtout ces pleurésies inflammatoires bilieuses très-communes aujourd'hui. Il n'est pas douteux que dans leur traitement, après avoir modéré la violence des symptômes par une ou deux saignées tout au plus, on ne doive s'empresser de recourir aux remèdes évacuans, soit par le vomissement, soit par les selles, au lieu de continuer à évacuer le sang. Les vaisseaux sanguins trop désemplis et comme affamés, doivent nécessairement absorber plus de bile et de putridité, s'il y en a, dans les premières voies, les transmettre dans le torrent de la circulation, pour aggraver la maladie.

Les inflammations de poitrine spéciales, se guérissent promptement par les saignées; mais les sanguines bilieuses, même les mieux traitées, traînent en longueur, et pour guérir, ont besoin des forces, qu'il faut bien s'abstenir d'abattre par les saignées.

Si on a trop saigné dans le commencement et qu'enfin on parvienne à concevoir des espérances pour une guérison prochaine, on sera dans la crainte de voir survenir une maladie chronique, jusqu'à la guérison radicale.

Outre les règles - pratiques que nous avons déjà données pour saigner, il faut se fixer surtout sur l'état de la respiration, sur la nature des crachats, en s'assurant s'ils sont sanguinolens ou non, sur l'état de plénitude du pouls et sur les forces réelles du malade.

Il faut aussi, d'après *Werlof*, page 263, et d'après un excellent ouvrage sur *les abus de la saignée*, par un auteur anonime, saigner du côté affecté. Ensuite, d'après *Triller*, *Van-Swieten*, *Sydenham*, etc. saigner au pied du même côté après la saignée du bras. *Sydenham* tirait en différentes fois, jusqu'à quarante onces de sang.

Dans ces sortes d'inflammations de poitrine phlogistiques bilieuses, après la première saignée, l'émétique convient, quoique les premières voies ne paraissent pas en indiquer suffisamment l'usage; que la langue soit comme en état de santé, que le malade ne répugne pas les alimens. Le vomitif alors ne laisse pas que de faire rendre une grande quantité de matières vertes, jaunes, ou noires, et d'imprimer une secousse sur le système pulmonaire propre à opérer la résolution.

Stoll découvrait parfaitement bien ces inflammations compliquées de bile, par les urines que le malade excrétait en petite quantité et qu'il rendait en plusieurs fois; ou lorsque déjà d'un jaune très-foncé, elles déposaient depuis le commencement de la maladie.

Dans les inflammations vraies et exquises des poumons, les urines sont rouges, très-peu abondantes et ne déposent point. Ces inflammations sont accompagnées d'une fièvre continue, sans frissons, de légers redoublemens le soir, tandis que la fièvre inflammatoire bilieuse rentre dans la classe des rémittentes; puisque ses accès sont irréguliers, quoique revenant tous les jours, ou tous les deux jours.

La saignée dans les inflammations de poitrine compliquées dont nous parlons, soulagent d'abord; mais *momentanément,* et ce n'est plus à elles, ainsi que nous l'avons déjà dit, qu'il faut recourir, lorsque le mal, au lieu de céder, redouble; c'est-à-dire, lorsque les symptômes acquièrent plus de force et d'intensité. La saignée ne fait que relâcher, que calmer pour un peu de temps, les solides que la bile irrite par son âcreté, ou tout simplement par son abondance.

La saignée n'est pas le remède de la bile re-

pompée; il faut des évacuans et surtout l'émétique après la première, ou tout au plus la
seconde saignée, pour passer de là sans délai
aux antibil:eux, *altérans* et *évacuans*.

Le pouls dans l'inflammation de poitrine
spéciale est fort et dur; l'artère résiste et repousse
le doigt qui la presse, il est régulier; mais il
est mou et plus irrégulier dans celle qui est
compliquée de bile.

Je dois faire remarquer ici, que quoique les
nausées, les vomissemens et même des symptômes de gastricité, appartiennent aux inflammations bilieuses, on ne les voit pas moins souvent
survenir, lorsque le poumon est affecté d'une
inflammation exquise. Cet organe enflammé,
affecte sympathiquement le diaphragme, l'estomac et l'œsophage, placé dans son voisinage,
et y excite les envies de vomir et même le
vomissement.

La rougeur des joues et même de toute la
face, se remarquent dans toutes les affections
aiguës du poumon; ainsi, il ne faudrait pas
les attribuer exclusivement à celles qui sont
phlogistiques exquises.

Le sang épais et très-couenneux qu'on tire des
veines des bras des pleurétiques et des périp-
neumoniques, comme nous l'avons déjà dit,
n'est pas toujours un indice que l'on peut
réitérer la saignée, à moins que ce signe ne
s'accompagne des autres signes de l'inflammation
spéciale; car, cette couenne se trouve tant dans
celle-ci, que dans les compliquées. Aussi, *Stoll*
a très-souvent observé, que les caractères du
sang étaient trompeurs; qu'il ne faut y avoir
égard, que lorsqu'ils marchent avec d'autres
symptômes inflammatoires et surtout avec la
vraie pléthore.

Il est aussi des cas où l'expectoration est faible et inéficace, alors, quoiqu'elle ait lieu, il ne faut point craindre de réitérer la saignée, lorsqu'elle est d'ailleurs jugée nécessaire par un concours d'autres circonstances ; car, la nature suit souvent d'autres routes pour guérir, lorsque celle des crachats est insuffisante, et on ne doit pas avoir une attention supersticieuse à favoriser l'expectoration, lorsque la nature ne cherche point à terminer la maladie par cette voie.

Lorsque la violence de la maladie est calmée par les saignées, il ne faut pas, à l'exemple de certains praticiens, les répéter au point d'affaiblir les malades qui restent ensuite sans force pour la crise.

Le bien du moment en imposé quelquefois aux médecins peu expérimentés, au point de croire leur malade en pleine convalescence ; mais je les exhorte à ne pas perdre de vue qu'il y a des symptômes trompeurs; que l'on a vû souvent de symptômes graves de la maladie renaître comme de leurs cendres, les malades mourir, ou tomber dans une fièvre lente, la phthisie, une hydropisie de poitrine; ou bien encore être suffoqués par les crachats, par le pus, parce qu'enfin, les malades n'ont pas eu les forces nécessaires pour les expectorer.

Si les fièvres intermittentes simples, ont le caractère inflammatoire, il faut faire une forte saignée. Elle a souvent suffi pour guérir la fièvre, surtout si elle a lieu dans la saison du printemps; mais ce qu'elle offre de plus certain, c'est qu'elle rend l'action des fébrifuges, plus animée et plus sûre. En effet, jamais ils n'agissent, tant qu'il y a un état inflammatoire. *Clegorn* la recommande au commencement des chaleurs. Pratiquée ainsi à Montpellier par *Astruc* et par *Gouraingne*, elle abattait disaient

ils la fièvre, diminuait les symptômes, soulageait considérablement les malades et éloignait
le danger.

Elle est en général déplacée dans l'intermission,
et tous les bons praticiens la rejettent dans ce
cas. *De Barthez* a vu en général les mauvais
effets des saignées faites dans le frisson. Cela
doit être; si l'on considère la fièvre comme
l'effet d'un combat qui s'est élevé entre les principes de vie et la matière morbifique, si, au
moment où il se forme, on affaiblit les forces,
dont le principe vital a besoin pour triompher.

Le déclin de la fièvre d'accès, est encore un
temps défavorable à la saignée, en ce qu'elle
dérange les opérations de la nature et les crises.
Dans les hommes bilieux surtout, il est prouvé
que la saignée, en augmentant le développement,
et souvent même la dégénération de la bile,
augmente l'action de la cause morbifique, énerve les malades, leur occasionne une révolution,
d'où suit nécessairement une disproportion entre
les forces et les causes, un *prolapsus virium*
subit, et cette faiblesse empêche souvent ensuite que le quinquina ne puisse être efficace.

La fièvre marquée par une continuité, contre-
indique aussi la saignée: *Sydenham* s'y est
trompé lui-même, et plusieurs malades qu'il
traitait, ont souffert de son erreur.

Si la fièvre se double, elle est aussi contre-
indiquée, comme il arrive aux fièvres tierces et
quartes d'Automne. Elles se triplent quelquefois, de façon que le médecin ne peut pas parvenir à la connaître lors de l'invasion de l'accès
et la prend, ou peut la prendre, pour une continue.

Si alors on saigne, ou même si l'on purge
trop, on fait dégénérer la fièvre en continue
vraie et même en fièvre lente, selon *De Haller.*

Dans la néphrétique qui n'attaque qu'un côté, il faut saigner au même côté, De même dans la sciatique ; mais il faut être certain que la fluxion soit décidée.

De Barthez saigna avec le plus grand succès une Dame, qui au retour de ses règles avait de grandes douleurs des lombes. Il y était porté, dit-il, parce qu'il voyait que la fluxion n'était pas totalement décidée, et que l'engorgement empêchait le flux menstruel.

De Barthez, dans cette pratique, se dirigea par la sympathie qu'établissent certains départemens qu'ont les organes dans le corps humain.

La saignée peut être aussi considérée comme anti-spasmodique, parce qu'elle affaiblit par voie de révulsion le spasme fixé dans une partie, qu'elle appelle à l'extérieur et y établit un centre de mouvement, en décomposant l'appareil de ceux qui se dirigeaient vicieusement sur un organe particulier.

Les anciens, et *De Bordeu* parmi les modernes, les divisèrent en partie droite et gauche, en haut et en bas. C'est d'après cette division qu'ils avaient établi le choix de la saignée. En conséquence, ils la pratiquaient toujours du côté affecté. Ils avaient fait encore la division du corps transversalement, au moyen du diaphragme, qui était la ligne de démarcation. Dans les maladies au dessus de ce muscle y compris les hypocondres, ils saignaient au bras. Quand les parties au dessous étaient affectées, ils saignaient au pied.

Lorsque la maladie paraissait exiger plusieurs saignées, *Hippocrate* commençait par la *dérivative* et il passait de la *dérivative* aux *révulsives*. *Prosper Martian* a cru *qu'Hippocrate* avait suivi une autre route, lorsque dans une angine, il avait

commencé par saigner au bras, et ensuite de la
ranine ; mais il aurait dû voir que cette seconde
saignée était *locale* et non point *dérivative*.

Galien s'est trompé lorsqu'il a cru qu'*Hippocrate*
voulait qu'on commençât par les saignées révulsives et que de là on en vint aux dérivatives ;
il n'a pas distingué l'imminence d'avec le commencement de la fluxion.

Il est quelquefois très-difficile de déterminer
si l'inflammation est réelle ou imminente ; cependant, il est des cas où on la reconnait facilement. Par exemple, dans la fièvre pétéchiale,
Baglivi observe, que lorsque la douleur était
très-forte à la tête, la saignée de la jugulaire
réussissait très-bien, et que lorsqu'il n'y avait
que des anxiétés, etc., il fallait saigner du pied.

Les principes et l'observation ci-dessus, auraient
terminé la dispute qui a si long-temps partagé
les médecins, pour savoir, si dans la pleurésie
il faut saigner du côté affecté, ou bien du côté
opposé. Ceux qui n'ont raisonné que d'après
la circulation, ont regardé cela comme indifférent ;
mais les expériences nombreuses de *Triller* et
autres, prouvent que la saignée convient mieux
du côté affecté. Cette question sur laquelle je
reviens pour la dernière fois, est résolue à l'af-
firmative ; et ce serait mal faire que de se conduire autrement. On est d'ailleurs très-porté à
croire qu'elle est mieux placée de cette façon ;
1.º par la sympathie du voisinage ; 2.º par la
division de l'homme en deux moitiés égales ;
3.º parce que quand la nature produit des crises
salutaires, c'est du côté affecté ; à quoi il faut
ajouter que les saignées faites du côté affecté
et en temps opportun, sont plus souvent couronnées de succès.

Sydenham voyait dans la saignée, un moyen

de guérir qui ne peut être remplacé par aucun autre. Par elle, on diminue l'abondance de sang ; par elle, on le détourne d'une partie où il se portait avec trop de violence, et c'est la *révulsion ;* par elle, on arrête promptement les progrès rapides des fluxions sanguines qui se faisaient sur la partie affectée.

On ne peut révoquer en doute que dans les inflammations, les douleurs, les fièvres, la saignée ne soit le plus grand, le plus puissant et le plus prompt de tous les remèdes.

Cependant, relativement aux douleurs, il faut faire une distinction, que nous n'avons jamais entendu parler, de celles de la goutte, des douleurs lancinantes, des cancers, etc. ; mais bien des douleurs d'une autre nature. *Sydenham*, dans sa jeunesse, saignait beaucoup dans celles du rhumatisme ; mais par la suite, il changea d'avis, déclarant que l'observation lui avait appris qu'il fallait moins saigner, et recourir plus souvent aux purgatifs.

Tralles veut que dans le rhumatisme aigu, on traite le malade par des saignées brusques et par des purgatifs doux *alternis diebus.*

Selon l'observation de *Bertin*, le rhumatisme chronique ne demande point la saignée, attendu qu'elle ne ferait, dit-il, qu'augmenter l'énervation qui est si particulière aux maladies de cette espèce.

Doit-on saigner les femmes enceintes ? Oui, si elles en ont besoin. Voici les cas qui nécessitent l'opération, et dans lesquels on peut prévenir même l'avortement au lieu de le provoquer. On doit saigner celles qui ont la fibre roide ; si elles sont sanguines, fort coloriées, si alors elles éprouvent des lassitudes spontanées, des maux et des pesanteurs de tête, des étourdissemens, des suffocations, des douleurs aux dents, aux reins, des vomissemens opiniâtres, des hémorragies par le nez et par la matrice. Dans l'état contraire, il ne faut pas saigner.

Ce qui avait peut-être fait dire à *Hippocrate* que la saignée faisait avorter la femme enceinte, c'est que de son temps, on saignait largement et jusqu'à la syncope.

Mauriceau (1) rapporte deux observations de deux femmes grosses, qui pendant le cours de leur grossesse, furent saignées avec succès, tant pour elles que pour leurs enfans, l'une 48 fois, et l'autre 90.

Mauriceau veut que dans l'inflammation de l'utérus, causée par la suppression des vuidanges, on commence par faire deux ou trois saignées du bras, s'il y a pléthore, après quoi, qu'on saigne du pied, et il assure que par ce procédé, les vuidanges se rétablissent plus promptement. *Astruc* est de cet avis.

Voici une proposition qui pourra paraître paradoxale. Convient-il de saigner dans les hydropisies? considéré par le côté le plus général, on peut dire que non. Mais dans les hydropisies inflammatoires (et il y en a), il faut saigner. Les habitans des pays froids, passant brusquement dans les pays chauds, y sont sujets. M. *Armet*, médecin à Valenciennes, a saigné quarante russes, atteints d'hydropisie: il employa dans leur traitement jusqu'à quinze saignées, qui furent pratiquées dans cinq ou six semaines. *Ils guérirent tous, excepté un seul qui ne fut pas saigné.*

La saignée peut être employée avec avantage

_____

(1) Liv. des mal. des femmes grosses. chap. XI.

pour modérer les accidens produits par l'empoisonnement, surtout par l'opium ou par les autres poisons stupéfians.

Une circonstance qui se présente familièrement, c'est la pléthore, à l'époque où les évacuations critiques se suppriment, chez les femmes, surtout, lorsque cette suppression s'établit tout d'un coup. Les accidens nerveux qui paraissent à cette époque, sont le plus souvent entretenus par un état de pléthore soit générale soit locale, et ces accidens nerveux, quand ils sont traités par les échauffans, comme le sont la plupart des anti-spasmodiques directs, déterminent des maladies graves et souvent mortelles.

Dans les anévrismes, souvent précédés par des pulsations et des battemens considérables des artères, les saignées fréquentes, même copieuses, aidées d'un régime sévère et d'un repos absolu, parviennent suivant *Valsalva* et *Albertini* à les guérir. *Baillou* dit qu'un homme qui avait des battemens violens dans les artères, fut guéri par ces moyens.

De Haen dit qu'il a au moins pallié plusieurs fois des anévrismes par des évacuations fréquemment répétées, un grand repos, une nourriture légère et l'usage habituel de quelques fondans très-doux : comme les savons-acides, les tamarins, les différens robs, le nitre, la crème de tartre, et pour alimens des bouillons très-clairs, des fruits, des viandes blanches bouillies, des légumes et le repos.

La saignée dans les parties éloignées des endroits enflammés, est un grand remède ; elle agit non-seulement comme révulsive, mais encore, elle change la manière d'être du principe vital, et selon l'opinion de *Lamure*, dans une thèse sur la saignée, elle produit une com-

motion générale, confirmée par l'expérience et
non par le raisonnement.

L'usage de la saignée alors, ne doit s'entendre,
comme nous l'avons déjà établi, que du commencement et de l'augmentation de l'inflammation ; temps dans lesquels elle est si propre à
favoriser la résolution, à diminuer la suppuration et à prévenir la dégénération gangréneuse.

Cependant, *Hoffmann* donne un exemple sur
les saignées inconsidérément faites; il dit qu'une
femme dans l'enfantement, fut blessée à l'orifice
de la matrice : elle fut saignée à outrance et
périt. On ouvrit son cadavre et l'on trouva la
matrice gangrenée.

La saignée a ses inconvéniens ; de sorte que,
s'il était presque prouvé que les malades pussent
guérir sans la saignée, il ne faudrait pas l'employer. La personne phlegbotonisée du sang
qui lui est nécessaire pour la conservation de sa
santé, en diminuant la proportion de ses humeurs, rompt l'équilibre qu'il y a entr'elles et
les solides, et peut concourir à mettre à leur
place des engorgemens glaireux.

Dans le déclin des inflammations après les
saignées, les diaphorétiques tempérés, de même
que les diurétiques donnés prudemment, sont
très-utiles, surtout lorsque la résolution se fait.
Ils sont principalement indiqués, lorsque les
urines des malades sont épaisses, chargées, glaireuses, troubles. Cependant, il est très-conve-
nable aussi, de ne pas pousser les remèdes trop
loin, parce qu'ils pourraient dépouiller entièrement le sang de son véhicule et le rendre
concret et aduste.

Il y a une espèce d'inflammation œdémateuse
qui ne demande point pour son traitement la
saignée et l'appareil anti-phlogistique ; mais bien

les nervins, le quinquina, les ligatures aux
parties éloignées, les applications saturnines, le
camphre *intus et extus*, le safran, et même par
degrés, les spiritueux.

Cette inflammation œdémateuse paraît avoir
quelque similitude, d'après *De Haen et Zaviani*,
avec les inflammations lentes, qui ressemblent
à des maladies chroniques.

La saignée est contraire dans la *goutte*, elle
affaiblit, tandis que la bonne pratique veut
que l'on donne de la force aux goutteux. *Angelus Sala* rapporte, qu'après avoir fait saigner
un homme goutteux au bras, il fut attaqué
quelques momens après, d'une très-forte attaque
de goutte.

De Barthez, d'après *Hippocrate*, *Galien*,
Celse et *Boerhaave*, dit que la saignée faite aux
goutteux, au Printemps et à l'Automne, prévient
les attaques de goutte.

Pour attirer la goutte aux pieds, lorsqu'elle
porte ses effets sur les parties supérieures, il
faut saigner les malades à un pied et appliquer
sur l'autre, un vésicatoire. Il faut immédiatement après, donner un émétique, afin que par
son excitation, plus que par son évacuation,
il renvoie l'humeur morbifique sur l'une et
l'autre extrémité inférieure.

Rien n'est bon quand on en abuse; mais il
n'y a peut-être rien, dont on ait plus abusé que
de la saignée. C'est d'après l'observation que les
grands chirurgiens des armées ont jugé que
l'on abusait souvent de ce précieux remède; en ce
qu'il affaiblissait trop l'action organique des viscères, principalement dans les plaies de tête,
et de poitrine, qui demandent généralement qu'on
verse beaucoup de sang. La faiblesse est toujours
un mal réel qu'on n'a garde de suspecter; fai-

blesse qu'on rapporte quelquefois à la nature
de la maladie, aux accidens auxquels elle a
donné lieu, tandis que dans le fait, elle n'est
due qu'à l'abus de la saignée.

Il faut donc borner les évacuations sanguines,
n'en faire que dans la cure des plaies, que d'après
les règles que nous avons déjà posées ; autrement
on s'exposera à faire périr les malades.

OBSERVATION.

M. V. père, chirurgien à Agde, âgé de plus
de 60 ans, ayant trouvé sous sa main un pis-
tolet de son fils, chargé à balles, le mania et
fit jouer inconsidérément le ressort. La détente
eut lieu, le coup partit et les balles lui empor-
tèrent trois doigts de la main gauche, l'indice,
celui du milieu et l'annulaire ; elles firent une
plaie frangée dans l'intérieur de la paume de la
main ; ouvrirent l'arcade de l'artère palmaire
et contondirent les deux autres doigts. Le malade perdit beaucoup de sang avant le premier
pansement ; l'hémorragie fut arrêtée au moyen
d'un bouton de vitriol soutenu par un bandage
compressif. On saigna le malade largement, on
le mit à une diète sévère et à l'usage d'une
tisane vulnéraire. Pour ne pas donner lieu au
retour de l'hémorragie et pour attendre que les
sucs qui devaient humecter l'intérieur de l'appareil, eussent produit leur effet ; on attendit
quatre jours pour procéder au second pansement.
On saigna encore le malade. Lorsqu'on leva le
premier appareil, on le trouva aussi sec, que
lors de son application ; et ce ne fut qu'avec
beaucoup de peine, qu'on le détacha de la plaie.
On en trouva la surface pâle, décolorée ; le

malade était faible, son pouls était petit, lâche,
rare et beaucoup intermittent. Cette intermittence néanmoins, parut moins alarmante à raison
de l'âge, puisqu'il n'est pas rare de trouver
une intermittence très-marquée à ceux qui ont
passé 60 ans. On administra de suite les cordiaux,
les analeptiques, le bon vin vieux, le quinquina;
on frictionna le malade avec des vapeurs aromatiques, mais tout fut inutile. La plaie resta
sèche; elle ne s'enfla, ni ne suppura. Aux derniers pansemens, on trouva la plaie noire et
frappée d'une gangrène sèche, et le malade
mourut dans une convulsion, suite d'une faiblesse,
pour avoir été trop saigné.

Dans les plaies du cerveau, puisque l'on est
obligé de saigner, il faut le faire prudemment,
et donner en même-temps, de remèdes évacuans
des premières voies. Il faut y joindre les altérans
qui ont la propriété de rappeler l'oscillation des
solides, afin de surmonter la débilité à laquelle
les évacuations sanguines et autres, pourraient
les réduire.

Si dans les plaies contuses, on saigne pour
diminuer les fluides, pour affamer les vaisseaux
et pour favoriser la résolution des liqueurs épanchées ou extravasées dans le tissu des solides,
et que dans le même temps on applique des
relâchans sur les parties qui ont déjà perdu une
grande partie de leur force et de leur ressort;
ces contusions finiront par dégénerer en *gangrène*.
La bonne thérapeutique rejette donc le trop de
saignées, ainsi que les émolliens *intùs et extùs*,
comme peu conformes à ses vues. La bonne
pratique veut qu'on s'attache à rappeler l'action
des solides, par le bon usage des médicamens
stimulans. Ces remèdes sont les eccoprotiques
et les résolutifs toniques. Un homme est-il blessé,

on le panse, on le met à la diète; on le saigné
parce que la saignée est généralement recommandée et que la routine l'autorise. Tout autre
moyen paraît nuisible ou superflu à l'homme
qui ne pense point ou qui n'agit que d'après
les autres; le restant de la cure consiste à des
pansemens, à des onguens, tandis que très-
souvent les malades auraient besoin de remèdes
évacuans.

~~~~~~~~~~~~~~~~~~

DE L'ARTÉRIOTOMIE.

L'artériotomie. Autre évacuation sanguine,
qui se fait par les artères, au moyen d'un instrument tranchant, et qui n'a pas été employée,
comme l'ouverture des veines dans la curation
des maladies. En effet, l'opération en est quelquefois très-difficile, puisque les artères se trouvent plus profondes que les veines, et qu'il est
à craindre qu'on ne puisse arrêter l'activité du
sang, parce que toutes les artères n'étant pas
situées assez près des os pour former un point
d'appui et leurs mouvemens de systole et de
diastole étant très-grands, surtout dans l'état
fébrile; on ne peut arrêter le sang par une
compression méthodique, sans être obligés
quelquefois à recourir à des moyens difficiles
ou cruels.

Les anciens, cependant, faisaient un très-grand
usage de l'artériotomie. Rarement les Européens
y ont-ils eu recours. *Paul Eginette* (1) en parle

(1) *Natif de l'isle d'Engia, dans la Grèce.*

comme d'une opération fort ordinaire et *Prosper Alpin* (1), comme très-commune en Égypte.

Ambroise Paré, parmi les modernes, est un de ceux qui ont le plus préconisé l'artériotomie.

Les médecins de l'école de Montpellier la pratiquaient, ainsi qu'on peut le voir chez *Rivière* (2).

Malgré tous ses inconvéniens, l'artériotomie a été pratiquée avec le plus grand succès dans la curation des maladies.

On a ouvert les artères temporales et occipitales, pour les maladies de nature chronique et rebelle, et surtout pour les affections morbides de la tête. *Skenkius (3)*, *Tralles (4)*, ont guéri des migraines. *Zacutus Lusitanus (5)*, *Ballonii (6)*, une pulsation douloureuse aux tempes, ainsi que l'otalgie et la surdité. L'artériotomie est aussi très-utile dans les aliénations mentales, surtout quant il y a augmentation d'énergie dans les facultés intellectuelles. *Raulin* et *Alibert* l'ont employée avec succès contre la manie. Le père de mon estimable et savant confrère *Ménard*, qui exerçait la médecine avec tant de succès dans la ville de Lunel, l'a vue réussir dans deux individus, dont l'un était âgé de quarante ans et l'autre de cinquante-cinq. M. *Ménard* fils, dans l'ouvrage déjà cité page 142, redoute l'artériotomie, craignant qu'il n'en résulte des anévrismes ; mais ne peut-on pas lui

---

(1) Médecin de la république de Vénise.
(2) Centur. 1, obs. 56. — Centur. 2, obs. 89, et les 12.e et 31.e observations communiquées à *Rivière* par *Jacot* et par *Formius*.
(3) *Obs.* 1.re *Medicinalum*, pag. 55.
(4) *De venæ sectione*, pag. 262.
(5) *Prax. Admirab.*, pag. 350.
(6) *Epidem.*, lib. 1, pag. 79.

répondre : on se rend maître du sang, et on prévient la formation des anévrismes, en n'ouvrant que les artères sur les os, et qui ont un point d'appui suffisant pour faire une compression exacte.

Gesnerus (1) dit : « qu'il guérit une migraine » qui se renouvelait périodiquement tous les ans, » en faisant l'artériotomie du côté affecté ». *Lindanus* (2) avait coutume d'en user pour guérir les migraines invétérées. *Rivière* (3) rapporte qu'une douleur de tête fort grande, qui avait duré quatre mois, nonobstant les saignées ordinaires, les sangsues, etc., fut guérie par l'artériotomie. *Galien* rapporte aussi une observation de douleurs de tête violentes et invétérées, guéries par l'ouverture de l'artère temporale. *Fontanus* (4) a guéri par ce moyen des ophtalmies opiniâtres. Les anciens choisissaient ordinairement l'ouverture des artères du devant de la tête, surtout lorsqu'il y avait inflammation des yeux. Nous ne devons pas omettre de dire qu'ils ne faisaient aucune difficulté d'ouvrir les artères à différentes parties du corps ; comme au front, aux tempes, derrière les oreilles, à l'occiput, entre le pouce et le doigt indicateur, et partout où la pulsation des artères se faisait bien sentir, tandis qu'aujourd'hui on ne la pratique guère qu'aux tempes.

D'après *Lanzoni* (5), l'artériotomie est d'un grand secours dans la céphalalgie, la manie, l'épi-

---

(1) Lib. 3., épistol. 96.
(2) *Super. Harfman*, lib. 2, cap. I, §. 17.
(3) *Obs. cent. 2 obs. LVI.*
(4) *Respons. et curand. med. lib. I*, pag. 30.
(5) Tom. II, pag. 492, éphém. des cur. de la nat. cent. 3. 4.ᵉ et 60.ᵉ obs.

lepsie , les affections inflammatoires internes
de la tête , et les inflammations graves des yeux.
Les causes externes , par exemple , les grandes
contusions sur la tête , sont aussi de nature à
céder à l'artériotomie. M. *Ménard*, dans l'ouvrage
cité, rapporte en note une observatioin faite
par *Vogel*, sur un homme qui, blessé à la tête
dans une chute de cheval , éprouva une maladie
nerveuse aussi singulière qu'opiniâtre , qui ne
céda qu'à l'artériotomie temporale. *Tulpius (1)*
la recommande dans la céphalalgie ; *Panarole*,
dans la phrénésie; *Galien*, dans les maux des
yeux et de la tête.

Darwin en loue l'usage dans le traitement
des convulsions. Elle est, dit-il, d'une grande
ressource dans les inflammations profondes des
yeux, des oreilles, du cerveau et de ses membranes; dans l'apoplexie par excès.

Lieutaud (2) prétend qu'elle produit de très-
bons effets dans les fortes passions amoureuses,
la prédominance de l'appétit vénérien, dans la
nymphomanie , le satiriasis, surtout lorsqu'elle
est pratiquée à l'artère occipitale, d'après le système de *Gall*. Ce qu'*Hippocrate* dit sur l'impuis-
sance des scythes , provenant du mauvais usage
de l'ouverture des veines situées derrière les
oreilles et à l'occiput , me dispose en faveur de
l'artériotomie dans les passions et dans les fureurs
errotiques.

Baglivi dit, que l'artériotomie produit des
effets merveilleux dans les douleurs désespérées
de tête.

Dans les *annales de littérature médicale étran-*

---

(1) Zoonomie, tom. 3 pag. 116.
(2) *Prax. medic.*

gère (1), on trouve l'observation suivante. *Fo-thergill* avait été appelé par un cordonnier âgé de trente-trois ans, atteint d'épilepsie, pour laquelle on avait employé sans succès la saignée des veines, et sans succès aussi, beaucoup d'autres remèdes. Voyant que les accès étaient soumis aux périodes lunaires, il ordonna l'artériotomie, jusqu'à défaillance, qui eut lieu par la simple évacuation de douze, ou de quatorze onces de *sang*, *et le malade fut guéri*. Un an après, un autre malade fut artériotomisé, et ses attaques furent suspendues pour six mois; ne voulant pas observer le régime prescrit, il eut une autre attaque six mois après.

Lorsque le foie était malade, les anciens ouvraient l'artère entre le pouce et le premier doigt, pratique qui a obtenu l'approbation de *Galien* (2).

Quant à l'artériotomie, elle offre des avantages si nombreux, si considérables, qu'il est extraordinaire qu'elle soit si rare. Il en est qui prétendent que les maladies les plus graves, les plus opiniâtres de la tête et des yeux, pourvu qu'elles proviennent de la pléthore, sont emportées, ou tout au moins considérablement affaiblies par ce remède, eussent-elles invinciblement résisté à tout autre. M. Menard (3) recommande une excellente dissertation de *Nottinger*, qui a pour titre, *de arteriotomia ejus recto usu et injusta neglecta* (4), dans laquelle l'auteur *cite huit cas* principaux où l'on doit l'administrer. 1.º La céphalée sanguine. 2.º L'hé-

---

(1) Tom. 1. pag. 282.
(2) *Traitat. de curat. per sang. mission.*
(3) Pag. 134 de l'ouvrage cité.
(4) *Argenta.* 1747, *in-4.º*.

micranie. 3.º L'otalgie sanguine. 4.º L'épilepsie·
5.º Le vertige. 6.º La frénésie inflammatoire·
7.º L'apoplexie sanguine (1). 8.º La manie et les
maladies mentales qui s'y rapportent.

C. Cathervood, médecin Anglais, a vu l'apoplexie céder soudainement à l'artériotomie. Mais
James (2) dit, que l'ayant appliquée dans ce
cas sur deux malades, ils moururent sur le
champ, quoiqu'elle fût secondée par d'autres
remèdes.

D'après tout cela, je ne vois pas pourquoi
les modernes ont abandonné cet excellent moyen,
dans les maladies désespérées du cerveau.

Elle est salutaire, d'après l'observation, dans
les vertiges, les maux de tête opiniâtres, dans
les épilepsies; comme on ne peut pas découvrir
toujours les causes de l'épilepsie, pour y opposer les remèdes convenables et que malheureusement alors le médecin se trouve réduit à
agir empyriquement, je ne vois pas pourquoi
il ne tente point l'artériotomie.

Jusqu'à présent, si l'on examine scrupuleusement les observations rapportées par les auteurs
les plus respectables, sur la bonté et l'efficacité
de l'artériotomie dans le traitement des maladies, on voit qu'elle a été administrée le plus
souvent empyriquement, ou sans dire pour
qu'elle raison. Les vrais médecins qui se piquent
de ne traiter leurs malades que d'après de vues
médicales vraiment rationnelles, sont dans la
nécessité d'agir d'après les principes généraux

_____

(1) *Fracastor* atteint d'une apoplexie (c'était sans doute
le carus), faisait signe de lui faire l'opération de *l'artériotomie*. Les assistans ne l'ayant pas compris, il mourut de
cette maladie.

(2) Diction. de médec.

que nous avons établis, sur les effets des évacuations sanguines, jusqu'à ce que, par des
principes plus certains et des observations plus
concluantes, on ait mieux précisé les cas où
l'on doit préférer l'artériotomie à tout autre
moyen curatif.

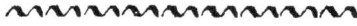

~~~~~~~~~~~~~~~~~~~~

DES VENTOUSES SCARIFIÉES.

Cucurbitula.

« Ventouse S. F. *cucurbitula.* Instrument de
» chirurgie, petit vaisseau ordinairement de
» verre, fait en poire, semblable à un petit
» vaisseau de cucurbite sans bec, avec une base
» large et ouverte, qu'on applique sur la peau,
» pour attirer avec violence les humeurs du
» dedans au dehors. »

« On en peut faire d'argent, de cuivre, de
» corne, de bois, etc. On remplit à moitié le
» vaisseau d'une étoupe légère, qu'on fait tenir
» dans son fond avec de la térébenthine ou de
» la cire : on allume cette étoupe, et l'on place
» aussitôt la ventouse qu'on a auparavant un
» peu échauffée, crainte qu'elle ne se casse.
» La flamme s'éteint peu de temps après ; mais
» la chaleur fait raréfier l'air qui y est renfer-
» mé ; la peau trouvant moins de résistance dans
» la ventouse s'y élève avec les vaisseaux, et
» les humeurs qu'ils contiennent ».

« On distingue les ventouses en sèches et en
» humides ; les sèches s'appliquent sans effusion
» de sang ; dans les humides on fait des scari-
» fications à la peau avec une lancette, ou avec

» un instrument à ressort, armé de plusieurs
» pointes qu'on appelle scarificateur, immédia-
» tement après l'application des ventouses sèches.
» On applique de nouveau la ventouse; alors
» on attire fortement le sang au dehors, qui
» sort abondamment par les incisions qu'on a
» faites à la tumeur de la peau ».

C'est donc de ces ventouses scarifiées formant
un remède évacuant du sang, dont nous allons
traiter, et qui sert à la cure de diverses maladies, et nullement des ventouses sèches ou sans
scarifications, parce qu'elles ne font point partie
de la matière que nous traitons.

On se sert donc des ventouses, pour attirer
le sang (1) vers la peau; et l'on facilite la
sortie du sang par des scarifications faites dans
ce but.

Les ventouses avec scarifications remplacent
quelquefois la saignée. *Celse* (2) dit, qu'on
emploie principalement les ventouses, quand le
vice de la peau de la partie malade, n'est pas
répandu dans tout le corps, mais dans une seule
partie; et dans ses ouvrages, on trouve d'excellens
préceptes à ce sujet.

On emploie les ventouses dans des maladies
et dans des cas, où une évacuation sanguine se

---

(1) On n'applique les ventouses scarifiées que dans la vue
de tirer du sang; cependant on a vu des cas où elles n'en
donnèrent pas une seule goutte. Dans la collection acadé-
mique par. étrang. tom. 17. pag. 517; on trouve une
observation d'une femme de 27 ans, attaquée de mal de
dents, à qui on appliqua malgré elle, des ventouses scarifiées d'où il ne sortit pas une seule goutte de sang. Quelque
temps après, elle eut une suppression de règles très-opiniâ-
tres. On trouve un exemple à-peu-près semblable dans
Salmatius, c. 3. obs. 58.

(2) *Lib* 2. *cap.* 10.

trouvant indiquée ; les forces, ou la trop grande
sensibilité du malade ne permettent point une
évacuation brusque de sang comme la saignée,
et on a encore le dessein d'attirer, d'aspirer,
et de pomper une humeur hétérogène stagnante
dans la partie malade, plus ou moins profondément établie dans le tissu des solides. Enfin
dans les cas d'inflammations et qui présentent
quelques doutes sur l'à-propos de la saignée,
ou même quelque crainte sur la prédominance
bilieuse, il n'est point de remède plus héroïque
que l'emploi des ventouses scarifiées.

Lorsqu'on les applique, on peut avoir aussi
l'intention de faire une *dérivation* avantageuse,
en faisant, non-seulement, porter le sang du centre
du corps, ou de quelqu'une de ses parties vers
la périphérie, c'est-à-dire, vers la partie scarifiée,
mais encore la matière morbifique qui lèse les
fonctions,

Du temps *d'Hippocrate* et de *Galien*, on en
faisait un grand usage. Le premier surtout recommande de les appliquer à la nuque, derrière
les oreilles, sous le menton, dans les maladies
des yeux et de la gorge et surtout dans la squi-
nancie inflammatoire. *Heister* (1), adopte l'avis
du prince de la médecine et ajoute : « que l'on
» ne saurait croire combien les scarifications sont
» efficaces contre ces maladies, surtout si on les
» répète prudemment, quelquefois lorsque le
» cas demande les scarifications ».

Il ajoute encore, qu'elles suppléent très-utilement à la saignée chez les personnes dont les
veines sont trop petites et qui ont cependant
besoin qu'on leur tire du sang.

_____

(1) Institut. de chir. sect. 1.re chap. 16, pag 11 de la
traduction in 8.°

Morgagni (1) propose les ventouses scarifiées dans les maladies soporeuses et spécialement dans l'apoplexie qui est la plus grave; la raison et l'expérience l'ayant convaincu que c'était un excellent remède.

Zacutus Lusitanus (2) a guéri une forte apoplexie par des scarifications réitérées à l'occiput. *Heister*, dont j'ai déjà parlé, pousse la louange jusqu'à dire que les scarifications ont quelquefois beaucoup d'avantage sur les saignées, en ce que les ventouses s'attachant d'abord fortement à la peau, la gonflant et la distendant, attirent puissamment le sang de toutes les parties du corps sur lesquelles on les applique, en vertu de la révulsion et de la dérivation qu'elles opèrent.

Hildanus (3), et après lui *Jordanus, Sporichius, et Horstius*, les regardent, non-seulement comme inutiles, mais encore comme nuisibles.

D'après le conflit d'opinions, il paraît qu'il en est de ce remède comme de tous les autres; qu'il peut faire du bien, ou du mal, selon la nature et le temps des maladies dans lesquelles on les applique; ainsi que suivant l'âge, les forces, le sexe, la saison, les complications, etc.; ce que le praticien doit bien judicieusement examiner avant de les appliquer, quoique dans le fond, ce moyen curatoire ne soit pas dangereux sous aucun rapport pour intéresser la vie des malades.

Hippocrate faisait des scarifications à l'intérieur des paupières dans les violentes ophtalmies, sans doute après avoir fait précéder les saignées géné-

---

(1) *Adversar. anatom. VI pag.* 108 *et seq.*
(2) *Vid. his. med. princip. lib.* 1. *hist.* 33.
(3) *Cent. V. obs.* 71.

rales. *Woolouse* occuliste anglais, fit revivre cette pratique, qui est excellente; que j'ai employée moi-même avec grand succès, dans des ophtalmies chroniques, dans lesquelles les veines de la conjonctive étaient distendues et comme varisqueuses (1).

Recolin rapporte une observation remarquable de M. *Delgard*, chirurgien à Lima, qui en a également obtenu de bons succès, dans beaucoup d'engorgemens inflammatoires sur différentes parties du corps. Cependant chez certains peuples, on ne s'en sert plus, au point même qu'elles sont tombées dans le plus grand discrédit, tandis qu'elles ont la vogue dans certains autres surtout en Allemagne.

J.-J. Manni a donné à Padoue en 1553 un traité *in*-4.º sur les scarifications des maléoles, dont il fait les plus grands éloges; tandis que *Rhodius* (2) dit au contraire les avoir trouvées dangereuses. Je n'ai pas pu me procurer ces ouvrages, dans lesquels on trouve peut-être, que les scarifications des maléoles, dont ils entendent parler, ne sont que de simples mouchetures, ou des scarifications non sanglantes, pratiquées sur des œdématies, ou des hydropisies et nullement de ventouses scarifiées, dans la vue de remplacer les saignées.

Hippocrate veut qu'on applique une grande ventouse sur la mamelle (d'autres veulent qu'on les applique en tout ou en partie sur la mamelle); dans les pertes de sang utérines, qui arrivent pendant la grossesse (3), pour détourner

---

(1) Voyez la XXVI.ª dissertat. du recueil des thèses chir. de *Dehaller*, tom. 1. pag 355.

(2) Cent. III. obs. 17.

(3) Aphoris. 50. sect. V.

le sang de la matrice, à raison de la sympathie réciproque qui existe entre ces deux organes, tant en santé qu'en maladie.

Rivière, *Zacutus*, *Portugais*, les regardent comme un remède souverain dans l'apoplexie. *Heister* dit avoir souvent appliqué lui-même les ventouses scarifiées au gras des jambes et au dessus du genou, avec beaucoup de succès, dans les hémorragies du nez et dans l'hémoptisie.

Scultet (1) délivra une femme, non-seulement des maux, suite de la suppression de la cessation même des règles, en appliquant à plusieurs reprises les ventouses scarifiées aux jambes.

Lancisi dit, que si dans la pleurésie et surtout dans la fausse, on scarifie le côté malade et qu'on y applique deux ventouses, il en résulte un soulagement très-prompt, et tel qu'on ne l'aurait jamais espéré.

Martin (2) dit avoir appliqué les ventouses scarifiées dans les pleurésies, lorsque la douleur était fixée sur un endroit déterminé et que plusieurs saignées révulsives ne pouvaient l'appaiser ; et il cite deux observations sur leurs bons effets. Il les conseille dans la péripneumonie, lorsque l'inflammation s'est communiquée aux muscles du dos, dans l'endroit où le poumon est attaché par des membranes. Toutefois la révulsion est petite et faible. Elles causent une douleur aiguë, en faisant élever la peau scarifiée avec violence, ce qui les rend très-utiles dans les maladies où il y a une grande diminution dans la sensibilité, comme dans les affections soporeuses, et notamment la léthargie,

---

(1) Observat. 85.e.
(2) Traité de la phlegbotomie, pag. 461.

le coma, le carus et l'apoplexie, ainsi que dans l'épilepsie. Quelquefois même dans l'histérie avec excès de sensibilité, en rompant le spasme de la partie la plus affectée.

Lorsque dans le traitement de la péripneumonie inflammatoire, la faiblesse du malade contre-indique la saignée, *Huxham* conseille les ventouses scarifiées entre les épaules et au dos. Cette pratique pourrait être avantageuse; mais il faut bien se rappeler de ce qu'ont dit les anciens, savoir que dans les maladies inflammatoires, il ne fallait appliquer les ventouses scarifiées qu'après avoir fait précéder les évacuans convenables, sans cela il serait à craindre que leur effet dérivatif trop prompt, ne fût pernicieux.

Les saignées locales, faites au moyen des scarifications, sont plus puissantes que celles qui se font avec les lancettes dans la phlegbotomie; ce qui peut provenir de ce que celles-ci, dans quelques cas, évacuent le sang trop brusquement, tandis que les scarifications en affaiblissent doucement et sympathiquement la sensibilité de l'organe malade, lorsque surtout le flux est parvenu à son terme, peut résoudre l'affection spasmodique qui l'assiége.

Les médecins de la secte méthodique en faisaient un grand usage : il y avait des cas où ils en couvraient le malade presque de la tête aux pieds.

Les méthodistes appliquaient souvent les sangsues, ainsi qu'on les applique aujourd'hui, à la différence qu'alors lorsqu'elles étaient pleines et qu'elles se détachaient, il leur faisait succéder les ventouses pour achever de tirer la *quantité de sang* qu'ils croyaient à propos d'évacuer. Je ne sais pourquoi cette sage pratique est tombée dans l'oubli, surtout envers les malades qui craignent la lancette et le scarificateur.

James (1) dit qu'il lui est arrivé de les appliquer avec succès aux pieds, aux gras des jambes,
au-dessus des genoux, dans les hémorragies abondantes du nez et dans les crachemens de sang;
mais il n'a pas le soin de prévenir, si ce sont
les ventouses scarifiées ou les sèches. Toutefois,
il est à présumer que c'est des scarifiées dont il
entend parler.

Baglivi a considéré les ventouses scarifiées
comme un grand remède, et il en a obtenu de
grands effets, spécialement dans des cas tres-graves
de petites-véroles, dans les fièvres pétéchiales;
dans la première surtout, lorsque l'éruption était
difficile, qu'il y avait beaucoup de mal de tête,
de chaleur, d'anxiété, de soubresauts des tendons, etc., ainsi que lorsque par sa rentrée la
petite-vérole avait porté ses effets sur le poumon.

Mercatus les avait recommandées au dos, dans
les fièvres malignes, pourprées, et à la nuque
lorsqu'il y avait délire.

Aretée conseille l'application des ventouses
scarifiées sur la partie douloureuse. C'est la considération de ce qu'il avait vu après la mort,
chez ceux qui ne les avaient pas appliquées.
Il avait observé que lorsque la douleur avait été
vive, la partie externe qui répondait à cette
douleur était livide et sphacélée.

Dans la petite-vérole, vers le quatrième jour,
lorsque les pustules commencent à paraître, si
la matière variolique se porte trop à la tête; s'il
y avait beaucoup de chaleur avec des inquiétudes,
ou avec des mouvemens convulsifs aux tendons,
Baglivi faisait appliquer des ventouses scarifiées
sur les épaules; le moment d'après, dit-il, la

---

(1) Grand, diction. de méd.

fougue du sang est réprimée par la révulsion, tous les symptômes que j'ai rapportés sont arrêtés dans leur principe et peu de temps après, l'éruption se fait heureusement.

Autre cas bien précisé. Dans la petite-vérole si vers le quatrième jour, lorsque les pustules ne commencent point à paraître, et surtout vers la tête qui est la première par où doit se faire l'éruption, il faut se hâter d'appliquer des rubéfians à la nuque, et faire frictionner le cou et même le visage.

Les scarifications ont beaucoup perdu de leur célébrité, malgré le grand usage qu'en font les Allemands.

Hérodicus qui vivait avant *Hippocrate*, atteste l'efficacité des ventouses scarifiées. Lorsque la matière médicale interne est devenue plus riche, on a abandonné par degrés les remèdes externes de toute espèce. On a cru gagner beaucoup au change, et l'on s'est souvent trompé.

Les ventouses et les scarifications ne doivent jamais marcher l'une sans l'autre, dans les maladies inflammatoires; mais dans les maladies froides, lentes et chroniques, comme dans les œdématies, les hydropisies, etc., il faut les séparer, et dans celles-ci n'employer que les ventouses sèches.

Une pratique généralement utile dans le rachitis, est celle de procurer des évacuations locales. *Glisson* dit que ceux qui de son temps étaient en possession de traiter cette maladie, faisaient constamment des scarifications derrière les oreilles, appliquaient un cautère entre la 1.re et la 2.e vertèbre du cou; *Glisson* suivait leur méthode.

On ne lira pas sans intérêt et profit, l'ouvrage de M. *Ménard*, sur les scarifications et sur les ventouses scarifiées. On y trouvera aussi une liste choisie des meilleurs auteurs qui ont écrit sur les avantages de ces sortes d'opérations.

Des Sangsues.

Les sangsues (versaquatiques), *sanguifuga sive hirudo*, sont des animaux aquatiques et amphibies au besoin, noirâtres, sans pieds, ayant la figure d'un gros ver, marquetées de points et de lignes, longues de trois à quatre pouces, lorsqu'elles sont étendues. On les appelle aussi sucesang ou sangsue, parce qu'elles en sont fort avides. *Morand (1)* a donné une description anatomique très-étendue de la sangsue.

Il ne paraît pas, dans l'histoire de la médecine, que les anciens médecins aient connu cette manière d'évacuer le sang à l'aide des sangsues. *Hippocrate* n'en fait aucune mention, et *Cœlius Aurélianus* n'en dit rien dans les extraits qu'il a fait des écrits de ceux qui ont pratiqué la médecine jusqu'à *Thémison*.

Il y a un petit traité intitulé *de cucurbitulis, de scarificatione, de sanguifuges ;* qu'on attribue non sans fondement, à *Galien*, quoique divers auteurs aient dit n'être pas de lui, parce qu'il n'était pas dans quelques éditions de ses œuvres, et que *Oribaze* qui a écrit sur les sangsues, livre sept, dit avoir tiré ce qu'il rapporte de d'*Antylle* et de *Menemaque*. *Sebizius*, dans un de ses ouvrages, *que j'ai dans ma bibliothèque*, fournit la preuve la plus complète que ce livre appartient à *Galien*. L'ouvrage de *Sebizius* est intitulé « *commentarius in libellos Galeni, de curandi ratione per sanguinis missionem, hirudinis;*

(1) Mémoires acad. roy. des scienc. ann. 1739 pag. 189. Bibliot. de méd. par *Planque*, continuée par *Goulin*, tom. XXIX. in-8.º pag. 1.

revulsione : *cucurbitula* : *scarificatione. Publice olim argentoratentium in universitate prælectus, et nunc in gratiam medicinæ tyronum divulgatus auctore Melchio Sebisio, doctore et professore,* etc. pag. 3o3 jusqu'à la pag. 3i3.

Themison passe donc pour être celui qui s'en est servi le premier, et qui les a préconisées, car on ne trouve rien d'écrit à ce sujet dans les auteurs anciens.

Pline (i), ce grand naturaliste, prétend que de son temps on s'en servait contre la goutte ; comme la goutte est de difficile curation, et que jusqu'à présent, on n'a pour la combattre que des remèdes empyriques, je ne crois pas déplacé de dire ici ce que raconte *Pline,* au sujet de *Sextus Pomponius,* qui, se sentant surpris de la goutte, comme il était assis devant ses greniers, pour voir éventer son bled, se laissa tomber par hasard, où il se jeta de colère, dans un tas de bled ; où il trouva, sans le savoir, le remède de son mal ; ce qui fut cause que dans la suite, quand il se sentait tourmenté de la goutte, il ne manquait pas de mettre promptement les jambes dans un tas de bled, ce qui le soulageait aussitôt.

C'est peut-être aussi ce qui engagea Paulmier (2) d'en faire une méthode de traitement pour combattre cette maladie et plus spécialement les rhumatismes goutteux. Le titre seul de son livre annonce le cas qu'il faisait des sangsues (3). Le moyen sûr et facile que *Paulmier* indique, c'est

_____

(1) *Hist. natur. lib. XXXIII, cap.* 10.
(2) Journ. de méd. de *Vandermonde, Roux,* etc., tom. XXXV, pag. 9, ann. 1770, mois de Février.
(3) Trait. méthod. et dogm. de la goutte, etc., principalement de la goutte inflammatoire qui est la plus cruelle, et qu'on en fait cesser les symptômes, par un moyen sûr et facile, etc.

l'application des sangsues sur les parties affectées par l'humeur goutteuse ou rhumatismale. Il invoque l'autorité de *Zacutus Lusitanus (1)* qui dit : « j'applique huit grandes sangsues sur la hanche » (dans la sciatique), par le moyen de ces petits » animaux; il s'en est ensuivi une si grande éva- » cuation, qu'après dix heures de temps, le » malade n'en ressentit plus de douleur. J'ai » souvent, dit-il, expérimenté ce secours pour » la goutte des pieds, des mains et des genoux, » avec un heureux succès, après les évacuations » nécessaires »; *Paulmier* joint à cette autorité, celle d'*Acenani*, cité par *Skenkius*, de *Mathieu* de *Gradi*, de *Savanacella*, de *Thomas Burnet*, de *Duret*, dans ses annotations sur *Houlier*, qui cependant restreint cette application aux cas que les veines paraissent distendues, tandis que *Paulmier* l'étend à toutes les gouttes, prétendant que dans l'attaque les vaisseaux de la partie malade, sont toujours distendus.

Arnaud de Villeneuve, Professeur de notre école, les ordonna pour la curation des blessures et des morsures faites par des animaux venimeux.

A cette époque *Avicenne* et *Rhases*, les avaient déjà prescrites contre les maladies de la peau. De tous les médecins Arabes, il n'est pas douteux que ce dernier n'ait mieux connu leur usage que tout autre médecin de sa nation.

Paré (2) les propose dans le traitement des ulcères, et contre la morsure des bêtes venimeuses. Il paraît qu'il en faisait un grand usage comme emménagogues, tant pour rétablir le cours des règles, que celui des lochies, dans les cas de leur suppression après l'accouchement.

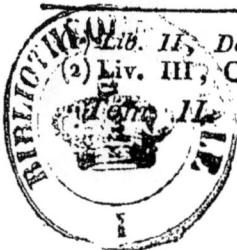

---

(1) Lib. II, De prax, medica mirand. obs. 162.
(2) Liv. III, Chap. 4.

BIBLIOTHÈQUE Tome 1L.

Zacutus Luzitanus, *Amatus Lasitanus* et *Mer-catus*, leur ont donné de grands éloges; surtout dans les maladies qui attaquent la tête. Ils les appliquaient au cou ou derrière les oreilles, à la suite d'une fluxion inflammatoire ou catarrhale, dans l'ophtalmie, l'angine, les panaris, la hernie étranglée, etc. *Arétée* voulait que dans l'angine, lorsque le malade était menacé de suffocation, ainsi que dans les douleurs de tête qui accompagnent les fièvres, on appliquât les sangsues.

Dans la pneumonie, les saignées locales doivent être utiles. *Schmucker*, premier chirurgien des armées du Roi de Prusse, assure, que dans la pleurésie, douze sangsues appliquées sur le côté affecté, sont plus efficaces qu'un vésicatoire. Il a souvent vu de bons effets des sangsues dans l'ophtalmie, lors même qu'on avait déjà employé la saignée inutilement. Dans une céphalalgie provenant de congestion sur la tête, dix ou douze sangsues appliquées aux tempes, procureront un soulagement bien considérable et subit (1). Il assure que quatre sangsues appliquées au bout du doigt, dans un panaris commençant, préviennent généralement ou arrêtent cette maladie.

On a vu vingt sangsues appliquées autour de la tumeur herniaire, dissiper brusquement l'inflammation et l'étranglement de l'intestin ou de l'épiploon, et faciliter la réduction des parties internes qui étaient étranglées dans la cavité du ventre.

Il y eut ensuite des praticiens, qui firent beaucoup de cas de l'application des sangsues, autour de l'anus dans toutes les maladies du bas-ventre, et particulièrement dans celles qui peuvent dépendre d'embarras et d'engorgement

_____

(1) Journ. de méd. anglais, 1780, 2.ᵉ part. pag. 1440.

de la veine-porte et de ses ramifications; dans les maladies des femmes, produites par les diminutions et les suppressions des menstrues. Comme aussi chez les hommes, pour la suppression du flux hémorroïdal; les tuméfactions extrèmement douloureuses des hémorroïdes, les maladies qui dans les deux sexes affectent les parties externes de la génération, etc. C'est surtout dans l'histéricie, dans les passions et accès hystériques, et dans les maladies hypocondriaques, qu'on les applique le plus souvent, afin d'opérer encore le dégorgement de la veine-porte, et le système viscéral, ainsi que pour détruire les stases sanguines qui se formaient dans les organes de tout l'intérieur du ventre, surtout chez le sexe, à la suite de la pléthore particulière de l'utérus qui s'établit périodiquement tous les mois pour fournir les menstrues.

L'application des sangsues finit donc par être adoptée par la majorité des praticiens, pour évacuer le sang des vaisseaux hémorroïdaux, dans les personnes d'un tempérament mélancolique et atrabilaire, dans les maladies où l'imagination et les autres sens internes sont dérangés; soit que ces personnes fussent hémorroïdaires, ou non; mais surtout dans la suppression des flux hémorroïdaux et menstruels, lorsque ces flux, précédemment bien établis, s'étaient déviés, et avaient pris d'autres routes, etc.

Maintenant les sangsues tiennent en France presque lieu de phlegbotomie. Elles ont été mises déterminément à la mode par les médecins de la Capitale, et leur vogue s'est étendue non-seulement sur tous les départemens de la France; mais encore dans tous les royaumes lymitrophes; de manière qu'aujourd'hui et au moment que j'écris, il ne reste que très-peu d'anciens mé-

decins et chirurgiens qui pratiquent la saignée
avec la lancette; presque tous les nouveaux maîtres
de l'art n'évacuent le sang qu'avec les sangsues.

M. *Ménard*, mon très-honoré confrère, dans
le livre déjà cité, indique les maladies dans lesquelles il convient de les appliquer, et désigne
les endroits où doivent se faire ces applications;
mais il me paraît qu'il compte un peu plus qu'il
ne devrait le faire, sur l'irritation produite par
la piqûre de cet insecte, pour appeler sur l'endroit piqué le principe morbifique.

J'ai vu les sangsues faire des merveilles, appliquées immédiatement dans les grandes contusions
sans solution de continuité apparente, surtout
après les saignées générales. Je ne crois pas qu'il
existe un résolutif plus puissant et plus énergique,
pour favoriser le repompement du sang extravasé.
Elles font le plus grand bien dans les entorses,
après les répercussifs et conjointement avec le
bandage de *Theden*, ou pour mieux dire, d'*Ambroise Paré* (1).

Présentement la phlegbotomie est réservée pour
les cas très-pressans et très-graves, dans lesquels
il faut provoquer une prompte et grande évacuation de sang; encore serait-ce un grand
bonheur si on se déterminait à la pratiquer dans
les grandes inflammations spéciales; mais j'ai la
douleur de voir tous les jours des malades attaqués
d'inflammations de poitrine, d'hépatitis, d'enté-
ritis, etc., mourir de la gangrène produite par
un excès d'inflammation et par un défaut de saignée.

Néanmoins, pour se décider à n'appliquer les
sangsues que d'une manière méthodique et ne

----

(1) OEuvres de *Paré*. Apologie et voyages. Voyage de
Heden, pag 793.

pas être esclave de la mode (et on ne doit jamais l'être sur rien en médecine); il faut consulter *Galien*, *Adrovande*, *Gesner*, *Botal*, *Magnus*, *Sebizius*, *Heurnius*, *Crausius*, *Schraderus*, *Stall*, et plusieurs autres.

Avant de se déterminer à l'application des sangsues, il est toujours utile de voir, si le malade a une tendance à la diathèse inflammatoire: s'il est jeune (1), vigoureux, sujet aux hémorragies nazales, aux hémoptysies; il faut prendre garde à la constitution régnante, et s'assurer si elle est froide et sèche; chaude et sèche, parce que ce sont là les constitutions qui nécessitent les évacuations sanguines, ou du moins celles dans lesquelles on peut les opérer avec moins de danger. Il en est de même si le malade habite un endroit élevé, montagneux. Il faut examiner s'il a le visage rouge, les yeux brillans, les conjonctives rouges, ou les vaisseaux sanguins injectés. Le questionner pour savoir s'il a la tête pesante, s'il éprouve des vertiges, s'il a une tendance à l'assoupissement, et s'il dort plus que de coutume; s'il a la langue sèche, la respiration gênée, fréquente, les urines abondantes, le pouls fort, plein, dur, égal; alors nul doute qu'il ne puisse y avoir un avantage de les appliquer, surtout s'il y a d'ailleurs une maladie qui, par sa nature, son siége et surtout sa cause, demande qu'on fasse des évacuations sanguines.

Ce que nous venons de dire, peut s'appliquer également à l'homme et à la femme. Celle-ci a en outre deux ou trois états particuliers, qui

(1) L'application des sangsues est surtout très-avantageuse chez les enfans sanguins et replets, dans l'acte difficile de la dentition, qui est souvent précédée d'une diminution sensible dans les excrétions.

sont la menstruation, la grossesse, l'accouchement, et ses suites, qui méritent d'être prises dans la plus grande considération.

Un état du malade, quel que soit son sexe, diamétralement opposé à celui que nous venons d'exposer, est ordinairement contraire aux saignées, de quelle manière qu'on tire le sang du corps ; voilà pourquoi il faut prendre la balance et peser l'indication et la contre-indication avant de les faire.

L'on n'ôterait pas de l'esprit de certains praticiens, qu'il n'y a rien de plus avantageux dans le rhumatisme, et surtout dans le goutteux, que d'appliquer beaucoup de sangsues sur les parties les plus affectées, surtout lorsque l'âcre rhumatismal est bien fixé sur un endroit ; lorsque la maladie est annoncée par une douleur forte, elles sont louables, *Baillou* et *Sydenham*, en ayant reconnu l'utilité. Si elles ont été en usage jusqu'à *Pringle*, qui les réduisit aux rhumatismes qui s'accompagnent de gonflement, ce n'est pas sans raison ; aussi sommes-nous d'avis de ne les employer que lorsque le rhumatisme est aigu ; le chronique pouvant devenir incurable par le seul effet des évacuations sanguines.

Rivière (1) rapporte l'observation d'un homme frappé d'apoplexie, et si chargé de graisse et dans un si grand état d'obésité, qu'il ne put être saigné avec la lancette ; et l'application d'une grande quantité de sangsues le sauva.

L'obésité dans les adultes et l'état peu apparent des veines chez les enfans (2), et surtout

---

(1) *Opera omnia*, lib. X, pag. 523, in-fol.
(2) *Russel* (*) parle de différens enfans attaqués de diverses

(*) Traité sur les maladies des glandes.

dans les jeunes personnes du sexe, forment deux
cas majeurs, dans lesquels ne pouvant employer
la saignée, il est convenable de recourir à l'application des sangsues.

Suivant *Lanzonus, Waleus* n'est pas porté
pour l'emploi des sangsues; attendu, dit-il, qu'il
peut résulter de leur application des ulcères
malins, surtout dans les grandes chaleurs de
l'été; prétendant qu'elles lèsent les veines et les
nerfs, et que par elles on n'obtient pas toujours
d'évacuations suffisantes. D'une part, la crainte
de leur application, comme causes des ulcères
malins, est mal fondée; et de l'autre, on extrait
assez de sang du corps par les sangsues, si l'on
fait graduer le nombre qu'il convient d'appliquer, relativement à la violence et à la grandeur
de la maladie.

D'après *Skenkius* et *Schulzius,* elles peuvent
déterminer la gangrène. Autre crainte qui me
paraît mal fondée, non qu'il ne puisse survenir
gangrène à l'endroit où l'on aura appliqué de
sangsues; mais, certes, si l'on fait des recherches
exactes, sur les causes d'une semblable gangrène,
on s'assurera que celles qui l'ont déterminée,
étaient de nature plus grave que la piqûre
des sangsues.

---

affections, et surtout de l'acte difficile de la dentition. Lorsque
les enfans sont replets et sanguins, les sangsues ont fait
des merveilles. C'est aussi surtout, lorsque la dentition est
précédée d'une diminution sensible dans les excrétions; et
que de plus, les enfans sont dans un état habituel de
pléthore, qui est utile pour fournir à l'accroissement que
leur corps doit prendre. cet état de pléthore détermine des
congestions locales, dans les parties qui sont sujettes à une
irritation vive et long-temps soutenue. Cette pléthore locale
établie dans la tête, dans l'acte de la dentition, rend alors
le cerveau d'une extrême sensibilité.

Il ne faut pas perdre de vue qu'il est arrivé des accidens causés par les sangsues. L'on sait qu'une sangsue avalée, ou restée dans le gosier est très-dangereuse et même mortelle, si l'on n'a pas le soin de la tuer. Un paysan travaillant à une haie dans un marais à pieds nuds, une centaine de sangsues s'attachèrent à ses pieds et en sucèrent dans un instant tant de sang, qu'il expira de faiblesse, act. haff. vol. 2 (1).

« *Villius* (2) dit, qu'une abondance de sang
» par les sangsues peut faire mourir. Une fille
» avait une grande quantité de sangsues aux
» jambes que l'on ne pouvait lui détacher. *Villius*
» fit verser sur chacune d'elles deux gouttes
» d'esprit de corne de cerf et les sangsues lâchè-
» rent prise. Il fit bassiner les jambes avec une
» décoction de bardane, d'absinthe et de trèfle
» d'eau, dans l'eau de mer, et les morsures des
» jambes se cicatrisèrent.

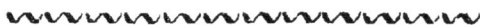

~~~~~~~~~~~~~~~~~~~~~

DES ÉVACUANS DES LARMES.

L'on avait cru d'abord, que les caroncules lacrymales, situées aux angles externes des yeux, étaient la source principale des larmes; mais, un examen anatomique plus réfléchi, fit voir

---

(1) Vol. 2, obs. 126, pag. 319.

On ne lira pas sans intérêt le mot sangsue et spécialement les observations sur les hémorragies, occasionnées par les sangsues avalées par des malades, par *Passerat de la Chapelle*, médecin du Roi, à Mahon (*)

(2) Collect. acad. part. étrang. tom. 7, pag. 277, obs. 73.

(*) Bibliot. de méd., par *Planque* : tom. 29.

par la suite, qu'une glande, située dans un
enfoncement de l'os coronal, à la partie supérieure de chaque fosse orbitaire, était ce qui
en fournissait le plus abondamment.

C'est au moyen de douze conduits excréteurs,
appelés hygrophtalmiques, qui partant de cette
glande, et perçant la conjonctive au dessus du
globe de l'œil, viennent répandre sur ce globe
(de l'œil), les larmes que cette glande est destinée à filtrer.

La sécrétion des larmes est absolument nécessaire pour arroser l'œil et l'intérieur des
paupières, pour conserver la netteté et la pellu-
cidité de la cornée, pour modérer l'action que
l'air atmosphérique peut exercer sur les yeux.

Ce n'est que depuis très-peu de temps, que
l'on a observé, que l'humeur aqueuse contenue
dans les deux chambres de l'œil, transudant
continuellement par les pores de la cornée trans-
parente, venait accroître la masse des larmes,
qui lubrifient l'œil dans l'état de santé; on découvrit aussi que c'était cette humeur aqueuse,
qui formait cette espèce de toile que l'on trouve
sur la surface externe de la cornée, aux yeux
des agonisans. Jusques-là, on avait cru que cette
humeur aqueuse était stagnante toute la vie dans
les chambres des yeux, comme le sont l'humeur
vitrée, le cristalin et l'humeur de *Morgagni*.

On observa encore, qu'après que les yeux
avaient été bien arrosés par ces humeurs, le
superflu ou les larmes étant pompées par des
conduits absorbans, étaient transmises dans le
sac lacrymal, de là dans le conduit nazal, qui
les déposait dans le nez. L'on partit de là pour
diviser les parties anatomiques destinées à sécréter et à excréter les larmes en voies productrices, et en voies absorbantes.

Si les yeux, ainsi que l'intérieur des paupières, sont irrités par quelques corps étrangers qui y seront entrés, comme de la poussière, de la moutarde, du tabac, du poivre, la vapeur des oignons, la fumée de tabac, ou quelque autre fluide âcre; alors les organes sécrétoires des larmes, en verseront une plus grande quantité que les points lacrymaux n'en pourront absorber. Une bonne partie à la vérité y passera; mais le reste s'échappera par dessus la paupière inférieure, et coulera en gouttes sur les joues, comme si l'on pleurait.

Une grande abondance de larmes, peut faire soupçonner l'obstruction des conduits lacrymaux, tandis que toutes les voies absorbantes des larmes peuvent être dans une parfaite intégrité.

Si dans ce cas, les points et les conduits lacrymaux n'absorbent pas l'excédent des larmes, c'est que les proportions ne sont pas relatives, y ayant plus de sécrétion lacrymale qu'il n'en peut être pompé et absorbé. C'est ce qui a surtout lieu lorsque nous pleurons.

Lorsque les points lacrymaux perdent leur énergie absorbante, qu'ils tombent dans un état d'atonie ou de relâchement, reconnaissable à l'augmentation de leur diamètre, un larmoyement est la suite de cet état, et constitue un vice purement local.

Les enfans, les vieillards, les femmes, pleurent plus facilement que les hommes d'un âge viril; parce qu'ils résistent moins que ceux-ci aux passions; et que le tempérament humide des premiers, rend la source des larmes plus abondante. La molesse de leurs nerfs les rend aussi extraordinairement *impressionables,* sensibles et faciles à recevoir toute sorte d'impressions.

Néanmoins, il y a des personnes de tous les âges et de tous les sexes qui pleurent beaucoup; comme aussi, il en est qui ne pleurent jamais et qui n'ont jamais versé des larmes.

Si les pleurs sont nécessaires à un malade, comment les faire naître? S'ils sont nuisibles, comment les calmer? Ici, jusqu'à présent, la médecine est en défaut.

Toute l'attention et toute la sagatité des médecins, n'a pu déterminer la variété des pensées de l'homme et les divers mouvemens, dont son esprit et son cœur, sont sans cesse agités. Tantôt l'homme est triste et tantôt il est joyeux; quelquefois en colère et souvent doux et tranquile; il aime, il hait, il craint, il espère : il désire ce qu'il a méprisé et il méprise après ce qu'il avait cherché avec le plus d'empressement.

Comment d'après cela, le médecin pourra-t-il attaquer son imagination? sa mémoire? ses passions? Comment s'assurera-t-il si l'état dans lequel son moral se trouve actuellement, est la suite naturelle de la disposition des organes de son corps, ou si cela dépend des passions de son âme?

Il est rare que les larmes pèchent par abondance; à moins qu'il y ait irritation ou inflammation aux yeux; ou bien que les personnes soient attaquées de l'épiphora.

La faiblesse de la glande lacrymale, survenue par l'effet d'un coup sur le bord de l'os coronal, dans l'endroit où cette glande se trouve logée, ou à la suite d'une maladie, procure un écoulement considérable de larmes. Dans le premier cas, on réprime cette abondance de larmes par les astringens et les topiques fortifians, sur le coronal et la paupière supérieure; et dans l'autre, on recherche scrupuleusement la cause qui le détermine, afin de l'attaquer et de la détruire.

L'atonie des conduits excréteurs de la cornée, se guérit par les spiritueux et surtout par les lotions et les instilatiōns dans l'œil faites avec du vin blanc camphré.

L'on n'a pas encore assez bien observé les causes des maladies de la tête, qui par suite ont donné lieu à une grande sécrétion des larmes; ni celles dans lesquelles, les larmes manquant, ou étant rares, une plus grande sécrétion pourrait être avantageuse !

Je ne pense pas que ce soit faute de moyens propres à favoriser une plus grande sécrétion de larmes, que la médecine soit en défaut, puisqu'il suffit du plus petit corps étranger, du plus leger irritant portés sur les conjonctives, pour favoriser cette excrétion ; mais c'est que l'on ignore le *quid bono !* le *quomodo !* le *quando !*

Tout ce que je puis avancer avec quelque certitude, d'après les effets que j'ai vu produire à une sécrétion abondante de larmes, chez ceux qui avaient beaucoup pleuré, c'est que d'abord presque tous ont eu la vue meilleure ; c'est que tous ceux qui ont beaucoup versé de pleurs à la suite de grands chagrins en ont été singulièrement soulagés ; tandis que ceux qui n'en ont point versé ont eu leur état maladif aggravé.

J'ai eu aussi occasion de voir plusieurs malades qui ont été soulagés, des céphalalgies, des migraines, des vertiges, d'obscurcissement de la vue, des attaques d'hytéricée et d'hypocondrie, pour avoir beaucoup pleuré.

On trouve même divers auteurs, qui ont prétendu qu'une abondance de larmes, avait dissipé, ou notablement affaibli les gouttes sereines, les cataractes naissantes. Il y en a qui, sans provoquer les pleurs, en irritant plusieurs fois par jour les conjonctives avec une injection ou avec un stylet, avaient obtenu les mêmes résultats.

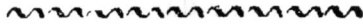

~~~~~~~~~~~~~~~~

DES ÉVACUANS DU NEZ.

Errhins, ptarmiques ou sternutatoires.

Les errhins, ou évacuans du nez, sont des médicamens qui portent leur action irritante sur la membrane muqueuse du nez et de toutes les fosses nasales, si bien décrite par *Schneider*, et occasionnent une plus grande sécrétion de morve.

Ce fluide muqueux qui coule alors du nez, est quelquefois produit sans éternûment, et en est fréquemment accompagné : ce qui paraît dépendre de plus ou moins de force, du stimulus que l'on emploie.

Cette évacuation, Selon *Schneider*, non-seulement vuide les follicules muqueux de la membrane décrite par lui, mais même, elle en sollicite une excrétion plus considérable par son irritation propre.

L'on a observé que cette évacuation modère souvent les congestions rhumatisantes, et particulièrement celles qui procurent le mal des dents.

L'on a vu des maux de tête, des douleurs d'oreille et des ophtalmies, modérées et même guéries par l'usage des sternutatoires. Il est même probable que dans beaucoup de cas, ils pourraient prévenir les affections comateuses, lorsque divers prodromes feraient soupçonner qu'elles pourraient avoir lieu, en évacuant fortement ce mucus. Lorsque la morve est arrêtée dans les fosses nasales, ou dans les sinus fron-

taux et maxillaires, on conseille les sternutatoires. Lorsqu'il faut provoquer l'ouverture d'un
abcès au gosier, aux glandes amygdales suppurées
ou faire expulser un corps étranger, arrêté dans
l'œsophage ou dans la trachée-artère, on conseille les sternutatoires.

L'éternûment produit par l'action des errhins,
agit efficacement sur la membrane soumise à
son action immédiate ; et quelquefois même sur
l'intérieur du crâne et sur la poitrine, qui, par
là, sont débarrassés des humeurs lentes qui y
séjournent. Ils agissent de même sur les voies
lacrymales productrices, sur les yeux, sur les
oreilles, sur les fosses nasales, en faisant couler
plus abondamment qu'à l'ordinaire l'humeur
visqueuse qui arrose l'intérieur du nez.

La nature, lorsque la tête ou la poitrine sont
affectés d'un catarrhe, excite souvent le mouvement convulsif du diaphragme, ou l'éternûment.
Par les sternutatoires on imite la nature, ou l'on
vient à son secours, et l'on excite des secousses
à la membrane pituitaire, qui provoquent à leur
tour le dégorgement de cette membrane et opèrent une détersion ou une révulsion avantageuses.

On conseille les sternutatoires dans les affections comateuses, et spécialement dans les apoplexies, dans la goutte sereine, dans la paralysie
des parties supérieures du corps, et même dans
l'hémiplégie.

Boerhaave les ordonnait dans la phthisie pulmonaire commençante; celle surtout qui dépendait
d'un *infarctus* d'humeurs séroso-lymphatiques
du *poumon*, au moyen des communications di-
rectes et indirectes qui existent entre ce viscère
et la membrane pituitaire. Il est d'autant plus
avantageux de les prescrire à ceux qui sont dans
ce cas, que les sternutatoires sont des remèdes

oux, agréables, qui peuvent faire du bien sans exposer les malades à de grands dangers.

On emploie les ptarmiques dans les accès d'hystéricie, d'hypocondrie et autres affections nerveuses et spasmodiques, dans la vue de rompre le spasme, lorsqu'il porte ses effets morbifiques sur la tête, les yeux, le nez, ou la gorge. Ils agissent même quelquefois avec grand succès, quoique en quelque sorte mécaniquement, pour faire percer des abcès de la tête, de la gorge et de la poitrine.

Les sternutatoires les plus doux, sont la poudre d'*arum*, de *marjolaine*, de *sauge*, du *marum vrai*, de *nielle barbue*, de *pyrètre sauvage*, de fleurs d'*arnica*, de *lavande*, de *muguet*.

Beaucoup de substances âcres, choisies dans les trois règnes de la nature, possèdent la vertu ptarmique ou sternutatoire ; mais la majeure partie des auteurs ont recommandé de préférence le tabac.

Cette plante est un véritable sternutatoire pour ceux qui n'en font pas habituellement usage. J'ai connu des personnes qui prenaient deux ou trois onces de feuilles de tabac en poudre par les narines par jour, sans éprouver la moindre irritation dans le nez, et sans rendre plus de morve ou de sérosités que ceux qui n'en faisaient aucun usage, tant il est vrai qu'on s'habitue à tout.

Outre le *tabac* et les plantes que j'ai déjà dénommées, on compte encore la *bétoine*, le *cabaret*, il forme la base de la poudre sternutatoire des collèges de Londres et d'Édimbourg ; l'*iris nostras*, suivant *Cullen*, les Écossais font un grand usage de cet sternutatoire, et ce grand homme lui a souvent vu produire des effets très-violens ; la *sabine*, les semences de *moutarde*, la racine d'*ellébore*, l'*euphorbe*, à quoi on peut ajouter la plus grande partie des plantes odoriférantes.

Suivant certains médecins, l'euphorbe doit tenir le premier rang parmi les sternutatoires les plus âcres; il est de même nature que les autres errhins végétaux, et très-capable d'irriter la membrane muqueuse du nez; continuée long-temps, il peut même parvenir à corroder les tuniques des vaisseaux sanguins et à produire des hémorragies nasales.

Comme en effet, l'euphorbe produit des éter-nûmens très-violens, il ne doit être préféré à tous les autres que dans les affections coma-teuses, dans les apoplexies séreuses, dans les hémiplégies, etc.

Cullen signale aussi le *cabaret*, comme un des remèdes les plus utiles de cette classe. Donné à grandes doses réitérées, il est très-puissant et agit quelquefois avec trop de violence; mais donné simplement à la dose de quelques grains, il provoque un écoulement assez considérable de sérosités par le nez, et peut, par là, devenir très-utile dans les maux de dents, ainsi que dans les maux d'yeux, surtout dans les ophtalmies séreuses et chroniques. Le cabaret forme, comme je l'ai dit, la base de cette poudre sternutatoire du collége de Londres et d'Edimbourg.

Tous les errhins ou plarmiques, peuvent être employés en poudre, comme l'ellébore, le tabac, etc.; on les reniâe sous forme fluide (en infu-sion, ou en décoction). On les emploie encore sous la forme de fumée de vapeur, ou de simple gaz : du reste il s'agit de les diriger dans l'inté-rieur du nez.

Un sternutatoire qui a joui et qui jouit encore d'une grande vogue, est *la poudre capitale de St-Ange*, On l'a singulièrement pronée dans les fluxions de la tête, dans les migraines, les vertiges, les enchifrenemens, les étourdissemens,

et l'on peut ajouter dans presque tous les cas
où la tête, la gorge, ou la poitrine sont embarrassées. On en fait usage comme du tabac, à
prises égales, et alors qu'on croit en avoir besoin,
on se contente d'en prendre cinq à six prises
par jour.

Ce qu'il y a de certain, c'est que la *poudre capitale*
fait éternuer, qu'elle imprime des secousses qui
produisent un ébranlement dans la tête. Il lui
arrive fort souvent de faire évacuer à la fois par
le nez, les yeux et la bouche.

Ce qu'il y a d'agréable dans l'usage de ce remède, c'est qu'au plus fort de son effet, si l'on
veut le faire cesser, on le peut à commandement;
il *suffit de se moucher*, alors il ne reste plus dans
le nez aucune impression de cette poudre.

Recette de la poudre capitale de S.ᵗ-Ange.

Prenez feuilles d'ajarum, une once; d'ellébore
blanc, un gros; réduisez le tout en poudre impalpable et mêlez.

~~~~~~~~~~~~~~~~~~~~~~~~~~~~

DES ÉVACUANS DE LA BOUCHE.

Salivans ou Sialagogues, Masticatoires, Apo-
phlegmatisans.

Tous ces termes de médecine n'expriment
point la même chose, comme quelques médecins l'ont cru. Les premiers (*salivans ou sialago-*
gues), sont les termes génériques et les épithètes

qu'on donne aux remèdes qui provoquent l'évacuation de la salive (1).

Les *masticatoires* sont ceux qui étant mâchés
et agités dans la bouche, font que la machoire
inférieure, la langue et les muscles buccinateurs
pressent continuellement les glandes et les conduits salivaires, et les obligent de verser la
salive en abondance. Telles sont les substances
qu'on met dans la bouche pour mâcher.

Les *apophlegmatisans* sont ces remèdes qui
par leur acrimonie, irritent les fibres de la gorge,
de la langue, du palais et en un mot, de toute
la bouche, et font exprimer beaucoup de salive
des glandes titillées par ces irritations ; l'on a
fait une objection sérieuse contre ceux qui
n'avaient admis parmi les *apophlegmatisans* que
des substances âcres et irritantes, en établissant
qu'il y a des salivans, qui n'ont aucune âcreté,
tels que la cire blanche, le mastic, etc., l'appétit, la vue de certains alimens en agissant sympathiquement sur les glandes de la bouche et
sur leurs conduits excréteurs, donnent lieu aussi
à un flux de salive, sans qu'on puisse assigner
en eux rien d'irritant ni d'âcre.

On peut ajouter à cela, qu'il y a des remèdes
qui fondent le sang et la lymphe, dilatent les
conduits excréteurs salivaires et produisent la
salivation ; tel est, par exemple, le mercure, qui
administré à l'intérieur ou simplement appliqué
sur la peau, produit tous ces effets et devient
apophlegmatisant, parce qu'il évacue le phlegme.

On a divisé les *sialagogues* en externes et

---

(1) Les sialagogues agissent d'une manière analogue à
celle des sternutatoires; en vuidant les glandes salivaires
et les follicules muqueux, et y déterminant les fluides des
parties voisines.

en internes. Les externes sont ceux qui agissent
sans les introduire dans la bouche : comme, les
frictions mercurielles, les fumigations de cina-
bre.. Néanmoins, il paraît que tous ces remèdes
n'agissent qu'en irritant et en mettant dans un
état d'orgasme et même de tuméfaction les
glandes salivaires.

Ces glandes ne sont pourtant point les seules
parties qui peuvent fournir des humeurs dans
la bouche, puisque les yeux, les paupières, les
fosses nazales, la trompe d'*Eustache*, le voile
du palais, les amygdales, le pharinx ; le larinx,
les glandes du palais et de la bouche, sont
excitées par les *apophlegmatisans*, et procurent
une sécrétion de fluides qui s'unissent et s'assi-
milent avec la salive.

La distinction que l'on a faite des *sialagogues*
et des *apophlegmatisans* est donc juste ; en ce
que les premiers agissent seulement sur les glandes salivaires proprement dites ; que dans le
même temps, les autres parties dont nous venons
de parler, ne sont point agacées et ne concourent point à la formation des flux abondans
qui arrivent dans la bouche ; tandis que les *apophlegmatisans* agissant, portent leurs effets médicamenteux sur toute la membrane de *Schneider*
et sur les glandes et conduits qui entrent dans
toute sa contexture et autant que règne son
étendue.

Il y a des substances médicamenteuses qui
provoquent plus spécialement la sortie de la
salive, en les mâchant. Les racines de pyrètre,
de pimprenelle, *d'acorus virus*, de gingembre,
les feuilles de tabac, le poivre à cuve ou cubèbe,
le poivre ordinaire, le sel marin, le sel ammoniac, la menthe poivrée, etc. etc.

L'angelique et l'impératoire sont encore des

plantes douces et agréables ; l'angelique est le masticatoire le plus doux et le plus savoureux parmi les sialagogues externes. *Cullen* n'avait pas trouvé de meilleur sialalogue, qu'un morceau de racine de raifort sauvage.

Le *sialagogue* par excellence, celui sur l'efficacité duquel on peut le plus compter, est le mercure : sous quelle forme qu'on l'administre, il fait saliver. Néanmoins, on est plus assuré de provoquer promptement la salivation, en l'employant en friction sur la surface du corps et le plus près possible du système salivaire. Tel est le calomélas dont on frotte le dessous de la langue, et qui, en agissant localement, porte plus promptement son effet spécial sur la langue, les conduits de *stenon*, etc. et provoque la sécrétion de la salive. *Cullen* est persuadé que le mercure natif ou mercure coulant, est une substance absolument sans action à l'égard du corps humain.

L'on a supposé que la gravité spécifique des particules du mercure, pouvait lui donner plus de force que de coutume, pour diviser les portions cohérentes de nos fluides ; mais il faut faire attention que les particules d'un corps, quand elles sont divisées, s'élargissent tellement en proportion de la quantité de matière qu'elles contiennent, que la difficulté qu'elles éprouvent à passer à travers les autres fluides, en est extrêmement augmentée et que les corps les plus lourds, tels que l'or, peuvent être même divisés, au point de rester suspendus dans l'eau, et que quoiqu'on ne puisse pas précisément déterminer combien les particules de mercure peuvent être divisées dans ses différentes préparations, il y a tout lieu de présumer qu'elles le sont toujours tellement, que l'effet de leur gra-

vité spécifique, en est absolument détruit; l'or
est dans le même cas.

Le mercure, sous quelque forme qu'on l'administre, donné trop brusquement, ou à trop
haute dose, peut produire une salivation d'autant plus funeste qu'excessive; au point de n'être
point à même de la maîtriser. Outre la salivation,
elle peut produire la tuméfaction de la langue
et de tout l'intérieur de la bouche, des inflammations, des suppurations, des escarres gangre-
neuses, des ulcérations même très-profondes,
au point de corroder les tuniques des artères
et donner lieu à des hémorragies d'autant plus
dangereuses, qu'il est très-difficile de les arrêter.
Goulard (1) en donne des exemples, qu'un vrai
praticien ne doit jamais perdre de vue lorsqu'il
administre le mercure. Voici celui cité par
Goulard, « M. *Baranci* traitait chez lui avec MM.
» *Chirac* et *Barbeyrac*, un homme de condition,
» de la vérole. Comme on était dans l'usage
» alors (c'était vers la fin du dernier siècle
» 1817), de rapprocher beaucoup les frictions
» dans la vue d'exciter la salivation qu'on croyait
» nécessaire à la guérison des maladies véné-
» riennes, suivant le préjugé du temps, le ma-
» lade eut bientôt sa bouche dans un très-mauvais
» état; mais ce qu'il y eut de pire, ce fut une
» *hémorragie*, qu'il ne fut point possible d'ar-
» rêter par tous les gargarismes dont on pût
» s'aviser, et qui mit en peu de temps la vie
» du malade dans un si grand danger, que MM.
» les médecins qui le croyaient sans ressource,
» le livrèrent à M. *Baranci* et ne retournèrent
» plus chez lui. M. *Baranci* lui ayant alors

(1) Remarques sur les malad. vénér., tom. 2, pag. 44
§. XXXIII, Sixième obs.

» représenté le danger de sa situation, lui dit
» enfin, qu'il ne voyait qu'un moyen de le sauver,
» qui était de porter un bouton de feu sur
» l'embouchure du vaisseau ouvert, à la faveur
» du *speculum oris*, à quoi le malade consentit.
» Le cautère arrêta tout de suite l'hémorragie
» qui venait du fond de la bouche, près de la
» dernière dent molaire, et ce malade fut re-
» devable de la vie à l'heureuse hardiesse de
» son chirurgien. MM. les médecins avertis de
» cet événement, donnèrent à M. *Baranci* les
» éloges qu'il méritait et se rejoignirent à lui
» pour achever la cure (1) ».

La salive sécrétée d'une manière extraordinairement abondante par l'action du mercure,
exhale une odeur fétide spécifique. L'on a vu des
malades traités de la syphilis, par la méthode de
la salivation, suffoqués par l'abondance excessive de la salive. Cette méthode de guérir la
vérole, était suivant les médecins du 16.ᵉ siècle
et jusqu'au milieu du 17.ᵉ, la seule qui devait
opérer une cure radicale. Les meilleurs praticiens d'alors, surtout ceux de Paris, s'étaient
imaginés, qu'on ne pouvait guérir la vérole
qu'après que l'on aurait compté tant de livres
de salive excrétées par l'effet du mercure.

L'on doit aux Professeurs de l'école de Montpellier, *Chirac*, *Haguenot* et *Goulard*, d'avoir
établi par des observations, suites d'une longue expérience, que les vérolés étaient mieux
guéries en ne salivant pas du tout, qu'en salivant excessivement.

Par la non-salivation (méthode d'extinsion),
on guérit son orage et sans retour. Par celle

___

(1) M. *Astruc*. trait. des mal. vénér. liv. **IV**, ch. **VIII**
rapporte une observation à peu près semblable.

de la salivation, les accidens sont graves et la
cure n'est pas toujours radicale. Pour achever
de tenir en garde les jeunes praticiens contre
la méthode de la salivation, je ne me bornerai
pas à leur parler des accidens locaux dont j'ai
déjà parlé, je dois ajouter, que par l'action trop
fougueuse du mercure, on ébranle les dents et
on les fait tomber; les membranes de la bouche
s'excorient et se rongent; les os du palais se
carient, il survient des fièvres erratiques, des
accès épileptiques, des convulsions, le marasme.
D'autres malades passent par degrés à des affections comateuses et terminent leur vie par
l'apoplexie.

Ce n'est pas seulement dans la syphilis que
le mercure forme un grand remède; il l'est
dans toutes les maladies dues à l'épaississement
de la lymphe, dans les obstructions des glandes,
tant conglobées que conglomérées. Il l'est encore
dans la cure de la rage. Notre grand *Sauvage*,
dans un excellent mémoire (1), prouva par des
observations conséquentes, que le mercure détruit
le virus rabique, pourvu qu'on l'administre
brusquement et à haute dose, immédiatement
après la morsure et avant l'arrivée des symptômes hydrophobiques.

Ce que je dis cependant de l'efficacité du
mercure jusqu'à grande salivation pour la cure
de la rage, ne m'empêche pas de recommander
la prompte cautérisation de la partie mordue,
soit avec le cautère actuel, soit avec le potentiel; après quoi, de faire suppurer long-temps
les plaies, en les pansant avec l'onguent mercuriel.

Le mercure agissant donc plus puissamment

---

(1) OEuvres diverses, tom. 2, pag. 1 jusqu'à 136. Dissert.
sur la rage.

sur le système salivaire qu'aucun autre remède, il n'est pas extraordinaire qu'il agisse aussi sur le *pancreas* qui sécrète une humeur analogue à la salive. Aussi, doit-on observer si ceux à qui on l'administre, étant exempts de la salivation, ne sont pas atteints de la diarrhée.

Les bons effets de la salivation dans quelques circonstances, en a fait étendre l'emploi dans les maladies de la dentition qu'éprouvent les enfans, parce que c'est le seul remède que l'on connaisse, qui, pris intérieurement, excite la salivation.

L'herbe à éternuer, la camomille, la pyrètre, les feuilles de tabac, la moutarde, le cocléaria, les graines de staphisaigre, la menthe poivrée, etc., ne produisent point la salivation étant prises intérieurement. Pour agir localement, il suffit de les mâcher, ou quelquefois même de les retenir simplement dans la bouche.

La nécessité de la salive pour la dissolution et la décomposition des alimens, exige qu'on fasse un sage emploi des agens capables de reveiller la force contractive des fibres, des membranes et du tissu des glandes salivaires.

Les apophlegmatisans, ou masticatoires, sont tous fort piquans; aussi, excitent-ils dans la bouche, une chaleur, ou augmentent celle qui y était déjà.

On emploie les masticatoires pour calmer les maux de dents qui dépendent du séjour de la lymphe ou de la salive sur les gencives; pour nettoyer la bouche puante des scorbutiques et des vénériens, pour raffermir les gencives relâchées, gonflées et abreuvées. On les emploie dans les paralysies de la langue, dans l'aphonie, etc.

Par le bon usage des masticatoires on dégage les yeux, les oreilles, la bouche, le cerveau;

ou diminue les douleurs du tic ; on aide à dissoudre la matière gypseuse, crètacée ou pierreuse qui forment la grenouillette.

Néanmoins, les apophlegmatisans trop actifs, ou trop long-temps administrés, peuvent, en faisant trop sécréter la salive, épuiser les malades, donner lieu à des excoriations et à des aphtes dans la bouche. Ils sont nuisibles généralement aux personnes trop faibles, ainsi qu'à celles qui digèrent trop vite et trop bien.

L'usage des masticatoires est malheureusement trop négligé ; c'est néanmoins avec beaucoup de succès qu'ils ont été employés par les plus grands médecins, dans les maladies catarrhales de la tête, dans les fluxions sur les yeux, sur les dents, sur les gencives ; dans les maladies des oreilles, dans la surdité récente, dans le teinsoin; dans les engorgemens séreux des amygdales, des glandes maxillaires et parotides ; dans les affections soporeuses ; dans la paralysie de la langue et dans la cure de la tumeur qui se forme sous cette partie et qu'on connait sous le nom de grenouillette.

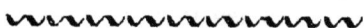

DES ÉVACUANS DU LAIT.

Galactopées, ou galactophores.

Les *galactopées*, ont, dit-on, la vertu d'augmenter le lait et de le faire couler des mamelles. Il paraît d'après les règles connues de la physiologie, qu'il n'existe pas plus de *galactopées* pour fournir et fabriquer du lait, qu'il y a des *aphrodisiaques,* ou des spermatopées pour fournir et sécréter la semence. L'une et l'autre de ces

humeurs. ne peuvent prévenir, que des viandes
nourrissantes, succulentes, extraites des jeunes
animaux à chair blanche, des laitages, des œufs,
des plantes légumineuses, des bons farineux et
généralement de tous les incrassans; d'un exercice
modéré de corps et d'esprit, lorsque d'ailleurs on
n'éprouve point de pertes extraordinaires par
les voies naturelles, ou par des ouvertures artificielles du corps.

Le lait est l'évacuation d'une humeúr soumise
aux mêmes lois et aux mêmes règles, que les
autres humeurs excrétoires de l'économie animale,
et qui font que lorsqu'une humeur se trouve
notablement augmentée, une ou plusieurs autres
se trouvent diminuées; c'est pourquoi les vuidanges trop abondantes, les pertes utérines
rouges ou blanches, les hémoptysies, les sueurs,
les diarrhées, etc., épuisent les sucs nutritifs,
lymphatiques et chyleux qui doivent former le
lait.

Ces observations doivent être faites soigneusement, lorsque le lait manque, afin de travailler
à diminuer toutes les sécrétions, si elles sont trop
abondantes, pour augmenter celles du lait.

Comme ce n'est pas autant ce que la nourrice
mange qui fait le lait, que ce qu'elle digère; il
faut examiner l'état de ses organes digestifs; la
quantité d'alimens et de boissons qu'elle prend,
ainsi que celles des matières excrémentitielles
qu'elle rend, afin de voir si un émétique, un
purgatif, ou des stomachiques placés à propos,
en perfectionnant les digestions, ne produiraient
pas une plus grande sécrétion de lait.

Les remèdes qui paraissent agir spécifiquement
sur les mamelles, sont les feuilles de menthe,
d'aunée, de cerfeuil, le persil, la succion des
mamelles et la pompe pour les seins.

Il y a trois cas principaux où l'on doit provoquer une plus grande sécrétion de lait. Le premier est lorsqu'il ne se porte pas assez aux mamelles. Le second, c'est lorsque, si étant porté, il s'y est épaissi, et a obstrué les conduits lactifères destinés à l'évacuer hors du sein; et le troisième, c'est lorsque le lait se devie et va se porter sur quelques parties internes.

Le meilleur *galactopée* est sans contredit la succion réitérée et soutenue des mamelles. Ce moyen détermine plus qu'aucun autre les humeurs qui ont servi pendant la grossesse, à nourrir et à faire grossir l'enfant dans l'utérus, à faire leur ascension vers les mamelles, et à y attirer le lait en abondance.

L'on a vu des femmes, et même des filles, qui, sans avoir conçu, et étant bien réglées, ont attiré beaucoup du lait au sein, à l'aide de la succion, et même de la simple titilation. On a vu même des hommes provoquer la sécrétion du lait de leurs mamelles, par la succion.

Ceux qui connaissent bien la grande sympathie qui existe entre les seins et l'utérus, ne seront pas surpris de ce que j'avance ici, que la succion est un des meilleurs galactophores.

On trouve (1) une lettre de Besançon du 1.er Juillet, portant : « Il y a quelques années qu'une » femme veuve, d'un bourg éloigné de cette ville » de 4 lieues, âgée pour lors d'environ soixante » ans, ayant eu la charité de retirer dans sa » maison un enfant trouvé, dans le dessein de » l'élever, pour appaiser ses cris, lui présenta ses » mamelles, quoique flétries et desséchées; et » lui ayant mis dans la bouche le mamelon,

---

(1) Ephém. des cur. de la nat. ann. 1672, obs. 10.

» l'enfant à force de sucer, y fit venir du lait en
» assez grande quantité, pour qu'il en fût nourri
» pendant six semaines; et je suis persuadé que
» cette vieille femme l'aurait même ainsi nourri
» pendant plusieurs mois, si un accident tout à
» fait indépendant de sa manière de vivre, ne
» l'eût fait périr ».   BOUCHARD.

On a vu la succion d'une femme, ou de chiens
nouveaux nés de grosse espèce, continuée quelque
temps à une personne âgée, faire sortir non-
seulement le lait des mamelles, mais encore le
sang.

Après la succion, l'on doit placer l'application
très-fréquente des ventouses sèches sur les mamelles, dans lesquelles on a le soin, à chaque
application, d'introduire exactement le mamelon
dans la ventouse.

Le troisième, est l'application fréquente et
réitérée de la pompe à lait, instrument de nouvelle invention, mais qui n'a jamais bien réussi
lorsqu'on l'a mis en pratique sous mes yeux, ce qui
m'oblige à conseiller de préférence la succion.

Dans le cas, au contraire, où une femme
éprouverait une surabondance ou une surcharge
de lait, au point de la maigrir et de la conduire
à la consomption, il faudrait travailler à en
diminuer l'excrétion. Comme aussi, si une excellente nourrice était obligée de le faire disparaître,
il faudrait, 1.º diminuer la quantité d'alimens;
2.º en donner de moins succulens et moins nutritifs. 3.º Conseiller l'exercice. 4.º Donner des
remèdes anti-laiteux. 5.º Solliciter les diverses
voies d'excrétion, pour prévenir les accidens que
le lait pourrait occasionner.

Je considère le premier moyen, celui de faire
pâtir la mère, comme le meilleur. Elle ne doit
prendre d'alimens qu'autant qu'il lui en faut pour

né pas tomber en défaillance. Ce procédé seul m'a très-souvent réussi pour dissiper le lait secrété, pour empêcher sa formation, et pour parvenir tous les accidens de sa répercussion. Néanmoins, pour travailler plus promptement et même plus efficacement à en tarir la source, au manque d'alimens, il faut joindre les autres moyens que je viens de proposer.

Il est un temps favorable, pour faire disparaître le lait chez la femme, qui ne peut ou qui ne veut pas nourrir son enfant. Ce temps est celui où la femme vient d'accoucher. Le moyen à choisir, c'est celui d'empêcher la femme de donner son sein à teter, ni à son enfant, ni à tout autre. Il ne faut ni succion, ni pression, ni ventouse, ni instrumens d'aucune espèce,

Ce n'est pas qu'une femme ne soit exposée à éprouver des maladies par la déviation, la répercussion ou la suppression subite du lait, dans les cas comme celui-ci, ou on transgresse les lois de la nature; mais je puis assurer qu'il y a moins de danger pour elle, lorsqu'on travaille à produire cette répercussion, lorsqu'au moment que l'ascension des humeurs commence à se faire de l'utérus vers le système mammaire. Dans ce moment les vuidanges sont établies, les vaisseaux utérins sont encore grands, lâches, dilatés; la matrice ayant été distendue extraordinairement dans la grossesse, n'a pas encore eu le temps de reprendre le ton, le ressort, et les dimensions qu'elle doit avoir après l'accouchement; l'humeur laiteuse peut s'échapper plus facilement et sans danger par cette voie, que par toute autre. C'est un fait prouvé par l'expérience. Au lieu de cela, si la nouvelle accouchée commence à allaiter son enfant, si le lait commence à être bien extrait du sein par la succion ou par des instrumens, si on laisse passer ainsi le temps de la fièvre de lait, que les conduits laiteux soient devenus libres, l'on éprouve des peines inconcevables pour le supprimer, et la femme court plus de danger alors, que dans les premiers temps où le lait n'avait pas encore été porté au sein.

Pour le répercuter, les auteurs ont conseillé des remèdes internes et externes.

Les remèdes internes qui m'ont le mieux réussi, sont les pilules camphrées et nitrées, données trois fois par jour, à la dose de dix grains.

Le *sel de Duobus*, si loué par *Levret* (1), qui le donnait dans de légers aposèmes, préparés avec les plantes nitreuses, dans la vue de prévenir les dépôts laiteux, ou les infiltrations laiteuses, qui la prescrivait aux femmes en couche, des-que le mouvement du lait était passé, tous les jours depuis la dose de deux scrupules jusqu'à deux dragmes, soit dans un bouillon, soit dans la tisane, soit même dans les lavemens, suivant les diverses occurrences qui l'y déterminaient, avec la seule différence que la dose du sel doit être double, lorsqu'on la met dans des lavemens.

Pour résoudre les engorgemens laiteux et lym-phatiques, *Levret* préférait pour topiques, l'application et les douches d'eau de pluie distillée, sur chaque pinte de laquelle il faisait dissoudre depuis deux gros jusqu'à demi-once de sel fixe de tartre. Il regardait ce médicament comme le plus puissant de tous les résolutifs qu'il y ait dans la nature. A son défaut, il conseillait la lessive des cendres de sarment, ou de genet, ou même une légère dissolution de savon d'alicante.

---

(1) Art d'accouch. supplément aux ouvrages de *Levret*, pag. 323, sur le dissolvant de la lymphe épaissie et du fait grumelé.

Mais il donnait toujours alors intérieurement le sel de duobus.

Raulin (1), contemporain de *Levret* et pratiquant l'un et l'autre dans *Paris*, à la même époque, soit qu'il se fût laissé prévenir contre le sel de *Duobus*, soit qu'en effet de son temps on abusât de ce remède comme anti-laiteux, le donnant à de plus grandes doses que *Levret*, dans le traitement de diverses maladies des femmes en couche, donna un chapitre *ad hoc* « sur les » effets de l'usage abusif du sel de *Duobus* et » des autres *emménagogues*. » Voici comme *Raulin* » s'exprime : » Il s'est établi un usage abusif parmi » les accoucheurs, les sages-femmes, et même » parmi les gardes des malades ; c'est d'employer » le *sel de Duobus*, à tout propos, tant pour » prévenir les maladies des femmes en couche, » de toutes les espèces, que pour les guérir. On » le donne indifféremment dans des apozèmes, » des tisanes, des bouillons, tous le jours depuis » un jusqu'à deux et trois gros. Ce sel n'agit que » par irritation : ce n'est que par la violence qu'il » fait sur les membranes des entrailles qu'on en » obtient des évacuations. Comme la diminution » extraordinaire des vuidanges, leur suppression » et leur mauvaise qualité, ne proviennent le » plus souvent que de quelque cause irritante, » le *sel de Duobus* ne peut qu'augmenter cette » cause, et concourir à diminuer une évacuation » nécessaire, au lieu de la provoquer et de la » soutenir.

« C'est à cette dangereuse pratique, que l'on » doit attribuer une grande partie des accidens » qui surviennent aux femmes en couche. Ils sont

_____

(1) Traité des maladies des femmes en couche pag. 95.

» les mêmes que ceux qu'occasionnent les em-
» ménagogues, ou apéritifs puissans, et les pur-
» gatifs violens. Plus on fait usage de ces remèdes
» près de l'accouchement, plus ils sont nuisibles.
» Ils sont dangereux dans tous les temps des
» couches, pour peu qu'il y ait d'irritation à la
» matrice, aux entrailles, ou aux plexus nerveux
» des viscères du bas-ventre. Ils causent des
» sommeils inquiets et agités, des vertiges, des
» anxiétés dans les entrailles, des suppressions
» d'urine et de garde-robe; des douleurs, des
» fièvres, des météorismes de l'abdomen, des cha-
» leurs insupportables, des délires, des mélan-
» colies, des fièvres, etc. », *Raulin* finit par donner
un chapitre (1) sur les moyens de remédier aux
mauvais effets du sel *de Duobus*, et des autres
emménagogues.

Ayant moi-même donné très-souvent le *sel de
Duobus* à des doses modérées, il est vrai; et
comme le conseille *Levret*, je n'ai jamais vu
survenir le moindre accident, résultant de ce
remède, quoique chez quelques femmes je l'ai
employé long-temps.

Roderic à Castro faisait grand secret de l'application, sur les mamelles des nouvelles accouchées, des compresses trempées dans du vinaigre,
dans lequel on aurait fait cuire du cumin, ou
bien d'en faire recevoir la vapeur aux seins. Il
se servait aussi des cataplasmes des farines résolutives, cuites dans l'eau de plantain.

Il est certain que les galactophores externes
sont tous résolutifs, appliqués sur les seins mêmes,
soit en cataplasme, en liniment, en lotion, en
fomentation et en emplâtres.

_____

(2) Même ouvrage, pag. 96.

Les sages-femmes des campagnes se sont transmises des unes aux autres, certaines formules dont
elles se servent de préférence. Elles les composent
le plus souvent de feuilles de persil, de menthe,
de la sauge, de la rhue et de sureau.

Un remède interne, maintenant à la mode,
et que j'ai employé très-souvent avec beaucoup
de succès, est le petit-lait anti-laiteux de *Weiss*,
dont voici la formule : ℞. fleurs de sureau, fleurs
de caille-lait jaune ; de fleurs d'hipéricum ää. ℈j.;
de séné ℨj. ſſ.; de sel cathartique ℨ. j. Faites infuser
toute la nuit dans petit lait ℔. j., coulez et divisez
en deux prises, à prendre le matin à jeun d'heure
en heure.

Il paraît que *Weiss* avait donné une formule
différente de son remède (1), la voici : « Herbes
» pervanche, pervanche, calendule, mercuriale,
» pariétaire, menthe, serpolet, verveine, mille-
» pertuis, bétoine. *Fleurs*, camomille, caille-lait
» jaune. *Racines*, polypode, patience, squine.
» *Semences*, fenouil ; de chacun quantité égale ;
» faites sécher le tout et broyez. »

» On prend un gros de ces espèces ; un gros
» et demi de séné, trois gros de sel depsom. On
» fait bouillir dans cinq onces d'eau, pendant
» une heure ; on filtre et l'on ajoute cinq onces
» de petit-lait. On divise en deux doses, dont
» une sera prise le matin à jeun, et l'autre après
» le dîner qui doit être léger.

« Ce mélange de plantes aromatiques », dit
le journaliste, « amères, purgatives, est une
» de ces recettes dont fourmillent nos antiques
» pharmacopées. *Weiss* qui n'était rien moins
» que médecin, l'avait obtenue du docteur
» *Herman*, qui n'avait d'autre intention que de

_____

(1) Gazette de santé, 1779, 11 Avril.

» purger, quelquefois violemment et toujours
» pendant long-temps, en soutenant néanmoins
» les forces de l'estomac, en tempérant par les
» plantes adjacentes l'acrimonie ou du séné ou
» de la loreole qu'il y substituait à très-petite
» dose, lorsqu'il y avait indication, et de fondre
» des concrétions laiteuses et de les évacuer.
» A ces remèdes, *Weiss* joignait quelquefois l'ad-
» ministration d'une poudre, dont la composition
» est inconnue, pour donner un peu le change.
» Nitre, un gros, corail rouge, douze grains;
» et au lieu de gomme, c'était quelquefois
» douze grains d'antimoine diaphorétique. Il
» divisait cette dose en deux, quatre, ou six
» paquets.

» On a attaché à ces remèdes beaucoup trop
» d'importance, car des médecins même se sont
» occupés d'en suivre empiriquement l'effet. Il
» nous semble que le vrai chemin à tenir pour
» guérir ces maladies très-multipliées, surtout
» en cette ville (Paris), c'est de rechercher la
» cause des désordres qui arrivent dans l'écono-
» mie des femmes à la suite des couches; ce
» qui conduirait à des principes d'après lesquels
» les remèdes ne manquent jamais au vrai mé-
» decin qui n'en a que trop.

« L'espèce de témérité avec laquelle *Weiss*
» continuait pendant *quarante jours* l'usage des
» purgatifs, que quelques médecins redoutent
» trop, remèdes souvent victorieux dans la ca-
» chexie laiteuse, lui fit faire des cures assez
» surprenantes : on cria au miracle; il profita
» de l'opinion publique et s'enrichit par l'empi-
» risme, qui valait mieux que son premier
» métier. Ne réussissait-il pas, on gardait le
» silence; conduite toute opposée à celle qu'on
» tient avec les médecins.

» Un traité des principes enfin , sur ces ma-
» ladies, seront plus utiles que les recettes qui
» sauvent quelques personnes et en font périr
» d'autres. Nous avons donné l'année dernière,
» un extrait sommaire d'un mémoire que M.
» *Alphonse Leroy*, déjà connu par plusieurs
» ouvrages sur les accouchemens, devait lire à
» l'assemblée publique de la faculté, sur la for-
» mation du lait chez les femmes et sur les
» maladies aiguës et chroniques qui résultent
» de son altération nommée lait répandu ».

Depuis que la composition de l'emplâtre de
Roustaing est connue, j'ai donné la préférence
à ce topique sur tous les autres. Je transcris ici
la formule, afin que les praticiens qui habitent
dans des pays où elle n'est pas connue, puissent
la communiquer aux pharmaciens, pour en
faire la composition.

℞. Litarge d'or, ♯. ij, huile d'olives, ♯. ij. ß,
cire jaune, ♯. j, térébentine de Chio, huile de
laurier ää. ℥. jv, gomme opoponax, ℥. ij. ß, bdel-
lium, gomme ammoniaque, sarcocole, oliban,
mastich, mirrhe en larmes, ää. ℥. ij, aloès succotrin, ℥. j, racines d'aristoloche, ℥. ij, camphre
rafiné, ℥. ijj. Faites suivant l'art un emplâtre
et reduisez en megdaleons.

On étend sur la peau de chamois, suffisante
quantité de cet emplâtre de manière à couvrir
les deux mamelles, laissant un trou au milieu
pour laisser passer le mamellon. Quatre onces
suffisent ordinairement pour former les deux
emplâtres. On peut laisser le même emplâtre
appliqué pendant neuf jours.

Lorsqu'il est question de ne l'appliquer qu'à
une seule mamelle, comme par exemple, lorsque cette mamelle est dénuée de mamellon,
ou lorsque par l'effet des gerçures et des exco-

riations, il est tombé, et que dans chacun de ces deux cas, la nourrice ne peut allaiter de cette mamelle, il faut appliquer un emplâtre, dans la vue non-seulement de faire répercuter et disparaître le lait qui s'est accumulé dans la mamelle, mais encore pour prévenir le transport du lait qui pourrait s'y faire. Cet emplâtre m'a eu réussi dans nombre des cas, à la satisfaction des malades et à la mienne. Pendant tout le temps que l'on applique ce topique vraiment résoluto-répercussif, il ne faut pas négliger de faire prendre aux malades les antilaiteux internes; si ce n'est dans le cas où la malade voudrait nourrir son enfant de la seule mamelle saine.

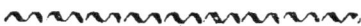

ÉVACUANS de L'ESTOMAC
ou ÉMÉTIQUES.

Émétique ou vomitif, adj. et s. m. *emeticus.* je vomis; médicamens qui provoquent le vomissement, ou qui étant pris intérieurement, ou appliqués à l'extérieur, font sortir avec effort par la bouche, les matières contenues dans l'estomac et dans les premières voies.

Les émétiques chez *Hippocrate* (anacartiques), sont des médicamens, qui, pris intérieurement par la bouche, provoquent le vomissement.

Il paraît que c'est à tort que l'on a dit que les médicamens émétiques étaient irritans, puisque l'eau, les liquides huileux et gras excitent aussi le vomissement, et qu'il suffit quelquefois pour vomir, d'être excités sympatiquement au vomissement.

Le vomissement est une action forcée, par
laquelle on rejette les matières qui fatiguent
l'estomac. L'effet des vomitifs est bien connu ;
mais il n'en est pas de même de l'action et du
mouvement intérieur qu'ils produisent dans l'acte
du vomissement. Cependant ce qu'il y a d'évi-
dent, c'est que les muscles du bas-ventre, se
contractent fortement, que le ventre s'applanit,
que l'on fait une grande inspiration, et qu'à
l'instant, par la contraction des muscles du larinx,
la glotte se resserre, ce qui retient l'air dans
le poumon ; d'où l'estomac se trouve comme
dans un pressoir ; le diaphragme reste applani ;
tous les viscères du bas-ventre sont fortement
comprimés ; les matières contenues dans la cavité,
se portent où elles trouvent le moins de résistance. Le vomissement était regardé comme
l'effet immédiat de la contraction de l'estomac,
secondé d'une manière accessoire par le diaphragme et par les muscles abdominaux ; mais
les observations de *Magendie* semblent prouver que la contractibilité de l'estomac n'est pas
propre à déterminer le vomissement, que dans
cet acte l'estomac est passif, et qu'il dépend de
la contraction du diaphragme et des muscles du
bas-ventre, ainsi que l'avaient avancé *Bayle*,
Chirac et Duverney.

On lit (1) un rapport de M. *Percy* à l'institut,
relatif à des expériences sur les vomissemens,
par lesquelles M. *Magendie* s'est proposé de déterminer quel rôle l'estomac joue dans l'acte du
vomissement. De tout temps, on avait pensé
qu'il avait lieu par la contraction des fibres
musculaires dont une des membranes de l'esto-

(1) Gazette de santé N.º IX, 21 Mars an 1. R.

mac est formée. *Wepfer* ayant introduit des substances vénéneuses dans l'estomac des animaux, y excita des mouvemens spasmodiques qu'il prit pour les contractions du vomissement. *Magendie* et M. *Percy* ont été témoins que le vomissement a été excité par le tartrite de potasse antimonié, injecté dans les veines d'un chien et non introduit dans l'estomac.

L'émétique injecté dans les veines, produit le vomissement dans peu de minutes, tandis que lorsqu'il est porté dans l'estomac même, le vomissement n'est souvent déterminé qu'après une heure.

L'émétique porté dans l'estomac d'un chien, au moment qu'il éprouvait des nausées, ayant fait une ouverture à l'épigastre, on a vu que l'estomac ne se contractait point et que le vomissement était dû tout simplement à l'abaissement du diaphragme et à la pression que les muscles abdominaux exerçaient sur les viscères en se contractant.

Quoique les expériences parussent décisives, *Magendie* en fit une plus concluante et surtout plus extraordinaire. Il a enlevé l'estomac d'un chien et lui a substitué une vessie de cochon, qu'il a liée sur l'œsophage au moyen d'une canule de gomme élastique. Il a fait de suite avaler à l'animal de l'eau teinte en jaune; et de l'émétique ayant été injecté dans les veines, ce chien a vomi, comme s'il l'eut eu dans son estomac. Cette expérience paraît être décisive sur le rôle passif que joue l'estomac dans le vomissement, elle confirme aussi les expériences déjà faites, que ce n'est point sur l'estomac seul qu'agissent les émétiques dans leur action, soit directe, soit sympathique.

On trouve aussi dans la *bibliothèque* germa-

nique, qu'un soldat, qui, ayant dans la gorge
un tendon de bœuf, étoufait; mais qu'il fut sauvé
par une injection d'émétique dans une des veines
du bras.

Comme ces matières ont alors plus de facilité
à remonter par l'œsophage, elles s'y glisseront;
elles y seront encore déterminées par la contraction des différens plans de fibres charnues dont
l'estomac est garni, qui rétréciront ce viscère
en tout sens. Outre cela, si les fibres charnues
sont rassemblées au tour du pilore, par leurs
resserremens, elles fermeront l'entrée du *duodenum*; ainsi, ces matières faisant effort pour sortir
et trouvant plus de résistance du côté du pilore,
que du côté du cardia, l'ascension des matières,
se fera alors presque sans peine par la bouche.

L'obstacle que rencontrent les matières à l'entrée du *duodenum*, est encore soutenu par la
compression du canal intestinal. Les muscles du
bas-ventre, ainsi que les expirateurs, se contractent en même-temps, et serrent cette capacité.

Cet état est violent, convulsif, et doit dépendre
d'une forte excitation du genre nerveux. Les
fibres nerveuses de l'estomac, irritées d'une part,
par les matières qui y séjournent, ou par leur
poids, leur masse, etc.; et de l'autre, par l'action
du remède vomitif, communiquent leurs impressions aux muscles qui agissent dans l'acte
du vomissement.

C'est par la sympathie et le commerce des nerfs,
les uns avec les autres, qu'on peut expliquer ce
phénomène. Il en est de même de l'irritation
produite artificiellement au fond de la gorge,
des coups à la tête, de l'embarras et des inflammations des différens viscères du bas-ventre, de
l'impression que font sur nous les objets dégoûtans et désagréables, qui sont suivis de nausées

et de vomissemens, et qu'on ne peut attribuer qu'à l'ébranlement des nerfs.

Nous ne parlerons pas davantage de la théorie du vomissement, nous renvoyons nos lecteurs aux auteurs cités dans le premier tome des thèses physiologiques de *De Haller*, et notamment à l'excellente dissertation de *Sonnart*.

L'usage des vomitifs est très-fréquent en médecine, parce qu'il n'y a pas de voie plus prompte et plus sûre pour expulser les matières nuisibles qui fatiguent l'estomac, et qui, si on leur donnait le temps d'être absorbées et de passer dans les voies de la circulation, donneraient naissance à des maladies très-graves.

La sympathie et la relation que l'estomac (qu'on peut regarder comme le siège des forces centrales) avec tant d'autres parties du corps, fait que ces parties se ressentent de la gène où il est, comme du soulagement qu'on lui procure.

Les secousses et les contractions vives qui s'excitent dans le temps du vomissement, reveillent le mouvement ralenti des solides, accélèrent la circulation, rétablissent les sécrétions; ils font sur les viscères fonction de pressoir, les délivrent des légers embarras. Les vomitifs sont, comme nous l'établirons, d'un très-grand usage dans une infinité de maladies; mais principalement dans les fièvres.

L'action des vomitifs est prompte, surtout dans le temps qui précède le vomissement; bientôt certaine sensation pénible fixée sur l'estomac, devient générale. Le vomissement s'annonce, comme on sait, par un flux de salive abondant, qui accompagne une sorte de mouvement convulsif de la mâchoire et de la lèvre inférieure; tantôt par une sorte de bégaiement; quelques larmes s'échappent involontairement, la chaleur se répand dans toutes les parties, la peau s'humecte, le pouls se développe et devient plein et vif ; les efforts se succèdent les uns aux autres ; le vomissement paraît enfin ; toutes les parties du corps sont en action ; il n'en est presqu'aucune qui ne prenne part à ce grand travail.

L'action des remèdes émétiques, ne fait pas rejeter seulement les matières contenues dans l'estomac ; par elle, le *duodenum*, ainsi qu'une portion du *jejunum*, peuvent être, et sont communément vidés en même-temps.

Cullen a prétendu que le mouvement péristaltique du canal alimentaire peut se faire de bas en haut réciproquement ; nul doute que cela ne puisse se faire, mais tous les auteurs de physiologie ont appelé l'action par laquelle les intestins se dirigeaint de bas en haut, *mouvement anti-péristaltique.* Ce n'est même que par ce mouvement anti-péristaltique qu'on peut expliquer comment dans les mouvemens soutenus et réitérés, qui s'exercent dans le bas-ventre, tous les intestins grêles peuvent, non-seulement renvoyer dans l'estomac la bile qui, du conduit cholédoque, est versée dans le premier intestin *(le duodenum)*, mais encore les matières stercorales, qui viennent des gros boyaux.

Ce mouvement anti-péristaltique est, sans contredit, aidé par les contractions des muscles du bas-ventre et du diaphragme. Enfin, il est prouvé que c'est un mouvement vermiculaire, rétrograde, qui produit le vomissement, au moyen duquel on rejette par la bouche ce qui est contenu dans les intestins même.

Les émétiques déterminent le vomissement, non-seulement en agassant l'œsophage, l'estomac, mais encore irritant quelquefois les intestins, *duodenum jejunum, etc.* On a vu rendre parle vomissement la bile, les matières fécales, et même de corps étrangers qui étaient remontés des gros intestins jusqu'à la bouche, à l'aide du mouvement *anti-péristaltique* ; malgré l'obstacle que devait nécessairement opposer la valvule de *cœcum*.

La bile, lors du vomissement, est séparée plus abondamment du foie, et versée dans la vésicule du fiel, et de leurs canaux dans le *duodenum*, parce que les contractions du diaphragme, des muscles abdominaux, compriment fortement les viscères de l'abdomen; car la bile que l'on vomit n'existe pas toujours dans l'estomac, ainsi que certains l'ont cru, avant, ni pendant les vomissemens ; mais elle n'est rejetée qu'après que les efforts réitérés pour la vomir, ont déterminé son ascension.

Si la bile existait dabord dans l'estomac même, elle devrait certainement d'après cette hypothèse paraître dans les premiers vomissemens, ainsi que dans les derniers ; mais dans la plupart des cas, elle n'est rejetée par la bouche, qu'après des vomissemens réitérés, et souvent après des efforts multipliés des organes qui contribuent à déterminer le vomissement.

L'évacuation de la bile est due au second vomissement. Dans les stagnations de la veine-porte, qui sont souvent l'origine des maladies les plus rebelles, il faut faire souvent vomir.

On a vu, avec étonnement, les secousses de l'émétique expulser des concrétions calculeuses et polypeuses des canaux du foie, du pancréas, dont la présence produisait de douleurs vives, des embarras étonnans, et même des suppurations et des gangrènes.

Les heureux effets des *vomitifs* ne se bornent point à ceux que nous venons d'assigner; il en est d'autres plus favorables et même plus brillans, ils résultent des secousses qu'éprouve la machine animale dans l'action de ce remède. Cette action ne se borne pas non plus aussi à l'estomac, avons-nous dit ; car delà elle se dirige vers les trois grandes poches du tissu cellulaire. Celle de la région épigastrique, celle de la poitrine et celle du bas-ventre ; et de ces trois points, l'action se ramifie dans presque toutes les parties du corps.

Par quel autre moyen, trouverait-on après l'action d'un émétique, la raison de la disparition d'une douleur, d'un crachement de sang, d'une esquinacie, d'un délire, de la cessation des sentimens pénibles que le malade éprouvait avant d'avoir vomi et dont le point de départ paraît être le creux de l'estomac? par les vomitifs, l'on fait très-souvent avorter les maladies, on en adoucit les symptômes, on les rend régulières, on en avance la solution ou la crise.

Ce qu'il y a de remarquable, c'est que presque tous les malades, se sentent soulagés après l'action des émétiques, quoique quelquefois, ils n'aient presque rien évacué, ce qui prouve que, outre l'action évacuante qui paraît tenir à leur vertu excitante et à la manière dont ils concourent à chasser hors du corps les parties morbifiques, les miasmes délétères, etc., il est hors de doute, qu'ils opèrent le déplacement des humeurs, aident aux sécrétions et favorisent les crises. Les émétiques jouissent incontestablement de la puissance de porter les humeurs à la périphérie du corps.

Très-communément, dans les maladies, les premières évacuations se font par des organes supérieurs, et les dernières par les organes situées inférieurement. Voilà pourquoi les émétiques sont généralement mieux indiqués dans le principe d'une maladie, et les purgatifs vers la fin.

Comment l'émétique guérit-il si bien les cours de ventre diarrhéique, dyssentérique? si ce n'est en déplaçaut le foyer, en distribuant les forces, en augmentant l'état de vie dans les organes.

Les praticiens ont été souvent surpris, qu'une fort petite quantité de matière évacuée, produisit quelquefois des effets si grands.

Les émétiques sont aussi débilitans. L'affaissement qui est la suite des efforts que l'on fait pour vomir, ainsi que l'augmentation des urines, des sueurs, font qu'on doit les considérer comme des remèdes très-efficaces pour diminuer tout d'un coup l'excitement. Cependant le premier effet que l'émétique exerce, qui est la secousse, est un vrai stimulant, ainsi qu'on le voit par l'augmentation de la chaleur, de la circulation, de la vitesse et de la force du pouls; et ce ne peut être que par son second effet qu'il devient débilitant.

Si la sthénie est telle, qu'il n'y ait rien à craindre d'un stimulus de courte durée, alors les vomitifs sont les moyens les plus prompts et les plus efficaces pour dissiper en peu d'heures les symptômes qui accompagnent la sthénie.

Stoll les croyait salutaires, parce qu'ils expulsaient la bile dépravée. Cependant, comme il le remarque d'après *Sydenham*, la quantité de matière évacuée était souvent si petite, qu'il s'étonnait comment cette évacuation pouvait produire un aussi grand soulagement. L'émétique, dans la sthénie, n'évacue pas seulement les sucs gastriques et dépravés qui peuvent être dans l'estomac, ainsi que la bile corrompue, mais il diminue aussi l'excès d'excitement.

Les maladies où les émétiques peuvent être employés, sont trop étendues pour que j'en donne ici l'énumération. Cependant c'est surtout dans celles où *l'accumulation* ou la *dépravation* des matières dans les premières voies a lieu, et c'est une des causes qui rend les maladies plus ou moins dangereuses et graves, et dont l'expulsion importe beaucoup pour le succès de la curation.

L'exclusion doit être donnée aux vomitifs dans le traitement des maladies, dont le caractère porte avec soi, une contre-indication formelle: comme par exemple, dans toutes les inflammations internes et externes, spéciales et exquises; dans les fièvres vraiment essentielles et inflammatoires, dont on sait, à n'en pas douter, que la terminaison ne peut être obtenue que par le travail de la nature *molimine coctionis*, que l'art ne peut absolument favoriser par le secours des vomitifs, etc, etc., ainsi que dans les personnes dont les hémorragies sont faciles à susciter.

C'est cependant par l'expulsion des matières contenues dans les premières voies, que se manifeste d'abord à tous les yeux, l'action des vomitifs. Par cette première action, dis-je, on obtient la disparition d'une foule de symptômes plus ou moins graves, qui n'étaient produits et entretenus que par le séjour des matières dépravées; de ces sucs grossiers et visqueux, collés dans l'estomac et le commmencement du canal intestinal; de cette bile dénaturée par son trop long séjour, ou par sa mauvaise qualité, d'où, par l'action du vomitif, ils sont obligés de refluer et de sortir.

Les médecins modernes ont mieux connu les vomitifs, leurs qualités, leurs effets, que les anciens. Néanmoins, il paraît aussi d'un autre côté, que les anciens étaient supérieurs aux modernes dans l'emploi des émétiques dans les maladies chroniques. Mais nul doute que les modernes à leur tour ne les ayent surpassés dans les maladies aiguës.

L'on peut dire que le sujet qui dans le 16.ᵉ siècle divisa le plus les médecins de Paris, tenait autant à bannir les préparations antimoniales, que les remèdes qui provoquent le vomissement.

Dumoulin, après 60 ans de pratique, a dit « s'être rarement répenti d'avoir donné l'éméti- « que; mais bien souvent de ne l'avoir pas donné.

La majeure partie des symptômes morbifiques étrangers et des épiphénomènes qui arrivent dans une maladie, ne dépendent pas de la cause première, mais de la dépravation des sucs des premières voies, qui passent dans les secon- des : le meilleur moyen de les prévenir ou d'y remédier brusquement, s'obtient par l'évacuation qu'on en procure ; plus l'action des remèdes est prompte et énergique, plus elle est salutaire. Il n'y a point à balancer sur le choix; c'est aux vomitifs qu'il faut recourir parce qu'ils agissent dans l'espace d'une heure.

Il est à observer, qu'en donnant l'émétique les premiers jours d'une maladie aiguë, lorsque la turgescence supérieure se manifeste, on ne pré- tend pas juger la maladie déffinitivement par l'évacuation qu'elle procure. Les sucs qu'il emporte, ne sont ni crus, ni cuits; ils ne sont pas sous l'influence de la maladie, parce qu'ils ne sont pas encore soumis à l'action du système sanguin et aux loix de la circulation; mais ces sucs l'aggravent par leur séjour dans les premières voies. Les déclamations de *De Haen*, contre cette pratique, paraissent être d'un homme passionné, ou tout au moins d'un homme qui a mal observé.

On a divisé les maladies qui indiquent l'em- ploi des émétiques en deux classes; et l'on a prétendu que dans celles de la première classe

les causes morbifiques résident dans l'estomac
et les intestins seulement; et que dans les secondes, ces causes avaient leur siège dans le torrent
général de la circulation, dans des viscères
particuliers, ou bien dans d'autres parties du corps.

Les maladies des premières voies sont ordinairement produites par des saburres visqueuses
pituiteuses, putrides, bilieuses; par des vers,
par les alimens pris en trop grande quantité,
corrompus, ou avalés à contre-temps; par les
corps étrangers, les poisons, les matières sanguines, ou atrabilaires.

Il est peu de maladies dans lesquelles les
émétiques ne puissent être utiles, si ce n'est dans
un temps, c'est dans un autre. Néanmoins, c'est
surtout dans leur commencement, c'est-à-dire,
depuis leur invasion jusques à la fin du second
temps (l'augment). Dans les maladies fébriles
avec accès, exacerbation, rémission, ou intermittence; il faut toujours choisir le temps de la
remission.

Les maladies, et surtout celles qui ont des
douleurs au-dessus du diaphragme, indiquent de
purger préférablement par haut; et celles de
dessous du diaphragme, par bas. Il convient aussi
de purger par haut durant les chaleurs, et par
bas ou par les selles, durant le temps froid.

Les purgatifs par bas, n'evacuent pas si bien
la bile que les émétiques, parce que cette humeur, quoique située dans la vésicule du fiel,
le conduit cholédoque, ou dans les intestins,
n'est pas à la portée des purgatifs, comme des
émétiques. Il faut, pour évacuer la bile, que
l'estomac distendu, comprime de proche en proche le foie et la vésicule du fiel, et force tout
le système hépatique à se dégorger de bile : il
faut que la bile elle-même remonte dans l'estomac,

en vertu d'un mouvement rétrograde. Les purgatifs n'entraînent par les selles, que la bile qui
coule naturellement dans les intestins, la même
qui s'alliant avec le chyle, peut être repompée
en partie pour former la bile récrémentitielle.

Les émétiques, comme je l'ai déjà dit, produisent des secousses à l'estomac, qui en reveillant
la sensibilité, excitent et raniment le principe
vital; ils facilitent le dégorgement du cerveau
et des poumons, dissipent les congestions céré-
brales et pulmonaires, soit séreuses, lymphatiques et même sanguines.

Aussi pouvons-nous soutenir qu'on émétise
avec un très-grand succès, dans les maladies
générales de la tête, des yeux, des oreilles, de
la gorge. On voit ces maladies, quelquefois par
l'effet d'un émétique, se dissiper comme par
enchantement. On voit également disparaître les
spasmes fixés sur ces parties, mettre de bornes
aux progrès de ces sortes de maladies, en les
affaiblissant, les diminuant, et même les gué-
rissant radicalement.

Une grande partie des apoplexies, des paralysies et autres maladies soporeuses étant produites par l'ingurgitation, on ne peut disconvenir
que l'émétique n'y trouve son application. Qu'on
ajoute à cela que dans les maladies qui affectent
le système cérébral, un des grands remèdes pour
exciter et animer le principe de vie, est l'émétique.

Dans les plaies de tête graves et surtout avec
commotion du cerveau ou de la moëlle épinière,
les émétiques sont de grands remèdes, administrés surtout après les saignées, lorsque les malades sont pléthoriques. L'émétique relève la
faiblesse du cerveau, qui par sa contexture a
une très-grande tendance à l'affaissement, et

remet tous les solides en jeu. L'action de ce remède est si bien établie, d'après l'observation, qu'il n'y a pas de bons praticiens, qui, après l'avoir donné d'une manière directe, à haute dose, n'en continuent l'usage dans des tisanes. Qu'arrive-t-il de là? C'est que le cerveau achève de reprendre son ton et son ressort, que les sens internes et externes se rétablissent, que le sang épanché est absorbé; que les premières voies sont débarrassées de tous les mauvais sucs dont elles étaient surchargées; que la fièvre qui n'avait pas tardé à s'établir, s'est affaiblie, et qu'enfin la circulation, la respiration, fonctions vitales comme celle de l'action du cerveau, s'améliorent; les accidens primitifs se dissipent, et les consécutifs qui n'arrivent que quelque temps après la blessure, sont dans l'impossibilité de s'établir.

Le célèbre *Petit* conseillait les émétiques dans les plaies de tête. *Faudacq* (1) est d'accord avec *Petit*. Ils les croient propres à favoriser la résorbtion du sang qui peut être épanché sur la dure-mère, entre les membranes du cerveau, ainsi que dans la substance cérébrale même, surtout si l'on fait précéder les saignées, et c'est d'après l'expérience qu'ils en jugent. Ces auteurs concluent même, que si ces symptômes se reproduisent après avoir été calmés, il faut réitérer ce salutaire remède.

Les secousses causées par un émétique, si utiles dans certaines plaies de tête, peuvent être très-contraires dans d'autres; tels seraient, par exemple, ceux dans lesquels il y aurait une hémorragie du nez, des yeux, des oreilles, de la bouche; ceux où l'on aurait lieu de craindre des ruptures dans

_____

(1) Réflexions sur les plaies, pag. 256 et 327.

les vaisseaux sanguins de la tête, ou ceux qui
résultant même de légères crevasses, pourraient
augmenter les épanchemens déjà formés. A cela
près, je ne vois pas d'inconvéniens à émétiser
les blessés, quand on est convaincu par des signes
positives, qu'ils ont les premières voies, farcies
d'alimens, de bile, etc., et que les secondes voies
regorgent d'humeurs, comme dans la pléthore et
dans la cacochimie. Ce sont des cas qui ne demandent, ni grande délicatesse dans le tact, ni
hardiesse, et que sous aucun rapport on ne
pourrait taxer de témérité, celui qui se serait
empressé d'émétiser. Il faut que le praticien mette
en ligne de compte ce trouble qui surprend le
blessé dans le moment du coup; car alors, si elle
est occupée du travail de la digestion et de la
chylification, ces matières indigestes, et non éla-
borées, doivent être promptement évacuées, pour
n'être point transmises dans les voies de la circulation. Peut-on ne pas former des craintes sur
le résultat fâcheux qui doit résulter d'une digestion troublée?

La sagacité du praticien consiste à démêler
celles des indications qui ont le plus d'analogie
et de rapport entre la constitution du malade,
ses besoins journaliers, ses habitudes; celui qui
les saisit le plus judicieusement, c'est le plus
habile, et par suite le plus heureux. La vie ou
la mort d'un malade ne dépendent que trop souvent d'un émétique, d'un purgatif, ou d'une
saignée faite ou omise mal à propos.

Loubet (1) rapporte l'observation d'un officier
qui avait reçu deux coups d'épée; l'un coupait
trois tendons extenseurs des doigts, et l'autre

_____

(1) Traité des plaies d'armes à feu, page 221.

perçait l'estomac dans sa partie moyenne. Un long repas avait précédé immédiatement le combat, les alimens sortaient par la plaie, les extrémités étaient froides, quoique le temps fut chaud. Dans un cas aussi grave, *Loubet* donna l'émétique sur le champ, afin de vider et d'affaisser l'estomac, et le malade guérit.

Les avantages que procurent les émétiques et les purgatifs. après avoir fait précéder les saignées, dans les tumeurs phlegmoneuses, devraient engager à les donner plus souvent qu'on ne le fait. La résolution du phlegmon exquis, étant la terminaison la plus salutaire, n'exclut pas les évacuans, mais, au contraire, la réclame souvent, ne serait-ce que pour expulser le résidu des mauvaises digestions qui se font par la violence de la fièvre; car la nature toute occupée de dompter la maladie et détruire le principe morbifique qui la vexe, se trouve alors hors d'état de travailler utilement à la digestion et à l'assimilation des alimens que le malade vient de prendre lors de l'invasion; à la substance du corps. Souvent un vomitif chasse la fièvre avec une telle efficacité, que jamais le malade n'en ressent le moindre retour.

L'érysipèle étant ordinairement dépendant de la bile, demande que l'on commence la cure par les évacuans et surtout par l'émétique. La saignée, si fort recommandée par *Boerrhaave* et par ses sectateurs, ne doit jamais faire la base du traitement de l'érysipèle; elle ne doit être pratiquée que conditionnellement dans cette maladie. Il ne faut jamais perdre de vue, que la première indication qu'il y a à remplir et d'employer les évacuans soit par haut, soit par bas, selon que la turgescence se prononce pour l'une ou pour l'autre voie; si l'on est obligé de commencer le traitement par la saignée, ce n'est et ne peut être dans la vue de modérer la violence des symptômes et pour être à même de donner le plutôt possible les évacuans. Il m'est arrivé, chez certains malades attaqués de grands érysipèles à la tête, de pratiquer une grande saignée, et demi-heure après, de donner l'émétique; conduite qui m'a valu de grands succès. Il ne faut jamais perdre de vue que dans les fièvres accompagnées d'éruptions cutanées, l'utilité de la saignée est extrêmement rare, tandis que l'utilité des émétiques est très-commune.

Les symptômes d'une maladie inflammatoire se compliquent d'ordinaire avec ceux qui dépendent de l'embarras des premières voies, ou de la gastricité et indiquent l'usage que l'on doit faire des émétiques ou des purgatifs. Si, comme il n'y a pas lieu d'en douter, chaque maladie simple porte son caractère et ses attributs distinctifs, on les trouvera aussi de même dans les maladies compliquées; mais mariés, unis, et néanmoins plus difficiles à saisir. Aussi plus la difficulté est grande, plus la cure fait honneur. Dans quel livre a-t-on trouvé que la médecine était une science facile?

Les vomitifs se donnent dans le commencement des fièvres, non dans l'intention de les guérir subitement, ni de donner lieu à une crise par le vomissement; mais simplement, afin de débarrasser les premières voies des mauvaises humeurs qui les surchargent et qui sont si souvent la cause de la maladie. C'est aussi pour cette même raison que l'on conseille de faire vomir dès les premiers accès.

Il est rare que les vomitifs soient utiles sur la fin des fièvres, à moins, selon *Sydenham*, qu'on ait négligé de les donner au commencement. Le docteur *Freind* remarque fort bien, qu'ils sont dangereux aux approches de la crise, et un vomissement spontané est même alors rarement critique.

Dans les fièvres pituiteuses, les émétiques sont très-utiles; mais il faut que le corps soit préparé à leur action par les résolutifs. On choisit alors de préférence les vomitifs, parmi les préparations antimoniales, et on les donne à petites doses, soutenues, comme le tartrite de potasse antimonié, le kermès minéral, etc. De là, on donne des sels neutres dans de fortes décoctions de chiendent et de pissenlit, et ces remèdes incisent et préparent merveilleusement les matières à être évacuées par le bas.

Les fièvres nerveuses aiguës, demandent aussi qu'on prescrive les émétiques dans l'invasion de la maladie, non-seulement pour chasser hors de l'estomac les matières nuisibles, pour émousser l'action du miasme et pour le déposer vers la peau; mais aussi pour animer les forces vitales, pour rompre les spasmes qui ont si souvent lieu dans les maux des nerfs. Après l'action du vomitif, il faut provoquer, favoriser la transpiration, au moyen des alexipharmaques.

Les émétiques affaiblissent moins que les purgatifs; souvent ceux-ci glissent sur les matières sans pouvoir les évacuer, tandis que les émétiques les expulsent, les incisent et disposent la nature à les rejeter.

On observe que les émétiques diminuent et éteignent quelquefois même la soif, tandis que généralement les purgatifs l'augmentent.

Baglivi prétend que le climat est une contre-indication à l'émétique, et *Venel* le nie. Je serais assez de l'avis de *Venel*, en ce qu'il est facile

de préciser les cas dans lesquels l'émétique doit
être employé, quel que soit le climat.

Il y a très-peu de circonstances, lorsque les
maladies parcourent leur temps, où l'émétique
ne puisse être judicieusement employé, lorsque
les malades éprouvent des nausées et des vomissemens; et ce n'est pas sans raison que l'on
dit vulgairement qu'il faut faire vomir les malades
qui y ont des dispositions spontanées.

Le principe, *vomitus vomitu curantur*, n'est
pourtant pas toujours vrai, parce qu'il y en a
qui ne sont que spasmodiques; en effet, les
nausées et les vomissemens ont quelquefois lieu,
lors de l'invasion des fièvres, et surtout des
intermittentes et des exanthématiques, sans qu'il
y ait jusqu'à ce moment-là, le moindre signe
d'embarras gastrique; les malades ayant conservé
jusques à ce moment, leur appétit, et bien
terminé leurs digestions. Ces vomissemens arrivent alors sans cause manifeste, au moins du
côté des organes digestifs, sont purement symptômes de la fièvre, ou purement sympathiques.
Dans les deux cas, les vomitifs ne sauraient
être indiqués et pourraient devenir nuisibles.
« *Tabidi vero vitantes purgationes sursum. Hip-*
» *pocrate* (1) ».

L'examen scrupuleux des matières que les
malades rejettent par le vomissement, n'est pas
indifférent, ni pour le salut du malade, ni
pour la réputation du médecin. *Hippocrate* a
observé que la matière du vomissement est d'un
présage funeste, lorsqu'elle est *brune*, *noire* et
fétide. *Baglivi* attribue ces espèces de vomissemens à l'affaiblissement du malade et qu'ils

(1) Aphor. 8, sect. IV.

présagent souvent la mort. Nous vîmes M. le docteur *Copuron* et moi, à Paris, rue Dauphine, l'épouse de M. *Rigal*, docteur en chirurgie, d'un tempérament pituiteux, et alors dans un état de cacochimie. Elle vomissait, avec une espèce de délectation et sans efforts, des matières *brunes* et *noirâtres*, mais non fétides, en très-grande quantité. Elle était dans un état d'insensibilité physique et morale des plus extraordinaires; car, voulant la rassurer sur son état, qui, bien examiné, nous lui disions ne pas offrir des craintes, elle nous répondit « que cela lui était » indifférent, qu'étant obligée de partir; il lui » était égal que ce fut un peu plutôt ou un peu » plus tard ». Lui ayant demandé si elle avait des soucis, de peines, de chagrins? elle répondit que non, convenant cependant qu'elle ne se croyait pas bien malade. Son état ayant paru s'améliorer, elle passa par degrés dans une faiblesse extrême et mourut, sans qu'on pût assigner de maladie efficiente et caractéristique.

En émétisant dans le commencement des maladies, on peut très-bien aider la nature, favoriser la coction, au lieu de la troubler, attendre les crises, et établir sur elles, comme du temps d'*Hippocrate*, le point de vue d'une guérison parfaite.

Nous sommes en possession d'excellens vomitifs dont la force ou l'activité peuvent être graduées de manière à être augmentées, diminuées et même supprimées à notre gré.

De Barthez, dans la première partie de cet ouvrage, traitant des remèdes altérans, a fait le choix le plus judicieux, et a parlé surtout, ainsi que je l'ai dit dans le discours préliminaire, des remèdes sur lesquels, dans sa longue pratique, il avait eu le plus le droit de compter.

Je suivrai toujours son exemple, en traitant des remèdes évacuans.

Ainsi, sous le terme générique des vomitifs, ce sera donc d'une dissolution de *tartre stibié*, ou *tartrite de potasse antimonié* dans l'eau commune, ou des meilleures *préparations antimoniales* émétiques; de *l'ipécacuanha* donné à doses ordinaires; de l'eau chaude, et de l'air atmosphérique. Si je parle des autres vomitifs, ce sera presque sur la foi d'autrui, ne les ayant jamais administrés moi-même.

On a divisé les vomitifs en *doux* et en *forts*. Le vomitif le plus simple, le plus commun, et on peut dire le plus usité, consiste à remplir l'estomac d'une grande quantité de liquide; et ce qu'il y a d'intéressant à savoir, c'est que tout liquide, produit l'effet vomitif, pris à dose suffisante.

Les émétiques doux, sont l'eau tiède, les huiles grasses, les graisses, le beurre, l'air atmosphérique, etc.

Les premiers vomitifs doux, étaient connus depuis long-temps; mais la vertu émétique de *l'air atmosphérique*, avalé et porté dans l'estomac à la manière des alimens et des boissons, en en faisant tout de même la déglutition, n'est bien connue que depuis *Spalanzani*, et encore y a-t-il-très-peu de praticiens qui l'ayent expérimenté comme je l'ai fait, tant sur les autres que sur moi-même.

D'après l'effet bien démontré que produisent tous les jours les émétiques doux, il paraît que c'est à tort qu'on a défini les vomitifs ou émétiques, les médicamens qui irritent tellement les tuniques de l'estomac, qu'il s'ensuit une évacuation par la bouche de tout ce qui y est contenu, occasionnée par une forte irritation et par un mouvement anti-péristaltique entièrement contraire au naturel, puisque tous les émétiques doux que nous venons d'énumérer, au lieu d'agir en irritant, agissent d'une manière contraire.

Les émétiques sont, ou doivent être des substances qui jouissent de la spécificité de faire vomir, soit qu'elles soient de nature calmante sédative, adoucissante, ou irritante ; car, à considérer les médicamens par leur vertu irritante, les émétiques, connus pour tels jusqu'à aujourd'hui, dans quel règne de la nature qu'on les choisisse, ne sont pas certainement ceux qui portent la vertu irritante au plus haut degré. *Sydenham* avertit, que les émétiques, qui sont préparés avec l'infusion de safran des métaux ne sont pas sans quelque danger pour les enfans et pour les jeunes-gens au dessous de quatorze ans, même à fort petite dose. Il y a des praticiens, au contraire, qui voyant que les enfans sont très-sujets aux maladies muqueuses, vermineuses et lymphatiques, donnent la préférence dans ces cas-là, aux émétiques antimoniaux, prétendant qu'ils sont plus atténuans et plus incisifs, et que les enfans jusqu'à la puberté les supportent très-bien.

Ce que nous disons de la distinction des émétiques, s'applique également à celle des purgatifs ; puisque les aqueux, les huileux, les graisseux, les butireux et les gommeux, purgent souvent aussi efficacement que les purgatifs résineux, drastiques et irritans.

Cependant, c'est donc à tort qu'on a défini tant les vomitifs que les cathartiques, des médicamens qui *irritent* l'estomac et les intestins et chassent par haut et par bas les matières contenues dans ces organes.

Le vomissement peut être provoqué, par la simple application extérieure de certains topiques. Il peut même l'être par l'anus, à l'aide des lavemens, de la fumée de tabac, de la décoction de ses feuilles appliquées sur le ventre, etc.

Mærker (1) rapporte un cas curieux, où un morceau de viande arrêté dans le gosier, fut expulsé par le vomissement, provoqué par l'injection d'une dissolution de tartrite de potasse antimonié dans demi once d'eau, et porté dans la veine médiane du bras droit. Environ une minute après cette opération (espèce de transfusion) le malade ressentit un malaise, eut des nausées et vomit.

Smucker rapporte un cas semblable, où la même injection a eu le succès le plus complet, en produisant le vomissement. Dans le journal *complémentaire du dictionnaire des sciences médicales* (2), on trouve l'observation d'un homme dans l'œsophage duquel, un os provenant d'un pied de veau s'était arrêté en travers, et n'avait pu être, ni retiré, ni enfoncé dans l'estomac. Des tentatives avaient été répétées sans fruit pendant trois jours, le malade se rendit à l'institut clinique de Berlin. M. *Lohwell* introduisit un vomitif dans les veines suivant la méthode d'écrite par *Edouard Græse*, dans une dissertation, ayant pour titre, *de nova infusionis methodo*, *Berlin* 1817.

Deux gros d'émétique dissous dans ℥. ß. eau tiède furent injectés dans la veine médiane et

_____

(1) Annales de littérature médicale étrangère, tom. 1, pag. 146.
(2) Tom. 4, quatorzième cahier, pag. 160.

déterminèrent, quinze minutes après, un violent vomissement qui chassa avec force le corps étranger hors de l'œsophage et de la bouche. Les accidens se dissipèrent et le malade guérit. Suivant le rédacteur du journal complémentaire des sciences, c'est à *Colle*, Professeur à Padoue en 1628 à qui nous devons l'idée d'introduire des médicamens dans les veines. Cette pratique fut essayée en Angleterre en 1657. *Kœblen*, la mit en usage en Allemagne.

Le vomitif, avons nous dit, ne s'oppose point aux intentions de la nature, mais il les aide, les favorise; souvent il a produit des évacuations par haut et par bas, sans que l'on dût attribuer à une dose trop forte, une action double. C'est sans doute même ce qui a déterminé quelquefois les praticiens, à joindre au vomitif quelque purgatif à fort petite dose, pour obtenir les deux effets à la fois d'éméto-cathartique.

Qu'on ne croie pas que l'action d'un émétique est diminuée par le purgatif : point du tout, elle a lieu avec toute l'énergie que l'on peut en espérer ; et il arrive encore souvent, que malgré le purgatif, il n'y a que l'évacuation d'en haut *sursum* qui ait lieu.

On sera souvent fondé à redouter l'issue d'une maladie, si dans le commencement, on a négligé l'émétique, malgré l'indication marquée pour ce remède.

Dans le cours des fièvres continues déjà très-avancées, l'assoupissement, ou la prostration des forces, annonçant le danger où est la nature, de succomber, un émétique a été le meilleur remède qu'on pût alors ordonner pour les relever, et pour faire disparaître les symptômes dangereux.

Les enfans, par exemple, ont besoin de peu de remèdes dans leurs maladies, il n'y en a point de plus convenables, de plus salutaires et mieux indiqués que les vomitifs !..

Les enfans refusent jusqu'à l'eau, qu'on juge s'il est facile de leur faire prendre de poudres, de bols, de potions, etc.! La grande violence que l'on est obligé d'exercer contre-eux, pour les leur faire prendre, leur est quelquefois plus préjudiciable, que le remède ne leur est avantageux.

Les émétiques forts, sont : le verre et le foie d'antimoine (oxide d'antimoine sulfuré vitreux), le sirop de Glaubert, le kermès minéral (oxide d'antimoine sulfuré rouge), le tartre stibié (tartrite de potasse antimonié), le sulfate de zinc, les fleurs d'yéble, de pêcher, les racines de scille, d'asarum ou cabaret, de pain de pourceau, d'ellébore noir, de Turbith (oxide mercuriel jaune par l'acide sulfurique), d'ipécacuanha ; les écorces d'yéble, de sureau, les feuilles de tabac, de tithymale, de gratiole, les sémences de raifort, d'épurge, de roquette, les racines de violette, etc.

Il paraît par-là, que la médecine est vraiment très-riche en émétiques ; néanmoins, parmi les *émétiques doux*, presque tous les praticiens n'emploient que *l'eau tiède* ; et parmi les *émétiques forts* le tartre stibié (*tartrite de potasse antimonié*) et l'ipécacuanha.

Quand à moi parmi *les doux*, outre *l'eau tiède*, j'emploie *l'air atmosphérique*, soit seul, soit combiné avec *l'eau tiède*. L'air seul avalé pendant un demi quart d'heure, suffit souvent pour déterminer le vomissement, lorsque surtout les malades y ont une grande tendance, qu'ils éprouvent des nausées et des envies de vomir. Mais lorsqu'ils n'éprouvent aucun de ces symptômes précurseurs, je leur fais boire trois ou quatre verres d'eau tiède seulement, après quoi, je les engage à avaler l'air; et alors, ces deux fluides réunis ne manquent pas leur effet et m'ont souvent suffi pour vuider complettement l'estomac, surtout dans les indigestions.

Les signes qui indiquent le besoin de donner les émétiques, sont d'abord cette turgescence des parties supérieures dont parle *Hippocrate*. « *non purgandum nisi materiæ turgent raro autem* » *materia turget* ».

Galien, croyait que cette turgescence était un mouvement vague, d'angoisse, de douleur, d'irritation, occasionnée par le stimulus de la matière morbifique, qui se jette tantôt sur une partie, tantôt sur l'autre. Cette explication adoptée par *De Haen*, me paraît préférable à celle des autres auteurs.

Baglivi, croyait que dans ces humeurs âcres il y avait un principe turgescent, il s'en servait pour expliquer cette turgescence d'*Hippocrate*, qui, peut-être, ne l'entendait pas ainsi.

Ce *materia turgens* n'est pas toujours la surabondance des matières contenues dans les premières voies, comme le croient bien de praticiens, parce qu'en chassant beaucoup de cette matière, cette turgescence disparaît. *Hippocrate* paraît ne pas l'avoir entendu de même en disant : « *ea quæ ex cernantur estimanda sunt utillia si excreta facile ferat æger* ». Mais il semble avoir entendu ce stimulus qui est dans un état spasmodique et vague, qui se porte tantôt d'un côté, tantôt d'un autre, et qui se fixant sur l'estomac, ou sur les intestins, les tiraille, les irrite.

Il ne faut pas non plus croire que le stimulus soit formé, soit par la transpiration répercutée, ou par quelqu'autre humeur retenue au dedans qui échappe souvent à l'action des émétiques, qui après des fièvres cause des diarrhées, des anxiétés, etc., soit également celui dont parle *Hippocrate*; c'est au contraire, l'élément nerveux non humoral, qui cause souvent ces phénomènes.

Ce qui a fait de la peine à *De Haen*, dans l'aphorisme d'*Hippocrate*, que nous avons cité, ce sont les dernières paroles, *raro materia turget*. Il a tiré de-là le moyen de forger un système contre l'usage de l'émétique dans le commencement des fièvres aiguës malignes. Il est vrai que dans les premiers temps *non raro materia turget*; mais on ne doit être surpris qu'*Hippocrate* n'ait dit le contraire, dans un siècle où les ingurgitations et les indigestions étaient moins fréquentes. D'ailleurs les Grecs habitaient un pays sec, et menaient une vie laborieuse et dure, capable de mettre obstacle à cette turgescence de plénitude.

Enfin, ce qui généralement établit que la turgescence a lieu vers les parties supérieures, et montre la présence des saburres et des matières bilieuses ou putrides dans les premières voies, sont les douleurs et les pesanteurs de tête. La céphalalgie continuant, devient d'ordinaire plus intense à la région frontale; elle s'étend même à d'autres parties de la tête, et devient pulsative. Aussi les fonctions du cerveau sont-elles difficiles, embarrassées, et les malades alors deviennent tristes, la bouche est amère et pâteuse; la langue chargée et couverte, surtout vers la base, ainsi que dans son centre, d'une matière blanche, jaune, ou d'un jaune noirâtre. La pâleur, le dégoût, les nausées, les rapports fréquens, d'un goût nidoreux ou d'œufs pourris; le contour des lèvres et les ailes du nez jaunâtres, ainsi que la conjonctive; une humeur collante comme celle de la langue qui enduit l'intérieur de la bouche, et rend les dents sales; l'haleine fétide ou échauffée; un sentiment de malaise général, les douleurs vagues au dessus du diaphragme, outre celles de la tête. dont nous avons déjà parlé, le spasme et le tremblement de la langue, de la lèvre inférieure, l'assoupissement; de douleurs à l'épigastre : appétence des acides, eructation avec acidité, âcreté, ou quelquefois comme d'œufs pourris. Toux stomacale ; douleurs contuses dans les membres, bouffées de chaleur au visage, sueurs de la tête, sommeil pénible, éblouissement, cécité momentanée, tintemens d'oreilles, vertiges, lypothimie. Ces phénomènes morbides peuvent se porter plus loin, si l'on n'y rémédie, et il peut survenir délire, convulsions, mouvemens épileptiques. hocquet. *Wan-Swieten*, prostration des forces. *Glass*, sérum du sang, jaune, verdâtre.

Il n'est pas absolument nécessaire, pour être assurés de l'embarras de l'estomac et du besoin d'un vomitif, du concours et de l'assemblage de tous ces signes. Nous avons voulu dire qu'on les trouve dans cet état de maladie à un sujet ou à un autre ; que dans la majeure partie des cas on les attendrait vainement, ou trop longtemps; que pendant ce temps là, la maladie ferait des progrès, partie de ces impuretés seraient absorbées par les pores et par les conduits chyliferes, portés dans le torrent de la circulation, et de là dans toute l'économie animale, pour y produire les plus grands désordres.

Il suffira donc au praticien intelligent du concours de trois, quatre, cinq ou six signes, pour se déterminer à émétiser, et il peut être assuré de faire avorter une infinité de maladies qui, sans cela seraient peut-être mortelles. L'on peut dire souvent, et avec raison, de l'emploi des émétiques au commencement des maladies, comme des saignées, que le temps perdu ne se répare jamais. Il s'agit donc de bien saisir ce temps irréparable. « *occasio præceps, judicium* » *difficile.* » *Hippocrate (1).*

C'est donc , par exemple, dans le principe des fièvres gastriques et bilieuses qu'il faut s'empresser de recourir aux émétiques, et après eux, aux purgatifs ; même lorsque la turgescence des humeurs est supérieure ; car, lorsqu'elle est inférieure, les purgatifs suffisent, ainsi que nous l'établirons en temps et lieu.

Le temps opportun de l'administration est le matin. Il est toujours très-prudent que le médecin voie son malade avant qu'il s'émétise ou qu'il se purge.

Si la turgescence ne se manifestait point, il faudrait bien se garder d'émetiser. » *concocta* » *purgare et movere oportet, non cruda, neque* » *in principiis, nisi turgeant. Plurima vero non turgent ».* *Hippocrate (2)*, il faut solliciter l'évacuation des humeurs cuites, nous dit-il, et non pas des humeurs crues, pas même dans le commencement de la maladie, à moins qu'il n'y ait des signes de turgescence ou d'excrétion.

C'est d'après cette humeur crue, que les observateurs ont su apercevoir dans le cours de la maladie; c'est cette humeur qui, après le travail de la coction a été différente, et qui s'est montrée par les conduits excrétoires du bas-ventre, sous la forme d'une matière liée, jaune, et de consistance dépurée.

Elle s'est montrée aussi par les urines, sous l'apparence d'un sédiment blanc et bien lié. On

_____

(1) Aphor. 1.er, section première.
(2) Aphor. 22, sect. 1.re

la voit dans les crachats d'une consistance et
d'une forme presque égale à celle du pus; dans
une sueur critique sous la forme d'une rosée,
comme onctueuse, et plus ou moins fétide. C'est
cette matière qui se ramasse sous l'épiderme dans
les maladies exanthémateuses; c'est la matière
des abcès, des gangrènes, et de toutes les éruptions critiques.

Il faut que la matière de *crue*, *claire*, *tenue*,
limpide, prenne de la consistance pour former
la matière cuite.

Quoique l'on ignore quelquefois en quoi consiste la dépravation des sucs muqueux ou gastriques contenus dans les premières voies, il n'est
pas prudent de laisser à la nature le soin entier de
l'expulsion de ces humeurs, encore qu'elles soient
crues et qu'on en ignore exactement la nature.

C'est d'après ce que nous venons de dire,
que si la turgescence se manifeste vers les selles,
que l'on trouvera la raison du succès de quelques purgatifs donnés quelquefois dans le
commencement d'une maladie.

C'est aussi dans le premier temps de la maladie, qui est toujours un temps d'irritation, que
le médecin doit donner les éméto-cathartiques,
si le cas est pressant, surtout s'il n'a pas été
appelé lors de l'invasion. Les purgatifs ne remplacent jamais l'émétique, et si on s'obstine à
purger seulement avant que la coction soit faite
et que la nature se soit choisie la voie des selles
pour évacuer la matière morbifique, l'on aggra-
vera la maladie au lieu de l'affaiblir.

L'on sait que dans presque toutes les fièvres,
les efforts du principe vital, ont une tendance
singulière vers les parties supérieures, qui détruisent l'effet des purgatifs.

Quoique les émétiques aient une vertu exci-

tante, si l'on a à faire à des malades faibles
par tempérament ou par l'effet des évacuations
spontanées de toute espèce, ou de la saignée,
il serait imprudent de les émétiser sans avoir
préalablement relevé les forces, parce qu'il
serait à craindre que l'émétique, qui au premier
moment qu'il va agir, occasionne une espèce
de lypotimie, n'occasionnât aussi la mort, ainsi
que cela est arrivé.

Quoique nous ayons dit que l'émétique doit
être administré dans le commencement des maladies, nous n'avons pas entendu l'exclure totalement sur la fin. Il y a des cas où il convient toujours
sur la fin ; tels seraient ceux, par exemple, dans
lesquels la maladie se jugerait par le vomissement.

Dans les fièvres intermittentes compliquées
d'abondance de sucs gastriques ou bilieux, on
donne l'émétique avec avantage, même dans
l'accès, tandis qu'on ne doit jamais administrer
les purgatifs que dans l'apyrexie *Stoll*, grand
panégiriste des émétiques, regardait le vomissement comme la crise naturelle du froid fébrile,
comme la sueur est celle de la chaleur. Aussi
Celse choisissait-il le temps du frisson pour émétiser. *Hippocrate* le donnait aussi dans le frisson
de la fièvre quarte. La majeure partie des praticiens modernes trouvent plus à propos de le
donner dans le temps de l'intermission.

Cullen et *Thompson* l'ont employée quelquefois
dans le traitement des fièvres intermittentes, en
le donnant dans le commencement du paroxysme,
ou à la fin du froid (cinq grains suffisaient).
Mais ce que les auteurs disent de l'ipécacuanha,
je puis le dire aussi des cordiaux ou de beaucoup
d'autres remèdes aussi incendiaires, donnés au
moment où les malades éprouvent les prodromes
de l'accès fébrile.

Les paysans et une grande partie des gens du peuple, se guérissent souvent les fièvres intermittentes en prenant un grand verre d'eau-de-vie; d'autres y ajoutent du poivre, du gérofle, de canelle ou de baies de genièvre en poudre. L'accès qui survient est le plus souvent très-fort, le malade est même quelquefois en danger; il y en a même qui en meurent. Mais d'autrefois aussi l'accès suivant manque et le malade se trouve guéri. Ces méthodes perturbatrices, ne sont pas celles des médecins instruits et judicieux.

Dans les fièvres intermittentes marquées par une continuité, l'émétique peut être très-utile sous deux aspects, étant bien administré. Le premier, en enlevant la bile et la matière qui surcharge l'estomac, le *duodenum* et les autres parties voisines. Le second, en troublant les mouvemens fébriles, dérangeant leur succession. Mais ils sont nuisibles quand ils ne produisent pas ces deux effets, en troublant les digestions et en affaiblissant beaucoup, suivant *De Haën*. Et comme le dit *Stoll*, que tous nos liquides ont une portion de vie et d'animalité, et que toutes les fois qu'on procure une évacuation déplacée, on diminue les forces du malade et on l'énerve.

Galien a guéri par l'émétique, des fièvres intermittentes, en donnant subitement après le repas un émétique; cas, sans doute, où il faut beaucoup d'intelligence et de prudence, et qu'on tente dans des fièvres très-rebelles qui ont résisté aux traitemens méthodiques, comme l'a fait *Hoffmann*, en donnant des émétiques très-actifs (cuivreux).

Pison a fait la même observation sur les purgatifs. *Celse* donnait les émétiques pendant le chaud; pratique qui n'est pas suivie, mais qui pourrait être utile dans quelques cas, si on répétait l'émétique; mais qui serait en général trop violente et par là trop dangereuse, surtout dans le midi de la France.

Cousland a traité avec le plus grand succès les fièvres intermittentes par l'émétique. Il le donnait de préférence en pilules, qu'il faisait former avec suffisante quantité d'électuaire lénitif. Il dirigeait l'émétique de manière que les premières doses produisissent quelques évacuations par le haut ou par le bas; et les autres excitassent simplement des nausées, qui quelquefois faisaient vomir en produisant une selle. Il donnait l'émétique toujours après le repas, pour ne pas occasionner des évacuations qui auraient trop affaibli les malades, en les privant de la nourriture, il les donnait deux heures avant le dîné, et le soir, au moment du coucher, et quelquefois au reveil du matin. Un grain par jour a suffi à la plus grande partie des malades, et beaucoup ont été guéris avec demi grain (par jour) et cela dans l'espace de cinq à six jours.

Cousland traita plusieurs malades, dont la plupart prenaient l'émétique au commencement de chaque accès de chaleur fébrile, quinze gouttes de laudanum liquide, et deux scrupules de sel ammoniac, ce remède ôtait presque toujours les accidens douloureux de la chaleur fébrile, excitait une sueur considérable et en général rendait l'accès plus court. Il a aussi combiné l'opium avec l'émétique. Deux grains d'émétique, demi-grain d'opium, et il donnait 2,3, 4, de ces pilules dans vingt-quatre heures. Le traitement durait environ sept jours. Mais il paraît rejeter cette méthode économique, malgré le succès, disant qu'elle causait un malaise continuel et affaiblissait les malades, faute de nourriture qu'ils refusaient de prendre, voyez (1).

Cousiand donne la préférence à l'émétique, disant qu'en l'employant pendant cinq à six jours, il n'aurait ni empêché les accès, ni diminué leur violence, on n'en a pas moins l'avantage de n'avoir pas perdu du temps et d'avoir préparé le malade à l'administration du quinquina.

Kampf, médecin d'Edimbourg, recommande de donner l'émétique à l'entrée de l'accès. Les anciens le faisaient. *Tralles (Alexandre)* dit, qu'au commencement de l'accès, les humeurs se portent vers l'estomac, ce qu'on reconnaît par les nausées, les vomiturations qu'éprouvent les malades; mais l'émétique qu'il propose, n'est que l'eau miellée et le chatouillement du gosier avec la barbe d'une plume.

Hoffmann défend l'exhibition de l'émétique, au commencement des fièvres intermittentes causées par une violente passion d'âme. Il le donna peu avant le troisième accès de fièvre, causé chez une femme par une grande colère qui la tourmentait beaucoup. Elle éprouva de grands vomissemens pendant l'accès, qui causèrent à l'arrivée de l'intermission, des anxiétés, des crampes, pendant lesquelles elle se trouva fort accablée. Les vomissemens recommencèrent à l'entrée de l'accès suivant, *dans lequel elle mourut*. On trouva, à l'ouverture du cadavre, la poudre émétique (on ne dit pas laquelle), nichée dans un coin de l'estomac, d'où elle n'avait pu être tirée par les efforts du vomissement, et ce qui est très-remarquable, c'est que l'action de cette poudre ne se développait que pendant l'accès.

(1) Jour. de médec. Juillet 1790, pag. 20 et suivantes.

Les passions d'âme agissent de même que la poudre émétique, dans le cas que rapporte *Hoffmann*. On sent combien il est alors dangereux de monter la machine par un émétique.

La manière d'agir des évacuans peut être considérée sous deux aspects, relativement à *l'évacuation*, et relativement à la *révulsion* qu'ils procurent; mais personne ne les a employés comme révulsifs d'une manière aussi extraordinaire que *Sydenham*; il faisait mettre ses malades dans le lit, leur donnait du petit-lait préparé à la bière et la sauge. Lorsque la sueur commençait à paraître, il leur donnait les *pilules cochées majeures*, et par dessus deux onces d'eau-de-vie, de la thériaque et du safran. Son dessein était de pousser en même-temps par les selles et par les sueurs, et imprimer au principe vital deux mouvemens divers, et changer en même-temps la manière d'être de ce principe de vie et la succession des mouvemens organiques qui occasionnaient l'accès. Il a prétendu que ce procédé (qui n'est qu'une méthode très-perturbatrice) lui a mieux réussi que tout autre, dans les fièvres d'Automne. Elle pouvait réussir, conduite sur des Anglais très-phlegmatiques, par la main habile de *Sydenham*; mais elle aurait pu être souvent meurtrière dans les provinces méridionales de la France.

Dans les fièvres mésentériques, comme dans les bilieuses, lorsqu'il y a turgescence supérieure des premières voies, l'émétique, dans le commencement, est à préférer aux purgatifs. Il ne faut pas les donner dans les continues sans avoir fait précéder la saignée, à moins qu'elle ne soit d'ailleurs contre-indiquée, comme elle l'est en général dans les fièvres mésentériques.

Baglivi dit s'être servi de l'émétique avec beaucoup de succès dans les fièvres vertigineuses. Il distinguait deux cas, pour donner des émétiques appropriés. Dans le cas, où le stimulus était très-âcre, il donnait l'huile d'amandes douces avec de l'eau chaude; quand la douleur était vague avec des anxiétes, il donnait l'émétique antimonial.

Nous pouvons maintenant faire de meilleurs choix ; dans le premier cas, donner l'ipécacuanha et dans le second, le tartrite de potasse antimonié.

Il est très-probable que bien de malades auraient été délivrés des fièvres malignes, si dans les fièvres continues qui étaient primitives, on eût fait plus d'usage de l'émétique.

Dans les excellentes notes données dans une édition des œuvres de *Sydenham*, par mon illustre confrère M. *Baumes*, page 489, l'émétique passe pour un remède important dans les fièvres, selon quelques-uns, tandis que d'autres sont prévenus contre son administration. Notre célèbre *Fouquet* avait dit, d'après la théorie la plus rationnelle, que les émétiques donnés dans la première période de la maladie, non-seulement enlèvent les matières putrides et les miasmes contagieux que contiennent les premières voies, mais qu'ils font encore cesser, du moins en très-grande partie, le spasme fébrile qui concentre la chaleur, les humeurs et les forces vers le noyau du corps, favorisent certaines éruptions critiques, dans quelques fièvres exanthématiques, et autres éruptions; qu'ils préviennent d'ailleurs la diarrhée dangereuse qui survient souvent vers le déclin des maladies putrides, selon la remarque de *Sydenham* (1), qui dit : « si on néglige de le » donner dans les vomiturations, il ne manque

---

(1) Mémoire sur les fièvres, par *Lind* , pag. 226.

» jamais d'arriver une diarrhée qui empêche les
» crises, qui amène des faiblesses, des sueurs
» colliquatives, qui enlèvent les malades ». Il
donnait au commencement l'émétique, et sur la
fin, des remèdes chauds, et il était étonné de
l'heureux succès de cette pratique, voyant que
l'émétique entraînait si peu de matière. Mais il
ne l'eut pas été s'il eût su ce que dit *Boerhaave*,
qu'une petite quantité d'œufs pourris, donnée
à un animal, produisit des mouvemens convulsifs effrayans et semblables aux mêmes symptômes;
et que cette matière une fois chassée, l'animal
reprend son premier état.

Cette première considération qui nécessite
l'émétique dans les fièvres, détache les glaires,
la matière putride corrompue, la bile, etc.; il
les vuide en secouant les glandes de ces organes,
qui sont forcées de les laisser échapper.

Le deuxième effet, c'est qu'il donne de ton à
l'estomac, il détermine les sueurs, et les sueurs
résolvent les humeurs morbifiques, dissipent un
sentiment de lassitude contondant, qui se fait
aux lombes et quelquefois dans toute l'habitude
du corps.

Il ne faut pas croire que la croûte de la langue
soit toujours une indication de saburre, puisqu'on
la trouve également dans des personnes saines
et vigoureuses. Ce qui le prouve encore, c'est
que les purgatifs ne réussissent que lorsque cette
croûte a diminué.

Les émétiques antimoniaux sont très-indiqués
dans les fièvres gastriques, et qu'il y a des signes
d'amas de mauvais sucs dans l'estomac ; dans les
fièvres exanthématiques, et surtout dans les
érysipélateuses, la petite-vérole, la rougeole,
lorsque les éruptions se font avec peine au temps
indiqué.

Sydenham a observé, que lorsque dans les petites-véroles confluentes des adultes, les glandes et les conduits salivaires, sont comme obstrués par des sucs épaissis, l'émétique les désobstrue.

Le tartre émétique mérite la préférence dans les apoplexies séreuses et pituiteuses, dans les fièvres intermittentes, dans les hydropisies, les cacochymies.

On observe que le vin émétique excite le vomissement plus promptement que le tartrite de potasse antimonié; ce qui indique qu'il faut le préférer dans les cas pressans. Il faut le préférer surtout dans ceux où l'on a besoin que l'action soit soutenue, constante.

Dans les maladies de la tête, et spécialement dans les commotions du cerveau, les apoplexies par commotion, à la suite des chutes, des entorses, ou de déplacemens de la colonne vertébrale, il faut administrer les émétiques, et même les réitérer, soit qu'il y ait des embarras formés par les humeurs gastriques, saburrales ou bilieuses de l'estomac ou non. C'est pour exciter le principe vital, c'est pour imprimer des secousses au système nerveux et à tous les solides, qu'on les conseille.

Les émétiques ne sont jamais mieux indiqués que dans les violens accès d'asthme humide, 1.º pour réveiller l'action du principe vital, et spécialement du système pulmonaire qui est faible, ou dans une espèce d'état d'indolence. 2.º Pour expulser les sérosités qui engouent le poumon, soit pour évacuer les matières gastriques qui tapissent l'intérieur de l'estomac. Donnés le soir, ils ont souvent prévenu l'accès qui devait arriver la nuit. 3.º Ils ont encore la puissance de porter leurs effets bienfaisans à la surface du corps, surtout lorsque l'asthme est pituiteux, ou catarrhal, et comme plus utile dans les accès d'asthme d'Hiver que d'Été.

Les émétiques opèrent des prodiges dans les maladies de poitrine, telles que le catarrhe, l'asthme, les pleurésies, les péripneumonies, les pituiteuses surtout, ainsi que sur les rhumatisantes; dans le croup, l'angine, la coqueluche, les fluxions de poitrine symptomatiques.

Les émétiques conviennent éminemment dans l'érysipèle, ainsi que nous l'avons déjà dit, parce que cette maladie, quoique rangée par beaucoup de nosologistes dans la classe des inflammatoires, dépend le plus souvent de la bile. C'est encore ici qu'il faut dire, que c'est surtout dans le commencement qu'il faut le donner. Dans cette maladie, il ne convient jamais mieux que lorsque la matière érysipélateuse se porte sur quelque organe intérieur, l'émétique alors fait plus que tout autre remède, pour renvoyer l'humeur érysipélateuse métastatique à la périphérie du corps.

Dans les érysipèles, et j'avais oublié de le dire, les vomissemens répétés, soulagent beaucoup les malades, les secousses excitées dans les affections de poitrine par les émétiques doux, mais répétés, divisent et rejettent les humeurs stagnantes dans les organes biliaires du foie et des organes de la chylification; *Reid* et d'autres praticiens ont observé, que dans les phthisies pulmonaires, comme l'on est obligé de les continuer long-temps, que les malades s'accoutument pour ainsi dire à leur action, il faut nécessairement en augmenter la dose.

Il y a une espèce d'hémoptysie produite par la diathèse bilieuse, dans laquelle les vomitifs et surtout l'ipécacuanha la font cesser presque dans l'instant.

Dans l'histoire de l'académie royale des Sciences (1) on lit, qu'un médecin ordonna l'émétique dans un vomissement de sang, rebelle à tous les secours qu'on y avait apportés, et qui céda avec le succès le plus heureux au vomitif. Un chirurgien - major donna ce remède à un soldat blessé à l'orifice supérieur de l'estomac. En convalescence, il lui survint une fièvre tierce pour laquelle il fut émétisé une seconde fois. La plaie se rouvrit, il vomit beaucoup de sang, et malgré cela il guérit radicalement.

Les vomissemens spontanés ayant quelquefois déterminé les eaux des ascitiques à s'évacuer par cette voie, ont engagé les praticiens, à l'exemple de *Sydenham*, a faire usage des vomitifs réitérés avant de pratiquer la paracenthèse. Mais l'on doit observer scrupuleusement de ne pas émétiser ceux qui sont attaqués d'hydropisie vineuse, ni ceux qui ont le foie, ou les autres viscères parenchimateux du bas-ventre obstrués ou squirrheux.

Il y a une espèce d'anasarque qui succède non-seulement aux grandes évacuations sanguines, mais encore aux grandes évacuations de toute nature, où les émétiques et même les purgatifs sont contre-indiqués. La diète blanche, les laitages, les alimens analeptiques, le bon vin, un peu de quinquina, les martiaux, les frictions sèches sur la peau, sont les moyens curatoires que la médecine offre de plus salutaires pour les guérir. *Golin*, cité honorablement par *De Barthez*, a observé que dans l'anasarque, les diaphorétiques et les diurétiques, sont plus utiles que les émétiques et les purgatifs.

Dans tous les cas, les mêmes remèdes émétiques, ne doivent pas être administrés indif-

(1) Années 1715 et 1723.

féremment. Par exemple, si la diarrhée ou la dyssenterie résident dans l'estomac, il faut émétiser avec le tartrite de potasse antimonié; mais dans la dyssenterie essentielle, ou idiopathique, il faut préférer l'ipécacuanha; avec d'autant plus de raison, qu'il est regardé comme spécifique dans la cure de ces maladies. Dans la diarrhée l'émétique est tellement nécessaire, lors surtout qu'il y a eu d'abord des envies de vomir, que si on n'évacue point l'humeur qui les cause, elle sera la source de mille accidens fâcheux, qui, durant tout le traitement, embarrasseront extrèmement le médecin et mettront le malade en grand danger.

Geoffroi a observé qu'il fait plus de bien sur la fin qu'au commencement des dyssenteries; d'où résulte, ce nous semble, qu'on ne doit le donner que lorsque cette maladie a parcouru son premier temps, dit temps d'irritation, ou qu'on a fait précéder l'usage des adoucissans, les saignées, etc.

Les émétiques, d'après *Stoll* et *Zimmerman*, ne réussissent bien dans les dyssentéries épidémiques que lorsque la coction s'établit et que la turgescence des premières voies est supérieure ou dominante.

La vertu émétique de l'ipécacuanha (il y en a de trois espèces, la *noire*, la *blanche* et la *jaune*, la 3.e croissant sur les mines d'or est la meilleure. Le noir est violent, le blanc est faible et le roux tient le milieu) est si certaine et si sûre, qu'à certains individus, un ou deux grains en poudre excitent la nausée et quelquefois le vomissement.

Autrefois on donnait l'ipécacuanha en poudre à la dose de quarante ou cinquante grains, et même à une drachme. Maintenant on ne le donne guère, au moins dans tout le midi de la France, au dessus de quinze ou vingt grains.

L'on voit donc dans la pratique, qu'à quelle dose qu'on donne cette poudre, elle est certainement presque toute rejetée par le premier acte du vomissement. Son action ne se soutient pas comme celle du tartrite de potasse antimonié, par son long séjour dans l'estomac. Aussi y a-t-il beaucoup de praticiens qui émétisent en donnant en une ou deux prises l'ipécacuanha à dix ou douze grains, mêlés avec un grain de tartrite de potasse antimonié, pour que de cette manière le vomissement se continue plus long-temps, en stimulant l'estomac d'une manière plus forte et plus durable.

J'ai déjà dit que l'ipécacuanha mérite la préférence sur tous les autres émétiques, dans la cure de la dyssenterie essentielle, dans les dyssenteries graves; il ne faut pas craindre de le donner trois ou quatre fois de suite à dose suffisante pour faire vomir, si l'action d'une première ou d'une seconde prise n'ont pas suffi. Sa vertu, dans cette maladie, a eu produit de si bons effets, qu'il a été regardé par de bons auteurs, comme spécifique. Je ne sais si alors il avait agi comme émétique ou comme éméto-cathartique, ou bien comme possédant la faculté de provoquer plus efficacement que tout autre vomitif le mouvement anti-péristaltique des intestins; mais ce qu'il y avait de certain, c'est qu'il brillait sur tous les autres remèdes pour arrêter le flux dyssentérique.

Dans la dyssenterie, l'on a vu le tartrite de potasse antimonié, agir comme purgatif, avant comme après avoir émétisé. Ce que ne fait point l'ipécacuanha. Le premier excitait le flux de ventre très-souvent, ce que ne faisait pas le second.

On a fortement recommandé l'ipécacuanha dans les hémorragies, sans doute, parce qu'on l'a cru doué d'une vertu astringente ; ce qui a paru à *Cullen*, un problème difficile à résoudre. Il avait eu occasion de l'employer plusieurs fois avec avantage ; mais une fois, il augmenta l'hémorragie, à tel point qu'il mit le malade en danger. D'après cela, *Cullen* croit qu'il agit en détournant le sang qui se portait aux poumons.

Dans les hémorragies de l'utérus, les émétiques capables de produire facilement les nausées, méritent la préférence ; et sous ce point de vue elle appartient incontestablement à l'ipécacuanha.

Cependant il paraît que le bon effet qu'il doit produire, doit être subordonné aux indications tirées de l'estomac, de sa gastricité, des mauvais sucs qui l'embarassent ; car autrement, il nous semble que des vomissemens seraient plutôt capables d'accélérer la perte de sang, que de l'arrêter.

Néanmoins, les émétiques et surtout l'ipécacuanha, sont administrés avec grand succès aux femmes grosses ; et il est même bien prouvé que chez elles, le vomissement est moins à craindre que la toux. Cependant il faut le prescrire avec circonspection, et si son action était poussée un peu trop loin, l'on devrait s'empresser de donner l'anti-émétique de *Lazare Rivière*, ou tout autre.

Si au lieu de l'ipécacuanha on avait donné le tartrite de potasse antimonié, le vomissement était trop violent, ou se prolongeait trop long-temps, il faudrait donner au malades quelques gouttes d'esprit de soufre ou de vitriol dans un verre d'eau ou de tisane, jusqu'à agréable acidité, et aussitôt la vertu émétique de l'antimoine serait arrêtée bien plus sûrement que par l'opium.

Angelus Sala (1) avait observé, que les émétiques ne sont pas contre-indiqués dans la grossesse. La chose doit paraître très - croyable à tout homme qui pense, lorsqu'on a lieu d'observer fréquemment dans la pratique, que des femmes grosses ont vomi, tant que leur grossesse a duré, sans avorter.

L'ipécacuanha, considéré comme un émétique plus doux que les préparations antimoniales, convient mieux aux femmes; il tourne moins l'estomac, il ébranle moins tout le corps. Donné même ensuite à très-petite dose, comme à un, deux, trois grains, il agit comme tonique et même comme anti-spasmodique. C'est en l'employant de cette manière à petites doses, qu'on l'a souvent vu réussir dans la cure des fleurs blanches.

Les fièvres puerpérales et le commencement des fièvres putrides qui arrivent aux femmes nouvellement accouchées, sont des cas où l'émétique est le plus souvent bien appliqué; car, outre la vertu qu'il a de provoquer l'ascension du lait vers le sein, il relève les forces, sollicite toutes les excrétions, ouvre les couloirs pour favoriser la terminaison laiteuse.

L'ipécacuanha est aujourd'hui en France le vomitif des enfans; il brille dans les maladies communes à cet âge de la vie, et surtout dans les catarrhes, les rhumes, la coqueluche, le croup, l'amas de glaires dans l'estomac, etc. Combien d'enfans n'ont pas dû la vie à l'ipécacuanha, donné tous les trois ou quatre jours, pendant cinq à six fois?

Les anciens conseillaient les vomitifs répétés

_____

(1) Voyez son émittologie.

dans la cure de la sciatique, aidés de lavemens âcres, et de purgatifs drastiques, afin d'attirer ailleurs, ou d'évacuer la matière morbifique qui agaçait le nerf sciatique.

Il est reconnu aujourd'hui, que les vomitifs sont dangereux aux goutteux, l'émétique ayant appelé la goutte à l'estomac, ou sur quelque autre viscère abdominal. Mais doit-on penser de même lorsque l'humeur goutteuse s'est déjà portée sur ces organes, soit lors de l'invasion de l'accès, soit par la délétessence de l'humeur métastatique? Je ne le pense point. *De Barthez* ne pensait pas non-plus qu'il fût nuisible, lorsqu'il l'administra si sagement et avec tant de succès à un octogénaire ministre de *Louis XVI*, dans un cas semblable à celui que nous exposons ici.

Le docteur *Pye*, au rapport de *Zimmerman* (1) a vu un vomissement très-extraordinaire et très-dangereux dans la goutte, devenir vraiment critique dans cette maladie. *Zimmerman*, rapporte lui-même, qu'un Anglais bien portant, d'ailleurs, à l'exception de la goutte, homme d'une bonne constitution, etc., modéré à tous égards, prit le parti de détruire cet ennemi, en s'abstenant de viande et ne vivant que de légumes. La goutte revint malgré son espoir, mais très-modérément. Cet homme irrité de ce retour, se remit à l'usage de la viande. Peu de mois après, la goutte le reprit aux pieds avec une force extrême. Dans l'espace de douze jours, la douleur qui s'était augmentée peu-à-peu, monta précipitamment au plus haut degré; passa comme un trait des pieds au mollet de la jambe, delà aux cuisses, d'où elle monta avec toute sa violence au bas-ventre

---

(1) De l'expér. en méd. tom. 2 p. 84.

enfin à l'estomac. Dès que le malade eut vomi une livre et demie d'une eau verdâtre, toutes les douleurs disparurent et il ne resta plus aucune marque de la maladie. L'eau qu'il avait vomie était aussi acide et aussi pénétrante que l'esprit minéral le plus fort. Incontinent le malade tomba dans un sommeil si bienfaisant, qu'il ne sentit en s'éveillant, aucune douleur, ne vit rien qu'une petite enflure aux pieds, alla se promener après, et vaqua à ses affaires.

Pendant tout le temps qu'avait duré cet accès, il avait eu une sueur abondante et copieuse, qui donnait à sa chemise une teinte safranée. Son urine était pourprée; mais tous ces signes disparurent après le vomissement critique. Cet homme eut encore plusieurs récidives, quoique plus soutenables, pendant deux ans de suite, qui finissaient toutes de même par le vomissement.

Le vomissement, d'après *Zimmerman*, est dangereux dans la pleurésie et la péripneumonie, et souvent même mortel, s'il paraît le premier jour. Il est un signe dans le pourpre et dans les maladies malignes, parce que cela arrive, dit-il, pour la rentrée des matières morbifiques. La matière des vomissemens, selon *Hippocrate*, nous le répétons, est d'un funeste présage, lorsqu'elle est brune, noire et fétide. *Baglivi*, attribue le vomissement d'un brun noirâtre à l'affaiblissement, et dit qu'il présage souvent la mort.

L'émétique, avons-nous déjà dit, est regardé comme dangereux, dans les obstructions et les squirrhes du foie, de la rate, etc.; leur administration imprudente dans ces cas, a eu occasionné l'ictère et la mort.

Dans les fièvres malignes d'hôpital et autres

de pareille nature, comme les fièvres lentes nerveuses, il n'y a rien de mieux à faire dans le commencement, que de donner un émétique doux, et surtout s'il y a turgescence supérieure et appareil de matières saburrales, bilieuses dans l'estomac. *Silvius de Lèboé* et *Willis* ont vu des émétiques, combinés avec les alexi-pharmaques, produire de bons effets dans le commencement, lorsqu'il y avait des vomiturations. *Diemerbroeck* dit cependant avoir vu le contraire. Mais il faut observer qu'alors l'émétique ne produisait ce mauvais effet, que parce que les vomiturations ne venaient que d'une inflammation à l'estomac; ainsi donc dans cette maladie, avant de donner l'émétique, il faut s'assurer si l'estomac n'est pas atteint de phlogose.

Dans les fièvres exanthématiques et pétéchiales, comme la peste, la rougeole, la petite-vérole, les fièvres pétéchiales-miliaires, comme la *bulluse*, le *zoster*, la suette, le pourpre noir, blanc, rouge, etc., qui se rapportent souvent aux fièvres bilieuses, et qui de nos jours se sont si fort multipliées, et sur la cause desquelles les médecins ne sont pas toujours d'accord; on a vu souvent les évacuans, et surtout les purgatifs âcres, les déterminer, surtout dans les sujets mélancoliques. Il y a des cas où elles sont l'effet de la dissolution putride. *Sydenham* croit qu'il est un cas où elles sont l'effet d'une pléthorre. L'histoire des épidémies suppose presque toujour une dissolution et par conséquent un besoin des acides. Mais s'il y a météorisme sans douleur, on recommande les purgatifs, qui alors réussissent très-bien.

Néanmoins, c'est au commencement, au moment de l'invasion de la maladie, ainsi que vers la fin, si la crise s'est jugée par les selles.

Dans la petite-vérole, il est des cas où la vioience du mal exige des évacuans, pour vider la matière de la suppuration, et dissiper les symptômes funestes, alors l'émétique en lavage.

L'on n'emploie aujourd'hui des émétiques minéraux, que les préparations antimoniales suivantes, ou du moins ce sont les plus usitées. Le tartre émétique (tartrite de potasse antimonié), le vin émétique, le sirop de *Glaubert*, le molchique des frères de la charité, et le verre d'antimoine.

L'antimoine, jusqu'à *Bazile Valentin*, avait été regardé comme un poison. La Faculté de médecine de Paris, censura l'émétique, qui d'après le procédé de *Rouelle*, est composé de crême de tartre et de verre d'antimoine. Ces deux substances unies ensemble, forment le sel neutre, connu aussi sous le nom de tartre stibié. Il y a tout lieu de croire qu'alors cette Faculté de médecine était influencée par *Guipatin*. La chose est très-croyable, si l'on en juge par un livre intitulé: *Martyrologe de l'antimoine;* par les lettres imprimées de ce médecin satirique, etc.

Le parlement de Paris mit le sceau à la réprobation de l'émétique, en rendant un arrêt conforme au décret de la Faculté, qui le proscrivait. A cette époque l'on ne maniait pas l'émétique comme aujourd'hui que tous les préjugés établis contre cet excellent remède sont détruits.

De tous les émétiques antimoniaux, le tartrite de potasse antimonié (tartre émétique), est le meilleur de tous. La dose est d'un à quatre grains, dissous dans autant de verres d'eau.

Néanmoins, il y a des personnes qui vomissent à la dose d'un demi-grain ou d'un grain; tandis que d'autres ne vomissent bien qu'à la dose de *trois*, *quatre* ou *cinq* grains.

J'ai guéri un malade d'une attaque d'apoplexie

humorale, en lui administrant tous les quart-
d'heure, quatre grains de tartre émétique, dans
demi-verre d'eau tiède, portée dans l'estomac au
moyen d'une sonde de gomme élastique, placée
dans la bouche, à l'aide d'une seringue à injection. Le malade ne pouvant rien avaler; ce ne
fut qu'après lui en avoir fait prendre vingt-quatre
grains; sans compter une once et demie de vin
émétique trouble; le tout aidé de lavemens, avec
la décoction de feuilles de tabac et de séné qu'il
commença à vomir, alla à selle, et sortit de son
attaque.

Cette dose excessive de tartrite de potasse antimonié, ne fit pas plus d'effet ni d'impression
sur les organes, que la dose d'un grain en fait
à la majorité des adultes.

Il y a, comme on voit, des maladies soporeuses
et autres, dans lesquelles l'atonie des solides
est portée à un tel degré de faiblesse et de laxité,
où on peut porter hardiment et sans danger,
l'émétique à la plus haute dose.

Dans les fièvres pituiteuses, il faut préférer le
tartrite de potasse antimonié, à tout autre émétique; pour le faire réussir, il faut inciser les
matières pituiteuses et visqueuses, de nature
tenace, en donnant la veille quelques petites
doses d'un sel neutre, ou même quelques cuillerées d'eau émétisée, mais à si petite quantité,
qu'en disposant et atténuant les matières, on ne
puisse point ni les évacuer, ni même exciter des
vomiturations.

On a conseillé les émétiques, pour faire percer
les amygdales suppurées, ainsi que les abcès du
poumon, dans les vomiques. Mais comme l'ouverture brusque et peut-être peu proportionnée avec
les foyers purulens de ces sortes d'abcès, a souvent
causé la mort subite; il nous paraît plus prudent,

plus sage et plus conforme aux règles de la médecine, pour l'ouverture des abcès des amygdales, d'employer l'instrument tranchant, dirigé par une main habile; et dans les vomiques, attendre le moment où la nature bienfaisante produira une ouverture spontanée, que de provoquer de grandes secousses par le moyen des émétiques; qui une fois en action, on ne peut ni maitriser, ni arrêter à volonté.

Il n'est pas prouvé jusqu'à démonstration, comme on l'a prétendu, que les émétiques antimoniaux aient une vertu septique bilieuse, et que par conséquent, dans les maladies dépendantes de cette cause, il faille préférer toujours les vomitifs végétaux.

La très-petite quantité de substances antimoniales qui suffisent pour être bien et dûment émétisé, ne nous paraît pas suffisante pour produire de grands changemens ni de grandes décompositions dans la bile; surtout au moment où elle n'est pas bien sécrétée. Du reste, dans des cas de pratique douteux, et pour ne pas s'exposer à encourir le blâme; on peut combiner l'émétique antimonial avec les émétiques végétaux, ainsi que nous l'avons déjà dit. On choisit parmi ces derniers, l'ipécacuanha.

Le *kermès minéral* est non-seulement *émétique*, mais il est *incisif*, *purgatif*, *expectorant* et *sudorifique*, selon la dose qu'on l'administre. On l'appelle encore *poudre des chartreux*.

C'est une préparation d'antimoine et de liqueur de nitre fixé, bouillis ensemble dans de l'eau de pluie ou de fontaine; la coction étant achevée et la liqueur reposée, il reste au fond une poudre jaune, qui est le kermès minéral, qu'on dessale en y versant de l'eau chaude à plusieurs reprises: Le kermès étant bien lavé, on le laisse sécher dans le filtre, qu'on suspend en l'air; lorsqu'il est sec, on le détache du papier avec une plume, et l'ayant mis et étendu dans une assiette de terre vernissée, on y verse dessus de l'eau-de-vie, à laquelle on met le feu, lorsque la flamme est éteinte, on remue la poudre jusqu'à ce qu'elle soit bien sèche. Cette poudre a alors la couleur de la graine d'écarlatte ou d'alkermès, en poudre, ce qui lui a fait donner le nom de *kermès*, on y ajoute le surnom de *minéral*, pour le distinguer de la graine de kermès du règne végétal.

Le *kermès minéral* (oxide d'antimoine sulfuré rouge) parut en 1714, comme un remède nouveau; on l'appela la poudre des chartreux, parce qu'un frère de cet ordre, appelé *Dominique*, étant à toute extrémité, pour une fluxion de poitrine, fut guéri par un frère, nommé *Simon*, religieux du même ordre. *Léméry* avait la plus grande confiance en ce remède. *Le Roi* en acheta le secret de M. de la *Ligerie*

Les propriétés du kermès minéral sont fort exaltées. Il se donne comme purgatif ou comme correctif des humeurs. Lorsqu'on le donne comme purgatif, on en fait prendre depuis deux jusqu'à quatre grains, en une ou deux fois; souvent on l'associe avec succès à d'autres purgatifs. Si on l'emploie comme correctif, c'est-à-dire, pour qu'il agisse par les urines, les crachats, la sueur, etc., on le donne depuis un quart de grain, jusqu'à un grain, et on en donne plusieurs prises par jour, comme de trois en trois, ou de quatre en quatre heures; employé de cette manière, on l'a vu produire de bons effets dans des suffocations accompagnées d'enflure aux pieds et aux jambes.

Le kermès minéral est fort salutaire, pourvu toutefois qu'on ait fait précéder l'usage des remèdes convenables dans l'inflammation. On le fait prendre dans de l'eau tiède pour purger; dans de l'huile d'amandes douces, pour faire cracher : dans une potion cordiale pour faire transpirer; quelquefois on le donne utilement dans le vin. Pour que le kermès minéral se marie mieux avec les liqueurs dans lesquelles on le fait prendre, et pour qu'il se précipite moins au fond de la fiole, il faut le mêler d'abord avec un peu de miel, et y ajouter ensuite la liqueur, l'huile. En le donnant aux enfans en bas-âge, on le mêle avec le lait.

Le kermès fait vomir à la moindre dose de deux à quatre grains, surtout quand il y a des acides dans l'estomac; il lâche le ventre, augmente l'excrétion des urines, de la transpiration, presque en même-temps.

Il convient au commencement des maladies malignes par l'effet de l'absorption des gaz et des miasmes délétères, pour les porter vers divers émonctoires du corps et principalement de la peau.

Hoffmann le recommande dans les fièvres intermittentes rebelles, chroniques d'Automne ; car il est puissant pour lever les obstructions invétérées du foie et des autres viscères du bas-ventre. On l'a eu donné avec grand succès, mêlé avec le safran de mars et le nitre, pour guérir l'hydropisie. Je l'ai donné moi-même avec grand succès pour faciliter la première éruption des règles, ainsi qu'après leur diminution et leur suppression, combiné avec le safran de mars, la poudre d'iris de Florence. Il est avantageux dans le scorbut, combiné avec le sel de duobus. C'est un des meilleurs remèdes dans les pleurésies, les péripneumonies, les catarrhes suffocans lorsqu'on a fait précéder les saignées, les adoucissans, les béchiques, etc. Dans l'asthme humide l'hydrothorax, etc.

L'asarum ou cabaret.

D'après *Cullen*, cet émétique fut fort employé
par les anciens, qui alors avaient des émétiques
d'un effet moins certain. Ce remède quoique
négligé par les modernes, mérite cependant de
tenir son rang parmi les émétiques végétaux,
ne serait-ce que pour s'en servir utilement dans
le cas où l'ipécacuanha, plante exotique, viendrait
à nous manquer.

L'asarum est un remède polychreste, puisqu'il
purge, émétise; qu'il est diurétique, emménagogue, sudorifique, et sternutatoire. Il a encore
la vertu de détruire les obstructions des viscères,
et de les fortifier.

La racine de cette plante desséchée, réduite
en poudre, donnée à la dose de vingt grains,
est un émétique modéré, moins actif que les
préparations antimoniales. D'ailleurs, il en est des
émétiques comme de tous les autres remèdes : ils
agissent selon le tempérament et selon l'idiosyn-
crasie de l'individu; car, on voit des personnes,
tous les jours dans la pratique, qui ne peuvent
vomir avec une forte dose d'ipécacuanha, et qui
vomissent considérablement à une petite dose
de tartrite de potasse antimonié, *et vice versâ*.
Le vin, par exemple, à qui personne ne connaît
ni n'attribue la vertu émétique, est un puissant
vomitif pour moi. L'odeur seule du vin me donne
des nausées, et à l'âge de soixante-huit ans que
j'écris ceci, je n'en ai pu boire une goutte, ni même
de toute autre liqueur fermentée ou spiritueuse
sans les rejeter par le vomissement. Le *Cabaret*
ou *asarum*, doit donc être signalé comme un
émétique indigène; et comme tel soigneusement
placé dans les officines pharmaceutiques.

Voici une portion émétique avec le *Cabaret·*
℞ suc d'asarum, ℥ j, oximel de squille, ℥ ß,
eau de chardon béni , ℥ ij , mêlez. C'est un
émétique excellent dans la manie où il réussit
mieux que tous les autres. *Fernel* faisait avec le
cabaret une composition émétique qui convenait
selon lui, à tout le monde. Elle se prépare dans
les officines de pharmacie.

Geoffroi assure , d'après l'assertion de *Pitt,*
que si dans les maux de tête, on en prend cinq
à six grains en guise de tabac, en se couchant,
le sommeil n'est point troublé et le lendemain
une grande quantité de sérosités s'évacuent par
le nez. Bien plus, il assure que ce flux de pituite
dure ordinairement trois jours, ce qui cause un
grand soulagement aux malades. Cette poudre
soufflée dans l'oreille, a eu guéri la surdité.

Les Anglais font un grand usage de la poudre
des feuilles de cabaret Ils en mettent *sept à huit
grains* dans une once de tabac, dans les cas qui
demandent l'usage des masticatoires.

Geoffroi a vu réussir ce remède dans une
paralysie de la langue. D'autres, l'ont vu réussir
dans des douleurs inouies de la tête.

L'érigerum seneçon (1). On trouve des remarques sur l'usage extérieur du *tabac* et du *seneçon,* desquelles il résulte, que l'une et l'autre
plante écrasées et battues dans du vinaigre, ou
de l'eau-de-vie , depuis une once de feuilles
de l'une et de l'autre, appliquées ensemble, ou
séparément, provoquent le vomissement et résolvent les tumeurs des hypocondres. Une jeune
femme d'Édimbourg, fameuse pour guérir les

_____

(1) Voyez les essais et obs. de méd. de la société d'Édimbourg, tom II, art. 5, pag. 52, par *Steaman.*

fièvres intermittentes, ne se servait que d'un
cataplasme de seneçon (*senecio minor vulgaris*)
récemment cueilli et appliqué sur l'épigastre.
Il provoquait de grands vomissemens. Elle n'en
faisait usage que les jours d'intermission. Ce
remède est purement empyrique. On ne l'a pas
encore, ce me semble, assez éprouvé pour en
faire l'application d'une manière raisonnée et
méthodique. D'après cela, il n'est prudent de
l'appliquer que lorsque les fièvres intermittentes
n'auront pas cédé au quinquina et à l'administration des fébrifuges les plus héroïques.

La scille. Elle est vomitive, expectorante et
diurétique. C'est un remède polycreste auquel
on n'aurait recours comme émétique, que tout
autant qu'on manquerait d'autres remèdes. Néanmoins, il n'est pas indifférent de savoir qu'il
est doué de cette vertu, lorsqu'on l'emploie soit
en substance, soit dans le vin, dans les maladies de poitrine, parce que avant de l'administrer, il est prudent de s'assurer si les vomiturations
ne doivent pas être nuisibles aux malades.

L'ellébore blanc.

Sa racine pulvérisée était très-souvent employée par les anciens et surtout par *Hippocrate.*
Ils ne connaissaient pas encore les émétiques et
les purgatifs, que le temps et le hazard ont
découvert depuis. Ils administraient la poudre
de la racine d'ellébore blanc, aux personnes
d'un tempérament pituiteux, robustes; et même
avant de le donner, ils préparaient les malades
par des remèdes et par un régime de vie adoucissans.

A présent, on n'emploie guère la poudre d'ellébore, que comme sternutatoire, dans les mala-

dies soporeuses, dans la folie et dans l'épilepsie ; et l'on craint, peut-être beaucoup trop la violence de son action émétique intérieurement, que l'on regarde même comme très-dangereuse et comme très-propre à produire des inflammations.

Cependant il peut se trouver des circonstances où l'ellébore pourrait mériter la préférence sur beaucoup d'autres remèdes ; telles seraient celles d'une apoplexie humorale séreuse, d'une hémiplégie, dans lesquelles les autres secours seraient impuissans ; tels seraient encore les cas, où l'art n'offrirait d'autres ressources qu'une méthode de traitement extrêmement perturbatrice.

Il y a des remèdes qui, appliqués à l'extérieur, peuvent provoquer le vomissement. Ce sont le doigt introduit dans la gorge jusqu'au pharinx, le bout barbu d'une plume, seul, ou trempé dans l'huile ; la fumée de tabac, à ceux qui ne l'ont pas accoutumé ; la fumée de tabac, introduite dans l'anus ; une solution de tartre stibié dont on se gargarise et dont on se frotte l'épigastre.

Quelles qu'aient été les précautions prises par les médecins les plus judicieux pour bien régler les doses des émétiques, ils n'ont pas pu parvenir à être toujours justes, et divers malades ont été dans le cas de vomir trop ou trop peu.

Lorsque le vomissement est trop fort, ou qu'il dure trop long-temps, on doit travailler à l'arrêter. Pour cela, il faut faire prendre à ces malades des acides minéraux, tels que l'acide de soufre, l'acide vitriolique, l'anti-émétique de *Rivière*, l'opium ou ses préparations, la crème de tartre, le vin chaud où l'on a mis du sucre et de la canelle, la thériaque, le diascordium.

Voici la formule de la potion anti émétique

de M. *Chaussier* (1). ♃. acide tartarique en poudre, ʒj, carbonate de potasse cristallisé et pulvérisé, ℥ij, sucre blanc en poudre, ℥j, mêlez exactement. Pour une dose que l'on délaye dans un verre de tisane, ou dans une eau distillée appropriée, que l'on fait prendre sur le champ.

Plusieurs auteurs ont prétendu, que les acides végétaux augmentaient singulièrement l'action des vomitifs préparés avec l'antimoine, au lieu de les calmer.

D'autres ont avancé que la casse bride et empêche la qualité vomitive des remèdes que nous venons de signaler comme essentiellement émétiques; mais encore, du tartre émétique (tartrite de potasse antimonié), de l'ipécacuanha, etc. C'est à l'expérience à confirmer ou à détruire ces assertions.

PURGATIFS.

Purgatif, adj. et s. m. *purgans*, *purgativus*, *catharticus*, du verbe latin *purgare*; nétoyer, purifier, rendre net, ôter les ordures; ce mot se prend en général pour toute sorte de remèdes qui évacuent les humeurs par les différentes voies des sécrétions. Voyez *evacuans*. Mais on entend plus souvent et plus particulièrement par ce terme, ces remèdes qui les font sortir par les selles; ils s'appèlent proprement *cathartiques*.

Hippocrate a appelé le purgatif par l'anus, le remède par excellence. C'est le plus usité;

_____

(1) Professeur de la faculté de médecine de Paris.

et comme il a beaucoup d'influence sur le corps humain, il ne faut le donner que lorsque il est bien indiqué. L'évacuation a toujours été regardée comme la voie la plus directe pour purifier la masse des humeurs, parce que l'on a pensé que les parties les plus corrompues et les plus impures se séparent et s'évacuent plus aisément par cette voie.

On divise les purgatifs en trois classes : les doux sont appelés *eccoprotiques*. Les seconds en force *minoratifs* et les troisièmes plus énergiques, sont appelés *drastiques*. La force des purgatifs varie aussi selon leur dose.

Il est nécessaire en bonne médecine pratique de varier les purgatifs, selon l'âge, le sexe, le tempérament, l'état du malade, la nature de la maladie, celle de l'humeur à évacuer, selon la saison et selon d'autres circonstances.

Les adultes sont plus difficiles à purger que les enfans et les femmes. Les habitans des pays froids sont purgés plus difficilement que ceux des pays chauds. *Spigelius* (1), *Fabrio* (2) parlant de la proportion mutuelle des membres disent « avoir observé plusieurs fois, que ceux » qui ont de longs pieds, sont très-faciles à » purger, c'est à quoi il faut faire attention » quand on donne un purgatif.

On a aussi divisé les purgatifs, comme nous venons de le dire, par rapport aux différentes matières à évacuer. Cette division n'avait pas été méconnue par *Hippocrate*; quoique de son temps on ne connût pas comme aujourd'hui une grande quantité de purgatifs de toutes les clas-

---

(1) *De humor. corp.*
(2) *Lib.* 1 *cap.* 2, *pag* 22.

ses. On les a donc divisés en *panchimagogues*, en *chalagoges*, en *phlegmagogues*, en *ménalogogues*, suivant la nature de l'humeur qu'il fallait évacuer.

L'on a prétendu que le principe actif, aiguillonant des évacuans, devait être plus actif dans les émétiques que dans les purgatifs. Cependant l'on voit tous les jours, que les émétiques sans faire vomir deviennent cathartiques, et que ceux-ci émétisent et ne purgent pas. Ce qui doit tenir d'une part à la tendance qu'a la nature, à évacuer la matière morbifique plutôt par une voie que par une autre ; ce qui est indiqué le plus souvent par la turgescence qui se manifeste pour le haut ou pour le bas, et d'une autre part à ce que généralement il y a des remèdes qui portent préférablement leur action sur tel ou tel point du canal alimentaire.

L'on doit regarder l'activité des purgatifs comme relative et non comme absolue, puisqu'elle augmente ou diminue relativement aux différens degrès de force, de sensibilité, à la nature des matières à évacuer, à l'âge, au sexe, au genre de vie, de climat, de saison, de temps. *Cullen* suppose toujours que les purgatifs augmentent le mouvement péristaltique des intestins.

Les corps sensibles sont plus fortement mus par un purgatif, que ceux dont la vie est languissante, d'où l'on a souvent observé que les leuco-phlegmatiques, les cachectiques, les mélancoliques, les scorbutiques et autres qui ont les viscères faibles, lâches, ne sont nullement émus par de légères doses de purgatifs.

Si l'affluence des fluides qui se portent dans l'aorte descendante, est augmentée, comme cela me paraît être, par l'effet des purgatifs, les vaisseaux qui portent le sang à la tête, doivent jusqu'à un certain point, recevoir moins de fluides. La purgation doit, par ce moyen diminuer la quantité et l'impétuosité du sang dans les vaisseaux de la tête. C'est sans doute pour cette raison que l'on a si souvent trouvé les purgatifs utiles dans les maladies de la tête.

Les humeurs évacuées du ventricule et des intestins n'étant pas toutes de la même nature, puisqu'elles diffèrent en couleur et en consistance, on leur a donné différens noms. On nomme bile des humeurs d'une couleur jaunâtre, et d'une viscosité moyenne ; *atrabile* ou de mélancolique celles qui sont plus épaisses et noirâtres. On a compris sous le nom de *phlegme* ou de *pituite*, les sucs visqueux, gluans et blanchâtres ; et sous celui d'*eau* ceux qui sont séreux et fluides. On croyait que les proportions de ces humeurs étaient différentes, selon les différentes personnes, selon leur tempérament, leur manière de vivre, leurs maladies, la saison de l'année, etc.

Les anciens voyant, d'après l'administration de certains cathartiques, que les humeurs évacuées étaient jaunâtres, nommèrent les remèdes *cholagogues*, ou purgatifs de la bile, *ménalogogues*, ou purgatifs de la mélancolie ou de l'atrabile, ceux qui chassaient les sucs épais et noirâtres. *phlegmagogues*, ceux qui évacuent les humeurs gluantes, pituiteuses et phlegmatiques. Et *hydragogues*, ceux qui évacuent les liqueurs claires et séreuses. Ils cherchaient dans le malade à connaître son humeur dominante, afin d'y bien approprier le choix de tel ou tel purgatif.

L'aimant attire le fer ; l'ambre, les fils et les pailles ; les plantes, leur sève. Tout se choisit, pour ainsi dire, le suc qui lui est propre, sans s'apercevoir d'aucune force impulsive. Les modernes ont peut-être ajouté à ces idées les phénomènes étonnans de l'attraction, du magnétisme, de l'électricité du galvanisme, tout cela a fait croire que tels remèdes donnés au malade, éva-cuaient telles ou telles humeurs, qu'ils attiraient les sucs qui leur étaient analogues sans que bientôt chassaient la force *expultrice* des intestins, excitée par les remèdes qui étaient dans un vrai rapport avec les humeurs à évacuer.

Néanmoins, *Erasistrate*, *Asclépiade*, nièrent que les purgatifs eussent aucune force particu-lière, pour attirer telles et telles humeurs. Ils attribuèrent seulement à une *corruption* ou *trans-mutation assimilatrice*, ce qu'on avait attribué auparavant à une *attraction électrique*.

Éraste réduisit toute l'action des purgatifs à une irritation, au moyen de laquelle ils excitent l'estomac, les intestins et les vaisseaux de tout genre qui communiquent avec eux, à chasser les matières qu'ils contiennent.

Mais pouvait-on lui répondre, si le séné, le jalab et la colloquinte purgent en irritant, les huiles, les corps gras purgent nécessairement d'une autre manière.

Péchlin, marchant sur les traces d'*Eraste*, fit une nouvelle division des purgatifs, selon leur degré de force et d'acrimonie. Les *chologogues* furent rangés parmi les plus doux; ceux qui ont une vertu plus irritante ou plus active, purgent la pituite; et enfin les résineux, les grands irri-tans étaient ceux qui chassaient la mélancolie et les eaux croupissantes.

Les partisans de l'irritation ont prétendu que les anciens avaient été trompés par la couleur des excrémens, qui, teints diversement par les purgatifs, paraissent sous forme de telles et telles humeurs. C'est ainsi que, disent-ils, les humeurs intestinales ressemblent à la bile, lorsque l'aloès

ou la rhubarbe leur ont donné la couleur jaune ;
et qu'elles sont noires ou semblables à l'*atrabile*,
à cause de la teinture qu'elles reçoivent du po-
lipode de chène, des acides vitrioliqués, sulfu-
riques, etc.; c'est de là, ajoutent-ils, que les
purgatifs ont pris leurs noms de *cholagogues*, de
ménalogogues, *etc.*

Quelques modernes ont dit n'avoir jamais vu
opérer de cathartiques sans vider beaucoup de
bile, et souvent sans avoir vu les *cholagogues*
évacuer plus de pituite que de bile. La manne,
regardée comme cholagogue, donnée dans une
décoction de pois-chiches, évacue une grande
quantité de bile, ou de matières qui lui ressemblent, et quelquefois des liqueurs fort noires
seulement.

La *rhubarbe*, considérée comme un fameux
cholagogue, emporte quelquefois d'humeurs
noires comme de l'encre : l'aloès et l'ellébore
n'avaient souvent évacué que la pituite épaisse,
jaune, après quoi les malades se sentaient
bien.

Si l'opération des différens purgatifs était aussi
indéterminée que l'on voudrait le faire entendre,
nous pourrions nier avec certains auteurs, qu'ils
agissent par élection, et qu'ils eussent plus d'influence sur une liqueur humaine que sur une
autre. Tous les *cathartiques* devraient également
évacuer les différentes humeurs, selon le degré
d'irritation qu'ils produisent sur l'estomac et sur
les intestins.

Si cela était, il faudrait condamner les anciens,
tout au moins comme des observateurs négligens
ou infidèles ; imputations qui s'accorderaient mal
avec leur manière d'observer, sur leur fidélité et
leur exactitude à transmettre leurs observations,

Hippocrate (1) dit en conséquence qu'un remède destiné à agir sur le phlegme, évacuera le phlegme. Qu'un autre destiné à l'évacuation de la bile, videra la bile; et que celui qui opère naturellement sur l'atrabile, soit qu'on le donne la nuit ou le jour, l'Hiver ou l'Été, est fait pour produire cet effet.

Les médecins, d'après *Hippocrate* (2), ont continué à donner les *cholagogues* à ceux qu'ils ont crus accablés de la bile; les *phlegmagogues* à ceux qu'ils concevaient avoir trop de pituite; les *hydragogues* aux œdématiés et aux hydropiques; et les *ménalogogues* à ceux où la mélancolie leur paraissait dominer.

Les purgatifs, dans quelque classe qu'on les choisisse, outre leur vertu évacuante, passent aussi dans le sang. Ce passage est démontré par l'odeur et la couleur que quelques-uns de ces remèdes impriment à l'urine. Le lait d'une nourrice qui a pris une médecine, purge son nourrisson. *Melampus* (3) guérit les filles du Roi *Prœtus*, en les purgeant avec le lait d'une chèvre nourrie d'ellébore. Il y a même des purgatifs qui, appliqués sur des cautères pour les déterger, ou pour augmenter leur suppuration, ont purgé par haut et par bas. Parmi ceux-là on attribue spécialement cette vertu à l'ellébore. On a observé que les purgatifs acides, sont anti-septiques; que d'autres sont en même temps toniques et stomachiques; il y en a de bilescens, comme les antimoniaux et les mercuriaux. D'autres sont émménagogues,

---

(1) *De natur. hum. XIII.* — 11.
(2) *De purgat.* 11. *de natur. hum. XVII.* 8
(3) *Pline*, Histoir. natur. hist. XXV. — 61.

comme l'aloès, qui en outre, provoque les hémorroïdes et les menstrues. Et enfin, on en trouve qui sont un peu caustiques : comme la gomme gutte, le tabac, etc.

Les purgatifs donnés à petites doses, ou même ajoutés aux apéritifs, deviennent eux-mêmes des apéritifs très-puissans et très-actifs; ils augmentent aussi la transpiration aussi bien que les urines.

Wedelius rapporte une observation digne de remarque (1), que les purgatifs, joints aux apéritifs, les rendent plus actifs. Tous les bons praticiens ne s'accordent-ils pas aujourd'hui sur l'utilité des purgatifs intercalés avec les apéritifs, pour vaincre plus facilement les obstructions de tout le système glanduleux ?

Martian conseille de même, de joindre les purgatifs aux autres médicamens; il ajoute qu'un *Danois* lui a appris cet usage, qu'il pratiquait lui-même comme un secret, pour guérir les fièvres opiniâtres, et qu'il s'en est servi très-souvent lui-même avec beaucoup de succès.

L'action des remèdes topiques est démontrée par les bons effets qu'ils produisent, non-seulement sur toute la surface du corps; mais encore, par leurs effets médiats, sur les viscères et sur toutes les parties internes. Ceux qui sont doués d'une vertu vraiment purgative, appliqués à l'extérieur, ont eu produit des évacuations alvines, comme s'ils avaient été introduits dans le canal alimentaire par la bouche, ou par l'anus; nouvelle preuve qu'il y a des remèdes, qui par leur manière d'agir sont évacuans, comme il y en a d'autres qui sont calmans et somnifères.

Toutefois, la distinction des purgatifs, tirée

_____

(1) *Amenitat. mater. medic.*

de la différence des humeurs qu'ils évacuent, ne peut être jugée théoriquement. C'est une question de fait qui ne peut être décidée affirmativement que par une suite d'observations.

La doctrine des anciens sur l'effet des évacuans, est formelle. Il paraît que ces remèdes doivent être doués de propriétés différentes, pour exciter la salivation, les crachats, la sueur, les urines, les vomissemens et les selles. D'après cela, l'effet de certains purgatifs sur l'évacuation de telle ou telle humeur, comme la bile, les sucs gastriques, pancréatiques, intestinaux, etc. peuvent très-bien agir spécifiquement ; il n'y a pas d'invraisemblance d'admettre, d'après *Hippocrate*, des purgatifs différens pour évacuer des humeurs différentes par les selles par élection. Ne perdons pas de vue, que le grand homme, ainsi que beaucoup d'anciens qui lui ont succédé, étaient des observateurs très-exacts, et qu'ils transmettaient les histoires de leurs malades, avec candeur, exactitude et vérité.

L'on a donc cru qu'en général la vertu purgative des médicamens, résidait dans une substance gommo-résineuse, ou résino-gommeuse, tandis que chaque purgatif agit par des principes différens. La *rhubarbe* purge par d'autres principes que la manne. Si les purgatifs n'agissaient que par leur vertu irritante, toutes les substances irritantes purgeraient. Or, il s'en faut bien que tout ce qui irrite purge.

Les purgatifs sont des débilitans directs par leur vertu évacuante. Ils débilitent plus ou moins, selon leur degré de force. Comme ils diminuent la vigueur, il ne faut donc les donner aux gens faibles, ainsi qu'aux goutteux, que combinés avec les toniques tels que le quinquina ou autres. Les drastiques, par exemple, stimulent trop au commencement de leur action et débilitent et affaiblissent trop vers la fin.

Tous les cathartiques parvenus dans l'estomac, font éprouver aux malades des anxiétés, des inquiétudes, des malaises, des douleurs, des nausées, des borborigmes qui annoncent qu'ils agissent sur les intestins. A ces effets succèdent ordinairement des déjections alvines, d'abord un peu moulées, mais qui bientôt après deviennent liquides, plus écumeuses, plus mousseuses, de couleur jaunâtre, verdâtre, ou noirâtre. Leur quantité augmente selon l'action du remède et surtout selon le besoin plus ou moins grand que le malade avait d'être purgé.

Dans le fort de l'action du remède, surtout lorsqu'il est bien indiqué et qu'il fait du bien, le pouls devient plus fort et plus fréquent, et la chaleur générale du corps est plus grande. Si l'action du purgatif continue, le malade finit par rendre une grande quantité de matières fluides, qui n'étaient assurément point accumulées dans le tube intestinal lorsque le malade a avalé le cathartique; lorsque la transpiration et l'urine diminuent; que la soif et la sécheresse de la bouche augmentent; que la tête se dégage si elle est prise, malade. Après que son action est finie, le ventre devient tranquille, l'anus se resserre.

Quelle que soit la manière d'agir des purgatifs, le mouvement péristaltique des intestins est augmenté, le sang circule plus facilement dans les petits vaisseaux qui arrosent le tissu des intestins; les glandes versent avec plus de profusion dans la cavité de ce canal, l'humeur qu'elles séparent de la masse du sang. Les canaux choledoque et pancréatique qui s'ouvrent dans l'intestin *duodenum*, reçoivent aussi l'im-

pression des parties purgatives et la transmettent sympathiquement au foie, au pancréas,
et la sécrétion de la bile et du suc pancréatique, devient plus libre et plus abondante.

Il y a des cathartiques très-faibles, qui lâchent
doucement le ventre et évacuent les matières,
sans occasionner aucunes tranchées. D'autres
agissent avec tant de force, que non-seulement,
ils occasionnent des tranchées très-violentes,
augmentent le mouvement des humeurs, procurent des évacuations très-considérables, etc.; mais
encore, corrodent les parties internes des intestins, les enflamment, et font le même effet que
les poisons corrosifs. D'où l'on voit que les
médecins ont eu raison de diviser les purgatifs
selon leur degré d'activité, en *laxatifs*, *minoratifs* ou *cathartiques* et en *drastiques*.

Si les évacuations par les selles étaient indis-
pensables et qu'il ne fut pas possible de donner
des purgatifs, les malades les vomissant après
les avoir pris; ou bien qu'il fût inconvenant,
par de bonnes raisons que nous ne pouvons
ni prévoir ni déterminer dans le moment, de
donner des purgatifs à l'intérieur, on pourrait
purger les malades à l'aide des topiques appliqués à l'extérieur.

L'onguent suivant est fort recommandé.

℞ Aloès, coloquinte, ellébore noir, résine de
jalab, ää. ℥. ij, réduisez le tout en poudre fine,
mêlez. Faites une pâte, ou un onguent avec
S. Q. sirop de glaubert, étendez-le sur une peau
de chamois, et appliquez-le sur l'épigastre, après
avoir fait une friction sur cette région pendant
quelques minutes.

Lorsqu'il y a un empêchement dirimant à la
déglutition, soit que le gonflement de la langue,
des amygdales, du pharinx; ou des plaies, des

tumeurs dans l'arrière bouche, un spasme violent, obstruent le commencement de l'œsophage;
ou bien encore s'il y avait défaut d'action
dans ces parties à raison de la paralysie, on
peut porter non-seulement les remèdes évacuans,
mais encore toute sorte de remèdes dans l'estomac.

On peut même porter des substances alimen-
taires pour nourrir les malades au moyen de
grosses sondes de gomme élastique, introduites
par les narrines jusques dans l'œsophage, et
par l'orifice extérieur de ces sondes, et à l'aide
d'une seringue, injecter les alimens dans l'estomac (1).

On purge aussi par le moyen des lavemens
composés avec des purgatifs actifs; car quoique
les lavemens bornent leur principale action aux
intestins gros, et que l'injection ne puisse être
transportée dans les intestins grêles, à raison
de la valvule du *cæcum*, néanmoins en augmentant prodigieusement le mouvement péristaltique des intestins gros, ils les communiquent
aux petits intestins et même à l'estomac, d'où
s'ensuit des évacuations et des purgations com-
plètes. Il n'est point de praticiens qui, ayant
trouvé des malades capricieux, indociles, ou
qui avaient une répugnance invincible pour
les remèdes, n'ayent quelquefois guéri à l'aide
des lavemens et des topiques purgatifs.

Si les purgatifs donnés à propos procurent de
grands avantages, ils sont quelquefois bien pernicieux et même mortels, s'ils sont donnés à
contre-temps et à des doses excessives. Il ne

---

(1) Voyez œuvr. chirurg. de *Dessault*, tom. II, pag.
254 et suivantes.

faut pas s'imaginer qu'ils fassent choix et n'évacuent que les humeurs nuisibles. Ils agissent indifféremment sur toutes, et évacuent tout ce
qui est à leur portée et soumis à leur action,
bon ou mauvais. Lorsqu'on a l'imprudence de
les administrer dans le temps de la plus grande
irritation des maladies fébriles, et lorsque les
humeurs sont encore crues, ils ne sont pas
salutaires; les évacuations qu'ils procurent sont
le plus souvent fluides comme de l'eau verte ou
d'un jaune brun. L'odeur qu'elles exhalent n'est
nullement comparable à celles qui sortent après
la coction, ou spontanément. Le médecin qui
s'obstine à purger sans cesse, ne veut pas sans
doute que la nature agisse. L'on ne doit cependant attendre la guérison de la plupart des
maladies que d'une bonne coction des humeurs
morbifiques. Souvenons-nous que les évacuans
sont le plus souvent irritans, picotans, qu'ils
froncent les fibres et excitent des espèces de
contractions convulsives.

Sanctorius recommande de purger en Automn-
ne et non en printemps, ceux qui en Hiver,
sont sujets aux maladies cacochymiques, ou
sous la dépendance des humeurs lymphatiques
et séreuses.

Notre *Fouquet* a observé que les purgatifs
agissaient plus efficacement pendant les temps
pluvieux.

Les modernes ont divisé les purgatifs en quatre
espèces; purgatifs *laxatifs ou eccoprotiques*, *minoratifs*, qui ont une action plus marquée. Les
cathartiques qui procurent des évacuations plus
considérables, et enfin en *drastiques*, qui sont
les plus violens, les plus âcres. Nous admettons
cette division, quoique ce ne soit pas celle
d'*Hippocrate*, que néanmoins nous n'avons garde

de rejeter ; nous réservant, à l'exemple de *De Barthez*, de faire parmi eux le choix le plus judicieux qu'il nous sera possible, relativement aux maladies.

Nous pensons sur les purgatifs, comme sur les émétiques, qu'ils ne doivent être employés que d'après les règles établies par l'oracle de Cos et confirmées par l'expérience ; c'est-à-dire, que si la turgescence se fait vers le haut et au dessus du diaphragme, il faut se conformer au (1) sentiment de ce grand homme, » *supra septum* » *transversum dolores qui purgatione egent sursum* » *purgandi opus esse indicant, qui vero infra* » *deorsum* » ; mais ceux chez qui au contraire la turgescence se fait en bas, doivent être purgés par l'anus (2).

Il ne faut pas se dissimuler que ceux qui sont d'avis de purger dans tous les temps de la maladie, comme ceux qui sont d'un avis contraire invoquent l'autorité *d'Hippocrate*. Ces hommes fondent leur sistème sur l'aphorisme. » *concocta* » *medicamento purgante educenda et movenda,* » *non crudo neque per initia,* ceux qui sont contre la purgation sur un autre aphorisme qui dit » *in acutis morbis in principiis, medicamentis purgantibus utendum* ».

De Lamure qui vivait et pratiquait la médecine du temps de *Fizes,* où l'on purgeait un jour et l'autre non, chercha à concilier *Hippocrate* et à convertir ceux qui s'étaint déterminés aveuglement pour l'un ou l'antre aphorisme, en disant que sans doute dans les maladies aiguës,

---

(1) L'aphoris. 18 sect. 4.
(2) *Quibus in principio minœ nebulosœ et crassœ iis purgare convenit* » (*Galien*), si elles sont claires *tunc clisteres exibentur,*

du temps d'*Hippocrate* les humeurs morbifiques se portaient rarement vers les premières voies dans le temps de crudité et au commencement; au lieu que cela est plus commun aujourd'hui; ainsi, dit-il, il faut purger dans tous les temps de la maladie lorsqu'il y a indication à purger et qu'il n'y a point de contre-indication.

Dans les maladies aiguës, on purge en potion et dans les maladies chroniques, en bol. On fait tenir les malades éveillés après un purgatif doux et on les engage à dormir lorsqu'ils ont pris un drastique.

Les purgatifs dans les maladies aiguës, ne doivent être donnés que lorsque la coction est faite, laquelle coction correspond à la fin du troisième état; encore est-il convenable et prudent d'attendre que la nature se soit choisie la voie d'excrétion pour se délivrer du principe morbifique; le purgatif, d'après les règles sévères de la médecine, étant encore subordonné à ce qu'elle se soit choisie la voie des selles.

Quand la fièvre se termine par résolution (ainsi qu'on l'appelle quelquefois) ou par une simple coction de la matière fébrile, il n'y a point de rechute à craindre, parce que la matière est, ou sortie insensiblement, ou devenue saine; c'est pourquoi la purgation n'est point nécessaire après une fievre de cette espèce.

Quand la fièvre se finit par une évacuation critique, c'est-à-dire, que la matière peccante est évacuée en tout ou en partie; quand elle est entièrement sortie, il ne peut y avoir aucun danger de rechute.

Les purgatifs ne triomphent que lorsque leur action marche d'accord avec la nature. Néanmoins, il n'est pas convenable d'en continuer l'usage, tant qu'il y a des signes de putridité dans la

bouche ; qui sont, une croûte blanche ou jaune,
ou même un peu noirâtre à la langue ; car tous
ces signes peuvent continuer à exister, même
après l'usage des évacuans et le malade n'avoir
plus besoin de purgatifs. Pourvu que la langue
soit humectée, que l'appétit se fasse sentir, que
les digestions du peu d'alimens que prend le
malade se fasse bien, il faut mettre les purgatifs
de côté. Il y a des personnes qui ont la langue
et même toute la bouche blanche dans le plus
parfait état de santé. Il m'a paru, le plus souvent,
que cela tenait ou à un peu de faiblesse d'estomac, ou à un usage trop soutenu d'alimens
et de boissons adoucissantes ; que l'exercice, la
sobriété, l'usage d'alimens bien cuits et de facile
digestion, du bon vin, d'un peu de café pur
ou de quelques stomachiques, suffisaient pour
faire disparaître ces symptômes de prétendue
putridité et accélérer la convalescence.

Les purgatifs qui agacent et irritent trop les
intestins, les disposent à ne rien laisser passer
dans les secondes voies par les veines lactées ;
ils n'y passent pas eux-mêmes, malgré l'assertion de certains auteurs, comme *Pechlin, Martian.*

Wedelius (1) rapporte une observation dans
laquelle les purgatifs, joints aux apéritifs, les
rendent plus actifs. *Martian* conseille de joindre
même les purgatifs aux autres médicamens ; ce
que beaucoup de praticiens ne manquent pas
de faire, en les joignant aux fébrifuges, comme
au quinquina et autres ; non pour augmenter
ou diminuer leur action purgative, mais plutôt
pour augmenter la vertu de ces mêmes médicamens. On joint les purgatifs alors en moindre

_____

(1) *Amœnitat. mat. med.*

dose que si l'on se proposait rigoureusement de purger ; de façon que la vertu des apéritifs, ou des médicamens des autres classes conservent toujours le dessus. Ne sait-on pas que dans les obstructions chroniques et opiniâtres, lorsqu'on les combat avec des apéritifs, il faut avoir soin de combiner souvent ces apéritifs avec les purgatifs ; ou bien de purger souvent dans l'intervalle, afin d'appeler vers les selles les humeurs obstruantes qui ont été incisées et atténuées et de les évacuer ?

L'on ne doit, avons-nous dit déjà, employer les purgatifs, que lorsque la turgescence des parties inférieures en indique le besoin ; ou lorsque le temps est venu de chasser par les selles, la matière morbifique ; ce qu'on connaît par les temps de la maladie, par la diminution des symptômes, par les signes de coction, et par le choix que la nature paraît vouloir faire de la voie des selles, pour rejeter les matières cuites.

Généralement les purgatifs sont contre-indiqués dans l'état vraiment inflammatoire, ainsi que lorsque l'appareil critique paraît vouloir se diriger vers tout autre couloir que l'anus ; car, les purgatifs arrêtent ordinairement les autres évacuations. J'ai eu occasion de voir dans quarante et quelques années de pratique, plus de trente malades atteints de maladies de poitrine, dans lesquelles les purgatifs, quoique nécessaires d'ailleurs, avaient supprimé l'expectoration, qui est la crise la plus naturelle des affections morbifiques de tout le système pulmonaire, et avaient tué, ou tout au moins mis les malades dans le plus grand danger.

Il n'y a pas de praticien qui ne convienne, que la série des maladies dans lesquelles les purgatifs conviennent, ne soit très-longue. On

dóit les donner, 1.º dans les maladies produites
par l'amas des crudités pituiteuses, acides, muqueuses, bilieuses, nidoreuses, atrabilaires dans
l'estomac et les intestins. 2.º Dans l'anorexie,
la boulimie, le pica, la malacie, la dispepsie;
la pésanteur et les inquiétudes d'estomac, les
ardeurs des précœurs, les coliques, la cardialgie,
la diarrhée, la dyssenterie naissante, particulièrement celle qui vient de l'estomac, celle qui
est produite par les vers, etc. etc.

Ils conviennent dans les maladies qui suppo-
tent quelques impuretés dans le sang, ou dans
la lymphe, parce que l'on prétend, et ce n'est
pas sans raison, que l'irritation excitée dans le
tube intestinal par les purgatifs, appelle vers
ces parties, une plus grande quantité d'humeurs;
et que celles qui sont hétérogènes et les plus
nuisibles, sont attirées plus facilement que les
autres vers la partie irritée, toujours aidées de
l'action du principe vital, qui cherche par son
activité à en débarrasser le corps.

Parmi ces maladies, les purgatifs agissent très-
puissamment, même sans trop pouvoir dire
comment. On compte les douleurs de tête qui
viennent après les repas; le bourdonnement et
le tintement d'oreilles, la goutte sereine, le glau-
come commençant; l'ophtalmie, le coriza chronique, l'apoplexie séreuse, les autres maladies
soporeuses, l'épilepsie carochimique, la mélancolie,
la toux, l'asthme stomacal, les fièvres exanthématiques, les fièvres intermittentes, la cochexie,
la passion hypocondriaque, hystérique; les suppressions des règles, des hémorroïdes; les fleurs
blanches, l'ascite, la leucophlegmatie, la vérole, le
rhumatisme, les affections cutanées et sur tout
lespsoriques, ainsi qu'une infinité d'autres maladies que la pathologie indique amplement.

Les purgatifs peuvent être donnés avantageusement, non-seulement, le premier jour lors des prodromes de la petite-vérole; mais encore dans le dernier temps après l'excication, surtout lorsque la petite-vérole n'a pas suppuré; ou lorsque le pus est résorbé et que les parties nobles et essentielles du corps, sont menacées d'abcès métastatiques. On employe alors les laxatifs, en deux ou trois verres. *Huxham* est à cet égard de l'avis de *Freind*. Il donne comme *Dimsdale* le mercure doux. *Tissot* prescrit la manne de très-bonne heure. *Hilden* conseille les rafraîchissans, les lavemens, et au besoin, les cordiaux pour soutenir les forces.

On a objecté que les purgatifs affaissaient les pustules et diminuaient considérablement le gonflement du visage et des extrémités. *Tralles* répond, que si les purgatifs sont donnés à propos, cela n'est pas à craindre; que d'ailleurs, on a vu souvent mourir des malades, ou le gonflement était porté au plus haut degré, et que lorsque le gonflement était ainsi porté à l'excès, il gênait la circulation, causait des inflammations internes. Plusieurs anglais sont partisans des purgatifs. *Mead* s'est cependant retracté sur la fin de sa vie. Il les croit nuisibles dans les fièvres secondaires de la petite-vérole, et prétend qu'alors la saignée leur est préférable.

Je ne puis faire autrement que de placer ici une observation, sur le bon effet des purgatifs dans la petite-vérole administrés du 13.e au 14.e jour de la maladie, faite sur *J.-F. Seneaux*, mon fils aîné; il fut atteint de petite-vérole, n'étant âgé que de quinze mois; l'éruption se fit très-brusquement et sans avoir été précédé d'aucun prodrome; cet enfant ayant été joyeux et bien portant la veille. L'épidémie de la variole était

celte année-là très-meurtrière, puisque de vingt-
six enfans, les premiers attaqués, vingt-deux
succombèrent.

Dans le premier moment de l'invasion de celle
de mon fils, il se déclara plusieurs boutons sur
la face, accompagnés de taches de pourpre. L'éruption continuant, elle devint très-confluente, tous
les boutons s'affaissèrent, firent le godet et ne
fournirent point de pus. La fièvre fut continue
et il n'y eut pas un moment de calme entre la
fin de l'éruption et la fièvre de suppuration.
Du treizième au quatorzième jour, cet enfant
était dans le plus grand danger; deux autres
enfans à peu près de son âge, varioleux comme
lui, l'un garçon et l'autre fille, dont la maladie
avait commencé le même jour et à la même
heure, venaient de mourir dans la nuit du 13
au 14. Dans cet état de choses, j'assemblai une
consultation de cinq médecins ou chirurgiens:
leur avis fut, que le jeune malade étant dans
le plus grand danger, il fallait s'en tenir aux
acides, au quinquina, au camphre, dont il
faisait usage. Je leur proposai de suspendre tous
ces remèdes pendant quelques heures et de lui
administrer de suite un purgatif avec une forte
décoction de quinquina. Les consultans décla-
rèrent à l'unanimité, que dans l'état dangereux
où était alors le malade, on pouvait tout tenter.
Je donnai un cathartique assez actif; le malade
qui n'avait presque pas été à la selle dans tout
le courant de la maladie, rendit dans cinq heures
douze selles. Dans les dernières surtout, on y
remarqua une grande quantité de matières glaireuses, purulentes et sanguinolentes d'une puanteur insupportable. Tous les symptômes alarmans
et dangereux, disparurent peu à peu dans la
journée et mon fils se trouva beaucoup mieux

le soir. De ce moment·là, il alla à grands pas
vers la guérison. Néanmoins, un abcès critique
se forma à la joue gauche, donna beaucoup de
pus et suppura long-temps. Deux autres purga·
tifs où entrait toujours le quinquina, achevè·
rent de le guérir.

· *Freind*, médecin anglais, dans la fièvre se·
condaire de la petite-vérole, ne trouvait pas
de meilleur remède à administrer, que les ca·
thartiques, et justifie le succès de sa méthode
par des observations, prétendant que le conduit
intestinal, est pour ainsi-dire, le vicaire de la peau.

Lorsque l'on est obligé de se purger par pré·
caution, ou par habitude, il est convenable de
prendre un ou deux jours auparavant, quelque
sel neutre, dans la vue d'inciser et de préparer
les matières.

Dans les fièvres continues avec exacerbation,
pour purger, il faut attendre que les redouble·
mens soient terminés. Dans les fièvres intermit·
tentes, on purge les malades dans l'apyrexie
et en sortant de l'accès. La fièvre intermittente
est quelquefois comme la continue, un remède
de la nature. Si on se hâte de l'arrêter, sans
la laisser quelques jours livrée à elle-même, il
peut se former des obstructions au bas-ventre,
des tubercules au poumon, des asthmes et di·
verses maladies de nerfs. Souvent la première
faute dans le traitement, est aussi dans l'abus
que l'on fait des purgatifs. *Sennert* a observé,
que les purgatifs imprudemment administrés,
affaiblissaient et amenaient une cause fébrile
nouvelle, qui éternisait la maladie (la fièvre),
et qui devenait à son tour plus dangereuse que
la maladie que l'on voulait détruire.

Les purgatifs acides, conviennent aux bilieux
chez lesquels d'ordinaire l'alcalescence domine,

et surtout dans les maladies bilieuses de leur
nature, lorsque les purgatifs doux sont contre-
indiqués. On ne cesse de dire que les purgatifs
doux, sont *bilescens* et très-fermentatifs. Les résineux et âcres, conviennent dans les cacochymies,
et les cachexies séreuses, dans les œdematies et
hydropisies, dans les affections comateuses et
soporeuses, et généralement dans toutes les maladies lymphatiques, froides, lentes et chroniques.

Les purgatifs triomphent surtout dans les
fièvres gastriques, dans les bilieuses et dans les
vermineuses. Dans toutes ces fièvres, ils purgent
les intestins, les délivrent des mauvais sucs,
tuent et chassent les vers par le vomissement,
ou par l'anus, et rendent le ton aux fibres mus-
culeuses des tuniques du ventricule et des intestins.

Il faut s'abstenir des *cathartiques*, lorsque la
langue est sèche, lorsque la soif est considérable,
de même que dans la lipyrie : ils irriteraient,
dessécheraient et pourraient donner lieu à des
inflammations, à des crampes et même à des
convulsions.

On croit qu'ils sont généralement nuisibles
dans les inflammations de poitrine, parce que
les inflammations des organes respiratoires finissent ordinairement par l'expectoration et par
les sueurs. Aussi, *Triller* a-t-il remarqué, que la
diarrhée est souvent mortelle au commencement
de la pleurésie. *Baglivi* dit aussi, que ceux
qui ont une diarrhée dans la pleurésie, en meurent. *Zimmerman*, avait toujours trouvé cet
épiphénomène dangereux, vers le septième ou
huitième jour d'une pleurésie.

Si donc les évacuations alvines spontanées
sont dangereuses et préjudiciables dans les ma-

ladies aiguës de la poitrine, l'art qui ne doit être que l'aide de la nature, ne doit pas en provoquer d'artificielles mal-à-propos.

C'est donc un mal de purger dans les inflammations de poitrine, parce que les crises se font le plus souvent par les crachats et par les sueurs. *Hippocrate* (1) dit : « *a pluritidâ vel peripneu-* » *moniâ detentâ, alvi fluxus superveniens, malum* ». Ces opérations déplacées de la nature, montrent au médecin, pourquoi il est dangereux de purger lorsque l'expectoration doit avoir lieu.

Le même *Hippocrate* (2) dit : «*fluxus ventris in* » *peripneumoniâ quinta die mortem inducit, infra* » *enim humorum secedente partes supernæ resic-* » *cantur, et sputi purgantium sursum non prodit* ».

Dans l'angine inflammatoire les purgatifs agissent puissamment comme révulsifs et procurent même quelquefois une forte diarrhée, ce qui est très-avantageux sur le déclin de la maladie. De même, dans la péripneumonie, ils sont très-utiles après des évacuations nécessaires, et pourvu que l'on fasse attention à l'excrétion critique et qu'on s'abstienne de purger, si on craint de la supprimer.

On a observé que les diarrhées et les sueurs ne sont critiques que sur le déclin de la maladie; c'est pourquoi, il ne faut donner les laxatifs et les sudorifiques, qu'à la fin de la maladie.

Dans la diarrhée, par exemple, on conseille les opiatiques unis aux antimoniaux, d'après ce précepte d'*Hippocrate*, « *alvi laxitas, cutis den-* » *sitas et contra.* » *Baglivi* dit : « si l'affection » de la poitrine commence après le flux de

_____

(1) Aphor: 16, sect. VI.
(2) *Lib. III, de morbis.*

» ventre, il faut le calmer par ce moyen, puis
» saigner si le cas l'exige ».

Il n'est pas indifférent dans les fièvres et surtout dans les intermittentes, de s'assurer toujours
quelle est l'humeur qui prédomine chez le malade, surtout dans la saison de l'Automne. Lorsque à l'époque de cette saison, des froids de
nuit et de jour sont survenus ; que les viscères
sont empâtés et que l'on voit la langue blanche
et chargée, ce qui dénote un défaut de digestion
et un embarras des premières voies ; que la couleur du visage est d'un jaune verdâtre, la cause
humorale est sans contredit, alors plus atrabilaire, parce que c'est le suc gastrique dégénéré
en pituite ; alors conviennent les purgatifs actifs, comme la poudre cornachine, la scammonée,
le jalap, les sels neutres, le tartre vitriolé, la
terre foliée de tartre, le sel ammoniac, le sel
fébrifuge de *Silvius*.

L'intention des praticiens qui purgent après
les fièvres, n'est pas toujours d'entraîner les
restes d'une fièvre qui n'existe plus ; mais de
nétoyer les entrailles et leurs couloirs, des humeurs qui pourraient y avoir acquis un caractère d'âcreté et de putréfaction par le feu
même de la fièvre , ou d'entraîner le reste des
humeurs que la faiblesse des premières digestions de la convalescence doit y avoir laissés.

On ne purgeait autrefois dans les fièvres intermittentes, que quand il y avait coction. *Guipatin* soutint devant l'académie des sciences de
Paris, que le meilleur signe de la coction, était
la diminution des symptômes. Cette méthode
est très bonne, par exemple, dans les fièvres tierces
bénignes, quand il n'y a point de danger; mais
quand la marche des fièvres est trop rapide,
trop corruptive, cela ne peut avoir lieu. Il faut

renoncer aux purgatifs et recourir aux fébrifuges·

Werloff, dans le cas de turgescence, donna la poudre cornachine avec grand succès, à la dose de deux scrupules : le cas assurément n'était pas assez grave ; elle guérit sans produire aucune évacuation par les selles ; d'où *Werloff* et *Wan-Swieten* concluent à sa vertu fébrifuge. D'une observation particulière, on ne doit pas conclure à une vertu fébrifuge générale, puisque la saignée, qui de sa nature et par sa manière d'agir débilitante, n'est pas un spécifique des fièvres intermittentes, dont l'effet puisse être comparé à celui du quinquina, les guérit quelquefois, surtout les fièvres printanières, qui dépendent d'une diathèse phlogistique.

Outre la vertu purgative de la poudre cornachine, *De Barthez* la fait agir alors en produisant une révolution et donnant à la machine animale, une nouvelle manière d'être. Elle a réussi surtout dans les jeunes individus où le genre nerveux était plus sensible, plus irritable, plus mobile et par conséquent, plus variable.

Les purgatifs trop souvent répétés, peuvent causer des fièvres lentes, des obstructions, des hydropisies, maux qui proviennent de la faute de ces praticiens opiniâtres, qui administrent un purgatif, lorsqu'un spécifique bien choisi serait suffisant. Les purgatifs alors sont surtout nuisibles dans les tempéramens délicats.

Lorsqu'on purge les jours d'accès et lorsque l'évacuation étant très-abondante, on a l'imprudence de l'irriter, on la fait quelquefois dégénérer en continue. *Hoffmann* dit, que les purgatifs sont précieux dans les fièvres intermittentes, causées par des passions vives de l'âme; mais selon le temps où on les donne. Dans le commencement, par exemple, ce sont des poisons, mais lorsqu'on a laissé passer quelques accès, alors la cause morale est pour ainsi dire usée, et à celle-là en a succédé une autre, qui est l'amas des restes des mauvaises digestions, qui ont été occasionnées par les fièvres, et qui les occasionnent à leur tour. Alors les purgatifs sont très-utiles, puisqu'ils font disparaître la cause de la fièvre.

Les purgatifs sont encore très-utiles comme résolutifs. *Galien* a guéri par ce moyen des fièvres intermittentes; il a guéri aussi, en donnant subitement après le repas, un émétique. Ces manières de traiter ne sont pas sûres, ne sont pas méthodiques, peuvent être funestes, et ne peuvent être considérées que comme très-perturbatrices.

Les purgatifs sont pernicieux dans le commencement des fièvres ardentes. *Baglivi* rapporte qu'une personne attaquée de cette fièvre, eut, à la suite de plusieurs purgatifs donnés au commencement, une excrétion de sang par grumeaux, qui le conduisit à une fièvre lente. D'ailleurs, alors les purgatifs donnés ainsi à contre-temps, étonnent la nature et ne font que la forcer à diriger ses efforts vers quelques viscères. S'il en est dans cette classe qui indiquent la nécessité de purger, il ne faut le faire qu'après le septième jour, afin d'attendre qu'il se soit opéré une coction, parce que sans cette précaution, ces remèdes la troublent et la désorganisent.

Les évacuans sont aussi d'un grand secours dans la cure des tumeurs, des ulcères et même des plaies récentes. Les tumeurs phlegmoneuses et érysipélateuses, quoique produites par deux causes différentes, ce qui semble devoir mettre une différence réelle dans le mode de traitement, peuvent avoir besoin des remèdes évacuans, des purgatifs même, outre les saignées.

L'*œdeme* et le *squirrhe*, l'un et l'autre de nature froide et presque toujours chronique, portant leurs effets sur les fluides blancs, séreux, ou lymphatiques, ont besoin de remèdes évacuans. Le traitement de ces tumeurs sera d'autant plus prompt et plus sûr, qu'on saura associer avec prudence les évacuans (les purgatifs) aux autres médicamens. Personne n'a jamais même révoqué en doute, l'utilité des évacuans dans toutes les tumeurs qui affectent le système glanduleux.

Les purgatifs sont avantageux dans les tumeurs venteuses, dans les hernies intestinales étranglées, pour rétablir le mouvement péristaltique des intestins, lorsque les accidens de l'étranglement persistent après la réduction des tumeurs herniaires.

Les évacuans, dont une des propriétés connues est de fondre les humeurs, sont d'une grande utilité dans les plaies avec contusion, ecchimose, etc. L'on doit les considérer comme des stimulans internes qui agissent de concert avec ceux qu'on applique à l'extérieur. Ils conviennent encore, lorsque l'absorbtion des fluides extravasés est faite. *Boerhaave*, traitant des contusions, pose pour principe, qu'après une copieuse saignée, on doit administrer une purgation forte, sans être échauffante, qui fondant les humeurs, les évacue et fortifie même les veines absorbantes qui doivent pomper le liquide extravasé.

On doit faire usage des évacuans, si l'on veut que les plaies d'un homme pituiteux, cacochyme offrent des suppurations avantageuses, ceux qui ont des engorgemens œdémateux, ne peuvent se guérir que par ces moyens.

Dans le traitement des tumeurs véroliques, une expérience fort ancienne a prouvé, que les purgatifs fondans, associés avec les remèdes anti-syphilitiques, divisent, atténuent et évacuent mieux l'humeur infecte qui produit la maladie. L'on voit tous les jours la matière qui forme les nodus, les exostoses, les hiperostoses véroliques, ébranlée par des topiques bien appropriés, dispose à s'évacuer par les purgatifs mercuriaux, et l'on remarque combien des cures heureuses ont été produites par les pilules de *Keiser*, qui réunissaient la vertu fondamentale et anti-syphilitique à la vertu purgative? Si l'on a maintenant abandonné ces pilules ; c'est que, comme tous les autres remèdes anti-vénériens, elles ne convenaient pas dans tous les cas, et que dans les hôpitaux militaires, où l'on était forcé de les employer exclusivement à tout autre remède, par ordre du ministre de la guerre, *De Choiseul*, souvent elles devenaient nuisibles et faisaient des victimes, de ceux qu'elles devaient sauver. Il fut surtout très-démontré, qu'elles nuisaient beaucoup à ceux qui avaient l'estomac et les intestins sensibles ; à ceux qui avaient la poitrine délicate, à ceux dont le tempérament était sec, mélancolique, hypocondriaque, etc. Mais si l'abus en fut nuisible, il ne s'ensuit pas qu'elles ne produisissent de très-grands biens. Nous pouvons en dire autant des pilules de *Beloste*, surtout d'après la formule du codex de Paris et qu'on appelle *pilules de Beloste reformées*.

Quoique la cause et la nature du vice écrouelleux soient obscures et que les traitemens qu'on a indiqué pour les combattre, soient presque tous empyriques, les praticiens judicieux n'ont pas moins observé, que les purgatifs pro-

duisaient de bons effets et concouraient efficacement à la curation.

De Bordeu (1), non-seulement, conseille les
cathartiques comme curatifs auxiliaires du scrophule ; mais il pense avec *Fuschius*, qu'on peut
tirer un grand avantage des vomitifs, sur lesquels
il donne la préférence à l'ipécacuanha ; et il
choisit entre les purgatifs, le jalap et le séné.

Charmeton (2) insiste pareillement sur l'usage
des purgatifs, surtout si le vice scrophuleux a
porté ses effets sur les organes de la digestion,
et si le malade est cacochyme, ou d'un tempérament phlegmatique, à quoi nous pouvons
ajouter, que les évacuans, ainsi que nous l'avons
déjà dit, d'après des témoignages respectables,
tiennent un rang distingué parmi les fondans
et les apéritifs.

Lorsque les enfans dans le premier âge de
la vie, ont les glandes salivaires engorgées, des
ophtalmies opiniâtres, des douleurs de tête, des
fluxions sur les oreilles, la fièvre par l'effet de
la dentition ou autrement, rien ne les soulage
et n'aide plus à la guérison, que les doux évacuans par les selles. On observe que les enfans
qui ont le flux du ventre libre ou des diarrhées,
sont exempts de la dentition : d'après cela, si
ce flux n'arrive pas, l'enfant est menacé d'une
maladie convulsive ; il n'y a rien de mieux à
faire que d'imiter la nature, en excitant une
diarrhée artificielle par les purgatifs, ou tout
au moins par les clystères.

Soulier (3) a guéri radicalement des tumeurs

_____

(1) Mém. couronné par l'Acad. Roy. de chir., édition
in-4°, tom. III, pag. 43.

(2) Dissert. prix de l'Acad. Roy. de chir., tom. II, pag.
531.

(3) Journ. de méd., ann. 1759, pag. 24.

sous la langue (grenouillettes et autres) par les purgatifs phlegmagogues. Peut-être qu'il a agi d'après *Savonarola* (1), qui pense que les purgatifs réïtérés, agissent sans doute alors, comme dérivatifs, par la correspondance intime de la bouche avec le canal intestinal.

Même pouvoir des évacuans par les selles dans les dépôts laiteux ; dans la cure des tumeurs lymphatiques et froides, situées aux articulations, dans le spina-ventosa et autres caries des os, soit qu'elles dépendent des vices vénériens, scrophuleux, rachitique, psorique, ou de quelque dépôt critique formé par l'humeur variolique.

Les évacuans entrent incontestablement dans les préparations que subissent ceux à qui l'on doit faire de grandes opérations chirurgicales. Après les opérations, les purgatifs placés à propos, peuvent concourir merveilleusement au succès de la curation.

Lombard (2) rapporte une observation de *Goully* donné par *Maréchal* chirurgien en chef de l'hôpital de Strasbourg, qui offre une preuve étonnante et sans réplique, de la bonté des évacuans dans la cure des plaies de tête. *Goully*, âgé de soixante-trois ans, pris de vin, tomba d'un premier étage. Dix jours après cet accident, le pouls était petit, concentré et il avait une hémiplégie ; la vessie urinaire était aussi paralysée et il était dans un sommeil léthargique. *Maréchal* l'ayant examiné, découvrit une contusion sur le pariétal droit; il lui fit raser la tête et appliquer des fomentations aromatiques; il vuida la vessie. La déglutition étant presque

---

(1) Prax. med. , pag. 104, trait. VI.

(2) Dissert. sur les évacuans, dans la cure des plaies, etc. pag. 58.

impossible, il insista sur les lavemens tant émolliens que purgatifs, qui n'eurent aucun succès (1). Voyant que le malade portait fréquemment la main droite sur le pariétal, cette indication suffit à *Maréchal*, pour l'engager à faire des recherches. Une incision dirigée en forme de V, lui fit voir une fracture d'environ trois pouces, située à deux travers de doigt de la suture sagitale. Quelques heures après, il appliqua une couronne de trépan à la partie la plus déclive, qui donna issue à une demi cuillérée de sang noir. Il en posa une autre de l'autre côté de la fracture : il en sortit près d'une once de sang aussi noir.

Cette opération faite, l'assoupissement se convertit en phrénésie effrayante, qui dura trois jours entiers, pendant lequel le pouls était toujours petit. L'hémiplégie était constante et les urines interceptées ; le bas-ventre dur et douloureux; mais la déglutition commençait à se faire. A cette époque, *Maréchal* ordonna une décoction de tamarins avec le petit-lait, dans laquelle il fit ajouter le sirop de fleurs de pêcher. Le malade en prit un verre de demi-heure en demi-heure. Le ventre ne s'ouvrit qu'à la quatrième dose, mais si abondamment, qu'il inonda son lit. Ces évacuations faites, il se leva avec vivacité et gagna la porte de sa chambre ; sa garde effrayée d'une semblable activité, qu'elle prit pour une suite de la phrénésie, s'échappa très-vite et tira la porte sur elle. Le malade fâché qu'elle s'opposât

(1) *Maréchal* ignorait sans doute alors l'opération très-connue aujourd'hui, au moyen de laquelle on porte facilement les remèdes et les alimens dans l'estomac, et avec laquelle on aurait pu émétiser et purger le malade.

à ce qu'il sortît pour aller à la garde-robe, l'injuria, et lâcha sa selle à la porte. Il eut encore cinq évacuations également abondantes dans la journée; elles procurèrent un calme parfait; dès le soir il commença à se servir de la main gauche avec autant d'adresse et de force qu'il s'était servi de la jambe quelques heures auparavant. La nuit fut heureuse. Le lendemain il ne témoigna d'autres inquiétudes que celle de voir les objets doubles. La plaie s'humecta; la suppuration devint même assez abondante le sixième jour de l'opération, ce qui détermina *Maréchal* à purger le malade, avec un minoratif, qui acheva de mettre le comble aux bonnes dispositions où il était; il sortit de l'hôpital le 22 Novembre suivant, parfaitement guéri.

Dans les anciennes plaies et dans les ulcères, lorsque la suppuration est trop abondante, les évacuans sont indiqués. Ils le sont aussi si ces solutions de continuité sont entourées d'engorgemens pâteux, ou de duretés éparses, qui sont comme autant de réservoirs où l'humeur entretenante se dépose et croupit; ils le sont encore, lorsque le tissu cellulaire est boursouflé par le stase des humeurs; lorsque le fond et les parois sont remplis d'hypersarcoses.

Lorsque par un événement qu'on n'a pu prévoir, les matières purulentes refoulent vers l'intérieur, et que les organes internes sont menacés, les évacuans sont d'un grand secours pour attirer vers le tube intestinal l'humeur rentrée ou répercutée, qui était en délitescence.

Ceux qui ont suivi avec quelque exactitude le savant Professeur *Poutingon*, mon maître et mon ami, dans ses cours de clinique externe à l'hôpital S.t-Éloi de Montpellier, doivent se rappeler qu'en visitant les malades blessés ou ulcérés, au seul aspect de la solution de continuité, il reconnaissait la nécessité d'employer les purgatifs, qui, mis de suite en pratique, changeaient presque subitement les suppurations des plaies et des ulcères, qui en devenaient meilleurs.

~~~~~~~~~~~~~~~~~~~~

DES PURGATIFS LAXATIFS,
ou ECCOPROTIQUES.

On les appelle encore purgatifs *lénitifs* ou *benins*, parce qu'ils échauffent et raréfient moins le sang que les autres, et qu'après leur usage, le ventre ne se resserre point comme il se resserre après l'action des purgatifs cathartiques, ou des drastiques.

On regarde les laxatifs comme propres à lubrifier les parois intérieures des intestins à détremper et à ramollir les matières endurcies, étendues le long du tube intestinal, et à en faciliter l'issue par l'anus.

Sous tous ces points de vue, ils doivent convenir dans les constipations, dans les chaleurs et les sécheresses d'entrailles, et spécialement aux personnes d'un tempérament mélancolique, sec et aduste On ne doit purger alors qu'avec ces remèdes, à moins qu'on ne veuille s'exposer à échauffer et raréfier des malades, qui ne le sont déjà que trop, à agacer des parties déjà trop tendues, trop sensibles, et trop disposées à la phlogose.

Il est dangereux aussi d'épuiser la sérosité, dont alors la masse des humeurs n'est déjà que trop dépourvue.

On ne saurait user d'un assez grand ménagement, dans les cas d'une inflammation du poumon ou des viscères du bas-ventre, dans les dyssenteries, etc.

Minoratifs.

Les purgatifs minoratifs sont ceux dont l'action est un peu moins douce. Cependant ils ne font pour ainsi dire, qu'aider l'expulsion des matières sans irriter beaucoup les fibres de l'estomac et des intestins, et sans exciter des selles si copieuses ni si fréquentes que les autres purgatifs. Ils irritent très-légèrement les intestins (même s'ils irritent), afin de les obliger de se contracter plus fortement qu'à l'ordinaire, comme aussi d'accélérer leurs mouvemens péristaltiques.

Les occasions où il convient d'employer les *minoratifs* sont, lorsqu'il faut purger assez abondamment sans échauffer, lorsqu'il faut entretenir la liberté du ventre. Les minoratifs sont, la poirée, les choux, le polygala, le cuscute, le coluthéa, le petit lin des prés, les fleurs de pêcher, des roses pâles, les semences de carthame et de violette; les fleurs de roses ordinaires.

Les minoratifs ne conviennent donc pas lorsqu'il faut agacer jusqu'à un certain point les solides, ou provoquer de grandes évacuations, de grandes révulsions, comme, par exemple, dans les inflammations du cerveau et dans tous les embarras graves de cet organe, et nous pouvons presque ajouter, dans toutes les maladies soporeuses et encéphaliques.

Les minoratifs sont insuffisans, là où il faut réveiller et exciter les forces languissantes ou engourdies des solides, dégager promptement les premières voies, déterminer des promptes et violentes révulsions, ou enfin irriter forte-

ment le bas-ventre, afin de changer les mouvemens de la nature, qui sont trop fixes dans un
endroit éloigné, avec lequel cependant le bas-
ventre sympathise. Ils seraient également trop
faibles, inutiles et même nuisibles dans les cacochymies, les œdématies, les hydropisies, etc.

Les Cathartiques, purgatifs médiocres.

Les cathartiques purgent bien davantage que
les *minoratifs*. Si c'est, comme quelques auteurs
le veulent, par une irritation, elle est plus marquée tant sur l'estomac que sur les intestins :
ils font dégorger la membrane muqueuse, ainsi
que les glandes qui entrent dans sa contexture
plus abondamment, et provoquent une sécrétion et une excrétion de toutes les humeurs qui
viennent aboutir aux intestins et concourir à
la décomposition des alimens et à l'acte de la
digestion. Enfin, passant dans les secondes voies
par les vaisseaux chylifères, ils transmettent les
parties purgatives dans le mouvement de la circulation, agissent sensiblement sur la masse du
sang, sur laquelle les minoratifs ne font nulle
impression.

En agissant sur le sang, les cathartiques en
dissolvent la tissure, ils le mettent même un peu en
raréfaction. Ils provoquent une élévation sensible
dans le pouls. Les solides se tendent, la chaleur
se manifeste; donnés à petites doses avec les
apéritifs, ceux-ci, ainsi que je l'ai déjà fait pressentir, deviennent plus énergiques, plus efficaces dans tous les cas d'obstruction; augmentent
la sécrétion de l'urine et *l'insensible transpiration.*

Les *cathartiques* conviennent, lorsqu'on veut
purger plus sûrement et plus efficacement. On
emploie plus généralement les *minoratifs*, que

les drastiques. C'est pour les fièvres de toute espèce, mais surtout pour les intermittentes, les putrides, les malignes accompagnées d'amas de sucs, de bile et de pourriture. Les cathartiques jouent un grand rôle dans les maladies qui sont entretenues par le transport de quelque humeur altérée et viciée dans le sang; on peut presque assurer qu'elles n'échappent point à leur action.

Il en est de même dans diverses maladies chroniques : comme les rhumatismes, les œdématies, les hydropisies naissantes; dans les embarras du cerveau, lorsque surtout les ventricules de cet organe, sont inondés de sérosités; dans les approches de léthargie.

Il y a des personnes qui ont le genre nerveux si irritable, que la seule odeur d'une potion purgative, les provoque au vomissement, ou les fait aller à la selle. On a vu des hommes et des femmes avoir été purgés aussi efficacement en entrant dans une pharmacie, que si on leur avait fait prendre un purgatif. Il est fait mention (1) d'un homme auquel son médecin fit avaler de bols de mie de pain au lieu de pilules de Francfort qu'il demandait avec instance, et qui fut très-efficacement purgé.

Les purgatifs *cathartiques*, ne conviennent point dans les inflammations internes, dans les coliques, dans les dyssenteries et spécialement dans celles qui attaquent les personnes des deux sexes à tempéramens vifs, sensibles et irritables; aux mélancoliques, dans les fièvres éphémères. Si l'on purgeait un convalescent avec des purgatifs forts, après une fièvre putride, il réchuterait à coup sûr, dit *Huxham*.

---

(1) Ephémer. des cur. de la nature, ann. 1676.

Comme dans les fièvres et dans les maladies inflammatoires il y a d'ordinaire irritation, tension dans les solides; joignez à cela grande turgescence vers les parties inférieures et indications majeures pour les purgatifs, il faut s'empresser de les administrer une fois seulement au commencement, ou immédiatement lors de l'invasion. « *Purgandum in valde acutis,* » *si turgeat materia, eadem die : morare enim,* » *in talibus malum est (1)* ». Car dans l'augment ils deviennent absolument nuisibles; ils irritent, ils purgent même si l'on veut, mais leur action ne change jamais la maladie en bien. L'on objectera que c'était pourtant la méthode de *Fizes,* professeur et praticien très-renommé de l'école de Montpellier, et d'un très-grand nombre de sectateurs de ce système, qui purgeaient rigoureusement un jour et l'autre non; et cela, tant que l'état de la bouche et de la langue leur montraient ce qu'ils appelaient le besoin de purger, n'importe le jour et le temps de la maladie, l'intensité des symptômes; sans avoir égard aux crises, aux jours critiques, aux autres voies que la nature pouvait se choisir pour l'excrétion de la matière morbifique.

Cette singulière pratique de purger un jour et l'autre non indifféremment, doit nécessairement avoir pour partisans, les praticiens ignorans, qui trouvent plus facile de prescrire un purgatif, que de faire des recherches sérieuses et pénibles sur les causes et la marche de la maladie, sur l'observation bien calculée des jours décrétoires, et sur la voie que le principe de vie doit se choisir pour rejeter au dehors la cause morbifique.

(1) *Hippocrate,* aphor. 10, sect. IV.

Que résulte-t-il d'un semblable abus des purgatifs? C'est que si dans le temps de leur action,
au lieu de la voie des selles, la nature se choi-
sissait celle des sueurs, des urines, etc.; la crise
par ces voies serait troublée et la sentence suivante, tirée des fables de *Pilpai*, philosophe
Indien, qui vivait deux ou trois cens ansavant
Hippocrate, recevait son application.

» Lorsque la fièvre et ses brûlantes crises
» Ont de notre machine attaqué les ressorts,
  » Le corps humain est un champ clos alors,
  » Où la nature et le mal sont aux prises.
» Il arrive un aveugle appelé médecin,
» Tout à travers qui frappe à l'aventure :
» S'il rencontre le mal, il fait un homme sain,
» Et d'un malade un mort, s'il touche la nature.

Les *cathartiques* choisis parmi les plus actifs,
qui agissent, à ce que l'on prétend, par leurs
parties résineuses, doivent inciser et atténuer
les sucs gastriques, ainsi que les matières visqueuses, putrides ou bilieuses, qui sont collées
sur les parois internes de l'estomac et des intestins, picotent la membrane nerveuse qui est
située au dessous, donnent de l'activité au mouvement peristaltique des intestins, et provoquent
nécessairement une évacuation plus copieuse et
plus prompte des matières contenues dans le
canal intestinal.

Je vais parler des cathartiques dont j'ai le plus
fait usage dans ma pratique, et exposer autant
qu'il m'est possible ce qu'ils m'ont paru produire
d'avantageux ou de nuisible.

Polypode de chêne.

C'est un cathartique des plus doux ; outre sa
vertu purgative, il est apéritif et adoucissant. Il

m'a semblé que ce n'était pas sans raison, que
de bons auteurs les recommandent dans les constipations, dans l'hypocondrie, dans les obstructions des viscères du bas-ventre; dans les toux
sèches et opiniâtres, où l'on a cependant besoin
de purgatifs doux, et surtout dans les affections
cutanées. L'on a observé que lorsqu'on le faisait
bouillir long-temps, ou à gros bouillons, cette
racine ne purgeait presque point; tandis que par
infusion, ou par une très-légère ébullition, elle
agissait assez bien. On donne rarement le polypode
de chene seul. Souvent on prépare avec le polypode une teinture aqueuse qui sert de véhicule
aux autres purgatifs.

Mirobolans.

On donne la préférence aux citrins : ils conviennent dans les cours de ventre séreux et bilieux,
dans la diarrhée hépatique, dans les flux involontaires de semence qui surviennent à ceux
qui se sont adonnés aux femmes avec excès,
ou livrés à la masturbation. Je les ai administrés
plusieurs fois dans ces cas, et soit avec les mirobolans ou avec d'autres remèdes, je les ai
guéris; ne pouvant cependant attribuer aux mirobolans seuls l'honneur de la guérison. Le traitement que j'ai fait a été toujours combiné, et
je faisais jouer, comme on dit vulgairement,
plusieurs ressorts à la fois, en donnant des remèdes *intus* et *extus*. Il en est de même des
remèdes que j'ai employés pour guérir les gonorrhées virulentes, et les écoulemens d'humeurs
puriformes et lymphatiques, que nos anciens
croyaient être du vrai pus, et qu'ils appelaient
le *gleet.* J'ai employé divers remèdes dans le même
temps, parmi lesquels je compte les mirobolans

citrins; mais je n'assurerai point que la cure lui
soit due en entier. Tout ce que je puis affirmer,
c'est que le premier effet des mirobolans est de
purger, et que son second est de devenir astrin-
gent; que la seconde vertu n'affaiblit pas la
première. Ou ôte aux mirobolans la propriété
purgative sans leur ôter l'astringente, en les torré-
fiant comme le café.

La *casse* est un purgatif béchique et pectoral
qu'on administre préférablement à beaucoup
d'autres, dans les maladies aiguës, lorsque le
cas est pressant.

La rhubarbe.

On distingue dans l'action de la racine de cette
plante, comme dans les mirobolans citrins, deux
effets bien marqués : par le premier, elle purge,
et par le second elle resserre, devient astringente
et tonique. Il a des praticiens qui lui ont disputé
cette propriété, cependant elle la possède, et
mérite la préférence sur tous les autres cathartiques, pour les personnes d'un tempérament
pituiteux, surtout en Hiver, saison où les fluxions
séreuses sont très-communes; et enfin dans tous
les cas où il y a atonie, relâchement marqué
dans les solides, ou la cacochimie d'humeurs.
L'on a observé que l'infusion de rhubarbe a
beaucoup plus de vertu que la décoction.

De tous les purgatifs connus, c'est peut-être
celui qui doit être préféré lorsque la chylification
est dérangée depuis long-temps par la faiblesse
de l'estomac, des intestins, par le défaut des
sécrétions de la bile, du suc pancréatique et des
glandes chilifères; dans le traitement des fleurs
blanches, et dans d'autres cas qui demandent des
cathartiques doux, et en même-temps fortifians.

La rhubarbe convient dans le dévoiement et dans les flux de ventre avec relâchement. *Fenel* dit que c'est une mauvaise méthode de la faire torréfier, que c'est la convertir en charbon, qu'alors elle n'a plus d'effet, que son infusion est préférable à la décoction, etc. Il ajoute qu'il vaut mieux la donner en substance.

Il n'est pas douteux que la rhubarbe ne perde beaucoup de sa vertu purgative par la torréfaction; mais aussi elle devient alors plus tonique et plus astringente, surtout si l'on a le soin de la mêler avec la muscade et le *laudanum*; alors elle forme un excellent remède, dans les flux de ventre immodérés.

Mentzelius (1) rapporte l'observation faite sur lui même, d'une sueur jaune qui avait l'odeur de la rhubarbe; il était attaqué de la fièvre intermittente, et avait pris un gros de rhubarbe dans le vin. Cette sueur vraiment critique, quoiqu'elle n'eût duré qu'une heure, termina la maladie.

La rhubarbe néanmoins ne convient point aux bilieux, ni dans les maladies bilieuses. Elle entre dans un très-grand nombre de compositions officinales, telles que le catholicum simple, le double, la confection hamach, l'électuaire de *psilium*, l'extrait béni de *Schroder*, l'extrait penchimagogue de *Crollius* et d'*Arthman*, l'extrait catholique de *Sennert*. Les pilules penchimagogues de *Quercetan*, le sirop magistral, le sirop de chicorée composé, la poudre hydragogue, la poudre contre les vers, la thériaque, les pilules mercurielles, les caphractiques, etc.

---

(1) Éphém. des cur. de la nat. ann. 1675 et 1676. obs. 78.

Manne.

Les anciens avaient de fausses idées sur la nature de la manne. *Christophe à vega*, dit qu'elle est rendue sous forme liquide, goutte à goutte, par de petites abeilles, des sauterelles, qui viennent la déposer sur des feuilles, où la chaleur du soleil la condense et la durcit. *Pline* dit que la manne se distille de l'air, surtout le matin: *Galien* (1) lui donne le nom de miel aérien, et soutient avec *Zacutus Lusitanus*, *Suschius*, *Schroder* et *Mathiole*, que ce n'est autre chose que les exhalaisons élevées de la terre et des eaux, atténuées et excitées par la chaleur du soleil, condensées par la fraîcheur de la nuit suivante, et qui retombent le matin sous la forme de la substance qu'on appelle manne.

Fallope est un des premiers, qui ait prouvé que la manne est un suc nourricier, qui découle de lui-même, ou qu'on obtient artificiellement des feuilles et de l'écorce de certains arbres. La vérité de ces assertions fut confirmée par *Ray*.

La manne de Calabre coule pendant les grandes chaleurs de l'Été, de l'incision qu'on fait aux branches de deux espèces de frêne, qui croissent dans ce pays-là.

La manne est un purgatif qui agit sans porter à la tête, et sans affecter le genre nerveux. *Prosper Alpin* (2), dit qu'il n'y a pas de remède plus propre à guérir les toux longues et violentes, que la manne. Notre *Rivière* conseille de la donner dans la cure des coliques, mêlée avec l'huile d'amandes douces et du bouillon de volaille.

(1) Traité des alimens.
(2) Trait. de méd. méthod.

James (1) dit, que la manne est diurétique. Un homme très-âgé eut un pissement de sang, une rétention d'urine qui dura sept jours, avec des douleurs aux os pubis, et une constipation. Voyant que l'introduction de la sonde ne produisait aucun effet, il ordonna la manne, qui le fit aller à la selle et rendre ses urines.

La manne est un purgatif doux, qui peut, à raison de cela, être donné dans des cas pressans, malgré de fortes fièvres, douleurs intenses, et des inflammations considérables. C'est en quelque sorte aujourd'hui le purgatif le plus usité dans les rhumes, les inflammations de poitrine, parce que outre sa vertu purgative, on dit que c'est un excellent béchique. L'on croit que la manne, en purgeant, ne dérange en rien l'excrétion des crachats, si nécessaire pour la guérison de ces maladies. On la donne même avec une espèce de sécurité, dans le pissement de sang.

Sydenham a fait usage de la manne, à la suite d'un accès de goutte, et lui attribue encore une vertu *lythontriptique*. Il parvint à se délivrer lui-même d'une douleur violente aux reins, et d'un pissement de sang, en persistant pendant quelque temps dans l'emploi de ce remède.

On donne la manne seule ou on l'associe avec les autres purgatifs. On la prescrit avec sécurité aux femmes enceintes, aux femmes en couche, et aux enfans de tout âge.

La manne, cependant, développe souvent des flatulences, c'est pourquoi lorsqu'il s'agit simplement de débiliter, dans le cas d'esténie, il faut la combiner avec quelque sel neutre, pour empêcher le dégagement des vents.

---

(3) Dict. de méd. traduit de l'Anglais, 6 vol. in-folio;

Les tamarins

Les *tamarins*, sont la substance pulpeuse des fruits d'un arbre que l'on appelle tamarinier. Cette pulpe est située entre deux écorces; elle est acide, purgative et cathartique. On a prétendu que les tamarins que l'on faisait entrer dans des potions purgatives, avec le sel végétal ou le sel de seignette, les décomposaient, parce qu'il se fait au fond du vase, un dépôt salin pulvérulent; mais il paraît qu'on s'est convaincu, que cette matière n'était autre chose, que le sel essentiel des tamarins même, qui est aussi peu soluble dans l'eau, que le tartre; de la nature duquel il paraît beaucoup participer; puisque exposé au feu, il brûle à peu près comme lui, et exhale la même odeur. On donne les tamarins dans les mêmes cas que les autres purgatifs. Outre cela, leur vertu acide fait qu'on leur donne la préférence dans les fièvres ardentes, bilieuses, malignes *a dissolutione*, avec grande chaleur, soif, etc. On les croit doués d'une certaine spécificité dans le scorbut chaud, dans la jaunisse. C'est un purgatif d'Été. On le donne aussi avec grand avantage aux marins qui ont fait un long usage des viandes salées, dans les voyages de long cours, etc. Mais ils ne surviennent point dans le scorbut froid ou *a coagulo*, ni lorsque l'on soupçonnerait des obstructions dans les viscères ou dans les glandes du bas-ventre. Conclusion : les tamarins sont purgatifs, rafraîchissans, acides, anti-septiques, anti-scorbutiques et légérement astringens. Ils conviennent généralement dans toutes les maladies fébriles de l'Été, dans les embarras gastriques, putrides, bilieux des premières voies; dans la diarrhée

Séné.

bilieuse, dans les dyssenteries épidèmiques, dans l'ictère, dans les calculs de la vésicule du fiel, etc.

Ce sont des feuilles sèches d'une plante, qui produit aussi des gousses divisées en deux membranes qu'on appelle follicules, on la tire d'Alexandrie ou d'Égypte. Les feuilles de séné forment un purgatif cathartique actif, d'une vertu presque certaine; mais qui ne convient point dans les maladies inflammatoires, ni dans les fièvres accompagnées d'ardeur. Si quelquefois le séné peut trouver son application heureuse dans ces sortes de maladies, ce n'est que lorsque tous les symptômes d'irritation sont calmés, qu'il y a une détente parfaite, que la coction est finie et qu'enfin il n'est question que d'employer un bon évacuant. Alors le séné peut remplir le but que le praticien se propose en purgeant. Autrement, on doit bien s'abstenir du séné dans le cas d'ardeur interne, de soif et surtout de dissolution du sang.

On le donne avec confiance comme purgatif anthelmintique, aux enfans chez lesquels la diathèse muqueuse prédomine. Il convient beaucoup dans les maladies de la peau, dans les œdématies, dans les hydropisies. *Fernel* le regardait comme un excellent purgatif dans les fièvres quartes, et dans beaucoup de fièvres lentes et chroniques.

Le séné nuit aux bilieux; dans tous les cas où il y a trop d'ardeur, trop de sensibilité, trop de fougue dans le sang, dans le météorisme du bas-ventre, dans la tension de l'estomac et des intestins.

On pense communément que les *follicules* de séné purgent assez bien sans tranchées; mais qu'on doit les donner à une dose un tiers plus

forte que les feuilles. *Triller* cependant prétend
au contraire, que les follicules sont beaucoup
plus actives que les feuilles; qu'elles sont aussi
plus venteuses et causent plus de superpurgations. *Lieutaud* (1) insinue qu'il n'est pas éloigné de cette opinion. J'ai beaucoup fait usage
du séné, dans le courant de ma pratique, tant
des feuilles que de follicules. Je l'ai vu administrer par mes collègues tant dans leur pratique
particulière, que dans les hôpitaux, et je n'ai
jamais rien vu arriver de funeste à aucun
malade.

DES PURGATIFS DRASTIQUES.

Les drastiques sont des purgatifs majeurs. Ils
se distinguent de tous les autres purgatifs, par
leur action, par la violence et par la promptitude avec laquelle ils agissent, et ensuite par
les grandes évacuations qu'ils produisent. C'est
à juste titre, qu'ils peuvent être appelés irritans;
attendu qu'ils irritent avec violence, les membranes de l'estomac et des intestins; qu'ils agissent, atténuent, divisent beaucoup les humeurs;
causent des chaleurs d'entrailles et de tranchées
plus vives que tous les autres évacuans par
l'anus; ils vuident les sérosités et les eaux des
leuco-phlegmatiques et des hydropiques.

Dans quelques individus, leur premier effet
est plus lent; mais malgré cela, nous pouvons
assurer, qu'ils sont plus sujets que les autres,
à causer des superpurgations; à purger jusqu'au

---

(1) Matier. médic.

sang, à enflammer et même à excorier les membranes des intestins; Ils échauffent et raréfient le sang extrêmement, et déterminent une sécheresse et une aridité dans tout le système animal, que les autres purgatifs ne produisent point. Après leur action, on commence à s'apercevoir qu'ils resserrent le ventre.

Il est très-important de n'avoir recours aux drastiques, que dans les circonstances où les autres espèces de purgatifs seraient de nul effet et dans lesquelles on n'aurait pas à craindre, d'ébranler trop vivement le genre nerveux, et de voir les irritations que les drastiques causent, suivies de fâcheux accidens. Enfin, on ne les administre, que quand il est très-nécessaire de purger puissamment les sérosités; propriétés si bien reconnues en eux, qu'elles lui ont valu le titre de *remèdes hydragogues.*

C'est d'après cela qu'on les donne dans les affections du cerveau, les paralysies, les maladies par atonie, dans lesquelles l'action des solides est faible; la marche des liquides lente, et dans lesquelles surtout se trouve une certaine insensibilité. Je ne dois pas omettre de les conseiller dans les maladies chroniques, entretenues par des matières épaisses, gluantes, écumeuses, qui ôtent aux sucs digestifs leur énergie et qui corrompent le chyle.

Les remèdes les plus simples, ceux que nous pouvons employer sans art, pris dans les trois règnes de la nature, doivent être choisis de préférence, et surtout dans le règne végétal, quoiqu'il renferme une grande quantité de poisons.

Les plantes fortement purgatives que la majorité des praticiens s'accordent à placer parmi les drastiques, sont : les tytimales, l'espurge, la gratiole, le soldanelle, le lizeron, le concombre sauvage, *l'asarum* ou *cabaret*, la coloquinte, l'ellébore noir, les graines de ricin, les iris, la brione ou coulouvrée, l'aloès, l'écorce de frangula, de sureau, d'hyèble, les roses musquées, etc.

Les empyriques font un très-grand usage des purgatifs *drastiques*, parce que l'effet de ces remèdes est très-marqué, qu'il parle aux yeux du vulgaire ignorant. Comme malfaire réussit quelquefois, et que parmi la multiplicité des cas dans lesquels ces remèdes ne sauraient convenir, il en est où ils sont avantageux, même donnés à des doses immodérées, il arrive que les charlatans, secondés quelquefois du hazard, font par des méthodes perturbatrices et dangereuses, des cures que les médecins qui agissent méthodiquement et avec prudence n'auraient pas faites, dans la seule crainte de tuer leurs malades.

Parmi les cures heureuses opérées par des purgatifs drastiques, administrés à des doses excessives, je vais en rapporter une qui m'est particulière.

Un agriculteur de la ville d'Agde, logé dans une maison de M. Mouton, médecin et mon ami, était attaqué depuis plusieurs années d'une douleur rhumatismale sciatique, qui l'avait presque estropié et lui avait considérablement amaigri cette extrémité inférieure. Différens maîtres de l'art l'avaient traité infructueusement. Ils avaient mis en usage les remèdes internes, les topiques, les eaux minérales, les vésicatoires, etc., tout enfin à l'exception du feu; qui lui avait été conseillé, mais à l'action duquel, il avait craint de se soumettre.

Je lui conseillai de tenter avant d'appliquer le moxa, la méthode des purgatifs *drastiques*, que j'avais employée plusieurs fois avec succès dans des cas analogues, et qui consistait à purger les malades, douze, quinze jours de suite sans interruption; il y consentit. En conséquence, je lui fis préparer douze prises de pilules, faites avec le turbith minéral, la poudre de réglisse et la conserve de roses.

Ces douze prises, qu'il devait prendre dans douze jours, une chaque jour, lui furent imprudemment remises à lui-même. Comme j'avais déjà expérimenté, sur les autres malades que j'avais traités de la sciatique, que ce purgatif est non-seulement un très-grand irritant du tube intestinal, mais encore, qu'il excite des secousses sur toute l'économie animale, je suis dans l'usage de donner tous les soirs et pendant tout le temps de son administration, à l'exemple de *Sydenham*, un parégorique; non sa teinture anodine, mais seulement un grain, ou un grain et demi d'opium gommeux.

En remettant au malade les douze pilules purgatives, pour en prendre une tous les matins, on lui remit aussi douze grains d'opium gommeux, à l'effet de les prendre tous les soirs au moment du coucher et plutôt même, s'il éprouvait des tranchées, des coliques, des déjections alvines trop fréquentes, ou trop abondantes. Ce paysan, qui paraissait très-intelligent, n'était cependant qu'un *lourdaut*, très borné; car, il raisonna de la manière suivante et se conduisit d'après ses principes. » L'on me conseille, dit-il en lui-même, un remède à prendre » tous les jours, le matin à jeun pendant douze » jours, pour faire sortir ma maladie par les » selles; c'est bien long!... Pourquoi ne pas le » prendre en une seule prise? cela n'est pourtant » pas difficile! c'est que MM. les médecins et » chirurgiens sont intéressés à faire traîner les

» maladies en longueur ; prenons le tout-à-la
» fois !... »

D'après cela, il avala les douze prises de pilules de suite. Il éprouva peu de temps après
des douleurs horribles d'estomac et de tout le
bas-ventre, qui furent suivies de nausées, de
vomissemens, d'efforts violens, des crampes et des
convulsions, des déjections *sanguinolentes*, etc.

D'abord les matières vomies étaient bilieuses,
glaireuses ; mais bientôt après elles devinrent sanguinolentes. Jusqu'à ce moment il avait été sans
crainte sur son empoisonnement, mais le vomissement de sang et sa sortie par les selles jettèrent
l'alarme dans son esprit.

Au lieu d'appeler du secours, il se détermina
à prendre les douze grains d'opium, qui lui
avaient été livrés sous la condition d'en prendre
un tous les soirs pendant douze jours ; raisonnant
toujours d'après son génie, il les avala tous en
une seule prise, afin de les mettre en rapport
avec les douze prises de pilules purgatives.

L'irritation et les douleurs qui en étaient la
suite, étaient si considérables, qu'une moindre
dose d'opium n'aurait peut-être rien produit ;
car, les douze grains ne le firent pas même
dormir un quart d'heure. Toute fois, ils calmèrent les douleurs, les crampes, les convulsions
et modérèrent les évacuations excessives qui se
faisaient par les selles et les vomissemens. Les
humeurs que le drastique avait attiré vers le
tube intestinal, se portèrent vers la périphérie
du corps et provoquèrent une diaphorèse, qui
dura dix ou douze heures. Après quoi le malade se trouva guéri radicalement de tous les
accidens résultant du poison ainsi que de la
sciatique.

Une maladie qui avait duré sans nulle, interruption, pendant plusieurs années, fut guérie par ce traitement perturbateur dans l'affaire de quelques heures de temps. En prenant une dose immodérée d'un purgatif aussi violent, le malade s'exposa à perdre la vie; il s'y exposa une seconde fois le même jour, en prenant en une seule prise douze grains d'opium.

Dans l'ascite, les drastiques sont les remèdes les plus employés; cependant ils n'ont pas dans le midi de la France, le même succès qu'ils paraissent avoir dans la *Hollande, l'Angleterre, etc*, où les tempéramens sont plus phlegmatiques et où les hommes ont la fibre plus lâche et les humeurs plus séreuses. De là vient sans doute que *Boerrhaave* et sa secte, qui pratiquaient dans ces pays-là, recommandent ces remèdes comme spécifiques; tandis qu'ils sont d'un usage très-douteux dans ce pays-ci, dans l'Italie, etc.

Cependant, on y a vu de très-bons effets de *lelaterium*, de l'écorce moyenne de sureau et d'une poudre dite du médecin *arabe*, composée avec vingt grains de scammonée; vingt-cinq grains de safran de mars et vingt grains d'antimoine crud; donnée en trois ou quatre prises, à une heure d'intervalle et répétées le matin plusieurs jours de suite.

Liscer ne connaissait pas d'autre remède dans l'ascite, que les purgatifs *drastiques*, et sa pratique était fondée sur un assez mauvais système. Il prétendait que les drastiques procuraient à l'intérieur, les mêmes effets qu'appliqués à l'extérieur; ainsi il disait qu'ils étaient de puissans modificatifs.

Il est remarquable que les drastiques dans l'ascite procurent l'évacuation des eaux et déterminent un gonflement plus considérable du bas-ventre, produit par des vents vers les intestins alors affaiblis. Dans ces cas, il faut donner des carminatifs et les alterner avec les drastiques.

Lorsque les drastiques ou les diurétiques agissent dans l'ascite, il faut avoir soin de faire serrer le ventre aux malades nuit et jour, avec un bandage.

Les purgatifs drastiques conviennent, de l'aveu des meilleurs médecins dans l'anasarque, comme par exemple, le sirop de nerprun, le jalap, le diagrède, seuls ou combinés; mais suivant eux, il faut garder la gomme gutte pour des extrêmes.

Le jalap.

Au lieu d'être placé parmi les drastiques et les hydragogues, devrait l'être parmi les cathartiques. C'est un des meilleurs que nous ayons, et l'on a lieu de s'étonner qu'on en fasse si peu d'usage; car d'un côté, il est si doux, qu'il ne demande pas de correctif, et de l'autre, il n'a besoin de rien pour augmenter son opération, ce qu'on ne peut pas dire des autres purgatifs.

On nous rapporte la racine de jalap des Indes orientales, ou de l'isle de Madère, où il croît sans culture. Cette racine, mise en poudre, à la dose d'un scrupule, jusqu'à un gros, et cela selon l'âge du malade, sa constitution, son tempérament, son sexe, forme un excellent purgatif.

C'est de la poudre qu'on tire la résine ou magistère du jalap. Il y en a qui préfèrent la résine à la poudre, et d'autres celle-ci à la résine. La résine est beaucoup plus facile à prendre, à raison de son petit volume.

C'est avec la poudre de jalap, qu'un pâtissier de Paris, faisait des biscuits purgatifs, qui étaient d'un débit considérable, soit à raison de leurs effets, soit a raison du bon marché.

L'on prétend qu'un bon pharmacien de Montpellier, fort ignorant d'ailleurs en médecine,
comme ils le sont presque tous, mais fort accré-
dité pour traiter les maladies des enfans, en
fabrique aussi qui purgent bien, dans lesquels
il fait entrer le jalap,

Cartheuser place le jalap entre les purgatifs
les meilleurs, les plus sûrs et les plus parfaits.
Suivant lui et d'autres, l'expérience le prouve.
La trop grande activité de sa résine est châtiée
par la partie extractive. D'après cela, il paraît
prudent de l'administrer préférablement en substance, et alors il est plus doux et peut-être même
plus efficace. Les médecins modernes l'excluent
du traitement des maladies aiguës. C'est une
prudence louable, s'ils le craignent, mais qui
ne peut être absolument essentielle dans d'autres
et surtout dans le dernier temps de ces maladies, que la coction est faite et que les évacuations par les selles, sont devenues nécessaires.

Il y a des pays en France, où les pharmaciens
préparent tous les remèdes magistraux, même
les émétiques et les purgatifs, qui sont d'une
composition aisée et facile. J'ai été à portée de
m'assurer par moi-même, que les médecins et
chirurgiens avaient beau prescrire à leurs malades des potions purgatives avec la rhubarbe,
les follicules de séné, la casse, la manne, les
tamarins, etc., aucuns de ces ingrédiens-là
n'entraient dans les préparations magistrales et
n'étaient données à leurs malades. Les formules
et prescriptions n'étaient point exécutées, quelles
que fussent les maladies aiguës ou chroniques.
Voici la formule qui suppléait à toutes les autres.

℣. Une taupette d'infusion de feuilles de séné
(environ cinq onces). *Il y en avait toujours de*
prêtes dans les pharmacies. Délayés dans cette

infusion, une once d'électuaire de psilium; environ demi-gros de jalap en poudre, ou sept à huit grains de sa résine. Mêlés. Je dois ajouter à ce monopole, qu'en général l'électuaire de psilium et la quantité de jalap, était plutôt jugée par un coup-d'œil ou au goût, qu'à la balance.

L'électuaire de psilium, comme on peut le voir, simule assez bien la manne, et au moyen de cette composition que le pharmacopole vendait un franc cinquante centimes, ou deux francs, une purgation qui ne lui revenait pas à lui, au-dessus de quatre ou cinq sols (seize ou vingt c.).

Ce qu'il y a d'étonnant, et ce qui me fait accorder une aussi grande confiance au jalap, c'est que je n'ai jamais vu survenir aucuns accidens chez les malades, soit que la maladie fût aiguë ou chronique, que l'individu fût jeune ou vieux, insensible ou irritable, faible ou fort, et que je n'ai jamais vu aucuns maîtres de l'art, se plaindre de l'infidélité de ces pharmaciens.

D'après cela, je pense comme *Cartheuser*, que le jalap est un vrai purgatif cathartique, dont l'effet est certain, quoique je n'aie pas toujours suivi cette pratique, pour les malades qui m'ont honoré de leur confiance.

On a observé cependant, que le jalap resserre trop après l'opération; mais cet effet est commun avec beaucoup d'autres purgatifs, et surtout avec les hydragogues.

Cartheuser semble attribuer une vertu narcotique au jalap, puisqu'il dit, que donné aux enfans à la mamelle, il les fait dormir après les avoir purgés. *Venel* refuse la vertu anodine au jalap, et prétend que si les enfans dorment, c'est parce que les purgatifs les ont fatigués, ou parce qu'en général les enfans dorment beaucoup, purgés ou non.

Comme j'ai souvent fait usage de l'émulsion purgative, décrite dans la matière médicale de *Venel*, où entre le jalap, je crois ne pouvoir mieux faire, que d'en donner ici la formule.

℞ résine de jalap, g.s XII, de celle de scammonée, g.s IV, sucre, ℥. j, triturez ensemble (d'après *Venel* quatre heures) et d'après moi, un quart d'heure. Ajoutez émulsion commune faite avec les semences froides, ℥. j, amandes douces n.º VI, mêlez, pour la prise d'un adulte.

Une bonne manière de donner encore le jalap, pour qu'il purge bien sans occasionner des coliques, c'est de le faire prendre en poudre, à la dose de huit ou douze grains d'heure à heure, et en buvant un verre d'eau de poulet, ou de veau, ou de petit-lait à chaque prise.

Scammonée.

Mesué la regardait comme le purgatif par excellence; ce qui prouve ce que nous avons déjà dit dans notre discours préliminaire, que chaque praticien se fait un choix des remèdes, pris dans chaque classe dont il use plus fréquemment dans sa pratique; après quoi, il donne des louanges presque exclusives à ces remèdes, et se tait sur la vertu de ceux dont il ne s'est jamais servi.

D'autres auteurs l'ont appelée l'âme des purgatifs. Plusieurs modernes pensent de même. C'est une preuve que les remèdes les plus actifs, les *drastiques* enfin, fussent-ils même quelquefois dangereux, lorsqu'ils sont prescrits par une personne habile et prudente, peuvent produire les effets les plus avantageux; la preuve en est du bon usage que l'on fait aujourd'hui des poisons les plus actifs. D'après *Herman*, la

scammonée résout et purge puissamment les humeurs bilieuses, séreuses et muqueuses.

Quoi qu'il en soit, la scammonée est un bon
purgatif hydragogue; réduite en poudre: il faut
la donner à double dose du jalap. On a observé
que même alors, ses effets purgatifs ne sont pas
extrêmement prompts et qu'elle n'agit pas avec
autant de violence. L'on se sert moins de la
scammonée que du jalap; c'est sans doute parce
que les malades, voyant qu'il agit trop tard,
se persuadent qu'ils ne sont pas bien purgés.
Néanmoins, je prétends que c'est à raison de
cette douceur, que les médecins judicieux qui
habitent le midi et tous les pays chauds, la
préfèrent au jalap. La scammonée se prend de
plusieurs manières, entre deux tranches de soupe,
ou dans du vin, du bouillon ou dans toute
autre liqueur. Il y a beaucoup de praticiens
qui la font prendre le soir à l'heure du coucher,
à leurs malades, qui ne laissent pas que de
bien dormir la nuit, et d'être purgés et bien
évacués le lendemain matin; non-seulement,
ils les administrent dans les maladies chroniques,
comme la cacochimie, les cachexies, les œdématies, les hydropisies; mais encore, tant à
raison de sa douceur, que de sa bénignité dans
les maladies chroniques avec fièvre.

La scammonée peut exciter des souffrances et
même donner lieu à des superpurgations, donnée
à trop haute dose. On craint de la donner aux
enfans et surtout aux femmes enceintes.

Si l'on s'apercevait que par un effet de la sensibilité, ou d'une dose excessive du remède, on
pourrait en corriger la force et la virulence au
moyen des acides.

La Gomme gutte (1).

Cette gomme coule d'une plante rampante, d'une nature assez particulière, *en ce qu'elle n'a ni feuilles, ni fleurs, ni fruits.*

Les *Siamois* et les *Cochinchinois* tirent la gomme en incisant le tronc de la plante; après quoi, ils l'exposent à l'air où elle s'épaissit.

Elle est peu usitée en médecine, en ce qu'elle est un purgatif fort; on ne doit s'en servir qu'avec de grandes précautions, et que d'après l'avis d'habiles gens, ce qui n'a guère de rapport avec ce que dit *Mesué,* qui marque que l'on peut en prendre depuis quatre drachmes jusqu'à sept; *grosse erreur* puisqu'il n'y va que de la vie (2).

On dit qu'elle n'est connue en France que depuis 1603. *Hortius* et *Cartheuser* la croient pernicieuse. Cependant, *Geoffroi* prétend que *Hortius* s'est rétracté, et qu'elle convient dans les hydropisies causées par les obstructions.

Hechteller la donnait dans les obstructions invétérées, dans la dyspnée produite par la viscosité. *Geoffroi* la croit propre à vuider les sérosités dans les ascites et même dans la leucophegmatie. On a prétendu qu'elle agissait sans occasionner des tranchées, douleurs, inflammations, ni convulsions. La *gomme gutte* est mise au rang des émétiques; je la crois plutôt drastique et hydragogue. Je ne l'ai jamais employée; mais j'ai été appelé pour secourir un paysan qui se l'était administrée lui-même comme

(1) Ou *gutte gambe*, *gambarde*, *gamandre*, *gutte gemon,* *gutte gomme*, ou *gomme du Pérou*, étant connue sous ces divers noms.

(2) Extr. de l'hist. génér. des drogues, liv. VII, pag. 240, *Garnet.*

purgatif. Il la demanda à un pharmacien pour
se purger à bon marché (les potions purgatives
étaient alors passées en compte par tous les
apothicaires à un franc cinquante centimes). Le
pharmacien lui en donna pour quatre sous,
(vingt centimes), l'on ignore à quelle dose.
Le malade la délaya dans un demi-verre de vin.
Ce remède produisit le même effet que le
cholera morbus. Le malade vomit et alla à selle
jusqu'au sang. Je ne fus appelé que cinq à six
heures après qu'il l'eut avalé et lorsqu'il se crut
suffisamment purgé. Je le trouvai tout décomposé, faible, pâle, avec des crampes très-fortes
et avec une soif inextinguible. Sa femme et
trois ou quatre enfans, avaient eu toutes les
peines de l'ôter de dessus le pot de chambre,
où il était tombé dans la lypothimie pour le
placer sur son lit.

La potion suivante avec la limonade végétale
bien sucrée le guérirent en vingt-quatre heures.
℞ Eaux distillées de mélisse et de cérises noires
ää ℥iij, thériaq. et confect. hyacinthe ää ʒij, teint.
anod. de *Sydenham* XL goutt. esprit de vitriol
dulcifié ʒj, sirop d'œillets ℥j. Mêlés : faites p℥n
s. l. à prendre à cuillerées à bouche tous les quarts·
d'heure.

J'observe que le vomissement cessa après les
deux premières prises ; mais les selles se conti-
nuèrent jusqu'au soir, qu'il s'endormit. Le lendemain il était très-faible, mais il était guéri.

Lorsqu'on donne la gomme gutte seule, à
des doses convenables, l'on prétend qu'elle produit les meilleurs effets, qu'associé à d'autres
émétiques ou à des purgatifs. Seule et en substance, on la donne depuis un grain jusqu'à six,
délayée dans une grande quantité de véhicule.

Un chirurgien de mes parens, vendait une

poudre purgative très-accréditée, composée de quatre grains de gomme gutte par prise, au prix de dix sols (cinquante centimes) elle eut pendant long-temps quelque vogue, malgré le déchainement des gens de l'art et surtout des pharmaciens, parce qu'elle purgeait bien et à bon marché. Ce parent ayant renoncé à la pratique, cette poudre tomba peu-à-peu en discrédit; il m'a avoué qu'alors chaque prise ne lui revenait qu'à quatre deniers.

Boulduc (1) la mit au rang des sucs résineux. Elle se dissout dans l'esprit de vin ; dans un menstrue aqueux, elle se convertit en une substance laiteuse. Il la dit puissamment hydragogue, un émétique violent. La résine purge avec autant de violence que la gomme.

L'on trouve dans les (2) un antidote contre la gomme gutte donnée par *Hanneman*. C'est l'alcali de tartre. C'est par ses propres expériences qu'il a reconnu les propriétés spécifiques de cette substance et de beaucoup d'autres, dont je crois bien faire, en en donnant ici l'énumération.

Antidotes assurés.

Contre le camphre pris à doses excessives. L'opium
Contre l'Arnica . . . . le Vinaigre.
Les semences de la coque du levant. le Camphre.
La Gomme gutte. . . . . l'Alcali de tartre.
La datura stramonium. le vinaigre, le jus de citron.
La Fève Dignace . . . . le Vinaigre.
Le *Veratrum album* . . . . le Café.
Le Mezereum . . . . le Camphre

La gomme gutte a eu aussi de très-bons succès, d'après certains auteurs, dans le traite-

---

(1) Mém. de l'Acad. Roy. des Scien. Ann. 1701.
(2) Mém. de littér. méd. étran. par Sedillot. T. I, pag. 181.

ment de l'ascite. Cela doit être, lorsqu'il est à
présumer que l'ascite est quelquefois de nature
à être combattue avec efficacité par les purgatifs
drastiques. Mais l'on assure en même-temps qu'il
y a beaucoup d'individus, chez lesquels elle est
toujours trop active, quoique pour l'adoucir, on
lui aie quelquefois associé la manne. Un médecin
la donnait, dit-on, jusqu'à la dose de vingt-cinq
grains. Cette dose me paraît excessivement forte,
et pourrait devenir pernicieuse. J'ai déja dit à
quelle dose on pourrait la donner sans inspirer
des craintes.

Coloquinte.

C'est la drogue la plus amère que l'on connaisse, et une des plus purgatives qu'il y ait
dans la médecine; c'est pourquoi il ne faut s'en
servir qu'avec de grandes précautions, et pour
les personnes d'un tempérament éminemment
pituiteux et abondantes en sérosité.

Néanmoins, elle peut être donnée avec confiance, à petites doses, mêlée avec des laxatifs,
dans les maladies froides, lymphatiques et chroniques; et non dans les aiguës, les fébriles et
les consomptives. *Vanhelmont*, qui en faisait un
grand usage, dit, que c'est à elle et à la scammonée,
qu'elles doivent leurs vertus, et que ce sont
même les deux chefs des drastiques; comme la
manne et la casse le sont des *cathartiques*.

Sneider a guéri une paralysie qui était résultée
d'une apoplexie, chez une femme de quatre-
vingt-quatre ans, au moyen de la teinture de
coloquinte, préparée suivant la pharmacopée
suédoise. La malade en prit de quinze à trente
gouttes matin et soir (1).

_____

(1) Annal. de littérat. médic. étrang. tom. 1 p. 385.

Hellébore.

Cette plante dont j'ai déjà parlé, traitant des émétiques, est aussi un purgatif drastique. Elle a même été portée par *Lanzoni* au rang des venins. *Mesué* la rejette de la médecine interne, parce qu'elle produit, dit-il, la suffocation. *Averroës* la prohibe, parce que c'est un trop violent purgatif. *Galien* (1) a écrit que dans la Béotie et dans la Thessalie, où l'on s'en nourrissait, on était attaqué de la distention des muscles. *Scroder* et *Ray*, le recommandent comme sternutatoire, pris en guise de tabac; mais ils prétendent que pris intérieurement, cette plante occasionne des tranchées, des souffrances, le hocquet. On peut ajouter aussi qu'en agissant sur le cerveau d'une manière perturbatrice, elle porte sur tous les sens et peut par ses effets perturbateurs, rétablir l'ordre des sens des malades qui les ont troublés; comme aussi elle peut déranger ceux qui les ont sains et dispos.

Il fallait bien que l'ellébore produisît de grands effets dans les affections mentales, puisque l'ellébore d'*Antioyre*, regardé comme le meilleur, attirait dans une ville de ce nom, tous les malades atteints de la folie, et que cette ville était regardée comme les petites maisons de la Grèce.

L'aloès.

L'*aloès* est un médicament policreste, purgatif drastique, vermifuge, vulnéraire, emménagogue, etc., il suffit de le donner à la dose de quatre, cinq grains par jour. Cependant il y a des

_____

(1) Épidém. VI.

médecins qui le donnent ordinairement aux adultes depuis dix grains jusqu'à un demi-gros.

L'aloès produit communément des coliques, ce qui peut dépendre de sa manière d'agir aussi puissamment qu'il le fait sur le système vasculaire intestinal, il tient à l'irritation qu'il excite et qui augmente fortement le mouvement péristaltique des intestins, et fortifie les viscères du bas-ventre; tue les vers, résiste à la pourriture, corrige la viscosité et l'inertie de la bile. Il sollicite le flux hémorroïdal et menstruel, ainsi que les vuidanges; et c'est à n'en pas douter, ce qui la fait mettre au rang des plus puissans emménagogues. Pris à petites doses, il excite la faculté digestive; de là vient qu'il est regardé alors, comme un puissant stomachique; il agit aussi comme fébrifuge, comme apéritif et comme anti-spasmodique.

Cependant, l'aloès, si salutaire pris à propos, serait grandement nuisible pris à contre-temps. Il ne doit pas être regardé, comme un remède indifférent; par exemple, il doit être absolument défendu aux pléthoriques, aux femmes grosses, aux tempéramens éminemment bilieux, aux personnes sujettes aux hémorragies, ainsi qu'à celles qui ont le sang dissout.

L'aloès ne procure point ordinairement des selles liquides; il paraît qu'il ne fait que vuider les matières contenues dans les gros intestins, il est probable que, par des causes qui nous sont encore inconnues, il n'agit guères que sur les intestins grêles, et qu'il porte spécialement son action sur les gros. Comme l'aloès agit spécialement sur l'intestin *rectum*, on peut croire qu'il est la cause des affections hémorroïdales, qu'il agit également sur le système utérin; mais, l'on a observé qu'il ne produisait jamais mieux ces effets que lorsqu'il était donné à une dose un peu forte.

On donne rarement la teinture d'aloès intérieurement. *Tissot* conseille d'être très-réservé sur l'usage de cette teinture, parce que souvent elle est purgative; ce qui serait en pure perte quand le ventre est libre. La remarque de cet auteur me paraît de nature à ne pas devoir être négligée.

De tous les aloès, le succotrin est le plus recherché. On l'appelle *aloès lucide*, parce qu'il a beaucoup de transparence. Il est amer au goût, résineux, d'une odeur forte, mais point désagréable. Il est capable de raffermir les fibres de l'estomac, lorsqu'elles sont affaiblies par une longue suite d'indigestions. C'est un anti-putride chaud et aromatique; il corrige la viscosité.

Un trop long usage peut devenir nuisible et occasionner des règles immodérées aux femmes, établir et accélérer le flux hémorroïdal dans les deux sexes et occasionner même un pissement de sang. Une observation de *Borrichius* (1) sert à confirmer ces craintes ». Un Brasseur de Copenhague,
» âgé de plus de soixante ans, ayant naturelle-
» ment le ventre paresseux, mit dans sa bière
» du suc d'aloès commun, par le conseil d'un de
» ses amis. Il en fit usage pendant quelques mois
» sans qu'il s'en trouvât incommodé. Enfin, il
» s'aperçoit qu'il rendait quelques gouttes de
» sang en urinant; mais il continua toujours la
» même boisson, jusqu'à ce qu'enfin il le pissât
» tout pur. Il vint me trouver aussitôt, effrayé
» de cet accident dont il ne pouvait deviner la
» cause. Après l'avoir beaucoup questionné sur
» la manière dont il vivait, je reconnus bientôt
» que la bière dont ce vieillard faisait ses délices,

_____

(1) Collet. Acad. part. Etrang. T. VII. pag. 225. Obs. 64.

» était la seule cause de son pissement de sang :
» je lui recommandai de. s'abstenir entièrement
» de cette boisson ; rien n'étant plus propre que
» l'aloès à ouvrir les orifices des veines capillaires
» et à occasionner des hémorragies ; il suivit
« mes avis , et il fut guéri de cette maladie après,
» avoir fait usage pendant quelque temps, de
» pilules composées avec la térébenthine , la
» rhubarbe et la marne blanche.

Azarum , Cabaret, ou Nard sauvage.

La vertu de l'azarum ou cabaret réside dans
sa racine. Vanhelmont assure qu'il fait vomir
et purge quelquefois copieusement. Dioscoride
avait dit avant, qu'une infusion de six drachmes,
purge aussi bien que l'ellébore.

Rolland prétend , que la décoction de sa
racine est un incisif du poumon, qu'il provoque
infailliblement les règles, fait sortir l'arrière
faix et le fœtus quand il est mort. J'ignore
jusqu'à quel point ce remède agit sur le poumon
et provoque les règles, mais ce que je sais très-
bien, c'est que le défaut et les vices des menstrues tiennent à tant de causes; que l'azarum
n'est à mes yeux malgré l'assertion de Rolland,
qu'un remède empyrique, qui ne saurait convenir dans tous les cas, pour lui faire produire
les effets merveilleux dont parle cet auteur.

Quand à son action sur le système utérin
pour lui faire expulser l'arrière faix et les fœtus
morts, le médecin qui a étudié les accouchemens et les maladies des femmes , saura trouver
pour ces deux cas , des moyens plus efficaces et
moins dangereux que l'azarum , tant pour dilater
l'orifice de la matrice , que pour mettre le corps
et le fond de cet organe en contraction pour

faciliter l'expulsion du placenta et du fœtus. Malgré tout cela, je ne mets aucun doute que *l'asarum* n'agisse avec quelque activité sur les organes de la génération ; puisque *Fernel* dit, qu'il faut s'en abstenir pour les femmes grosses, parce qu'il ferait périr son fruit (1). Cependant, comment concilier ce que *Fernel* a dit dans cet endroit, avec ce que l'on trouve dans ses œu-vres (2), où il donne une composition qu'il appelle *diasarum*, qu'il offrait pour vomitif à tout le monde, à tout âge, à tout sexe, même aux femmes grosses.

Suivant *Bayrus* et d'autres, il convient beaucoup dans la jaunisse, dans les douleurs néphrétiques. C'est, dit-on, la véritable panacée des fièvres quartes.

Rondelet s'est servi très-souvent de cette plante, pour guérir la sciatique opiniâtre.

B. Montagnan (3) assure qu'un emplâtre de feuilles d'*asarum*, appliqué sur les régions lom-baires, nétoye merveilleusement les conduits rénaux et urinaires.

Une potion faite avec le suc d'azarum, ℥ vj, oximel scilitique, ℥ ß, eau de chardon béni, ℥ ij, mélés, est un puissant émétique contre la manie. Il est avéré que les maniaques dif-ficiles à émouvoir, les fibres de leurs cerveaux étant peut-être embarrassées d'humeurs visqueu-ses, ont besoin de bonnes secousses. Ce remède est encore un très-bon sternutatoire dans le même cas.

Les auteurs de la matière médicale indigène, couronnés par l'académie de Lyon en 1776,

---

(1) Voyez liv. 5. MM. C. XIII.
(2) Liv. VII, *méthod. médend.*
(3) Consil. 91.

ont dit : que la racine de *cabaret*, *asarum* bien séchée, mise en poudre et donnée depuis vingt-quatre grains, jusqu'à quarante, délayée dans une tasse de thé, ou de bouillon, a coutume de faire vomir quatre fois sans violence.

Autre formule. ♃. feuilles de cabaret depuis quatre jusqu'à douze ; un peu de canelle, mettez à infuser dans un verre d'eau, toute une nuit sur les cendres chaudes. Passés et édulcorés avec le miel ou le sirop de violette. Il évacue, diminue la fréquence des selles et le ténesme. Ces auteurs prétendent qu'on obtient des évacuations faciles et abondantes. Son action est donc vomitive, purgative et astringente comme l'ipécacuanha. De plus, sa poudre est sternutatoire.

Si l'on consulte beaucoup d'auteurs, surtout les anciens, c'est un remède polichreste ; puis-que, suivant eux, il purge fortement par haut et par bas : il est diurétique, sudorifique, il excite les règles, etc. ; il guérit les fièvres in-termittentes, la jaunisse, l'hydropisie, la diarrhée, la dyssenterie, la mélancolie, la sciatique et la goutte. *Geoffroi* la donne avec succès comme sternutatoire, dans la paralysie de la langue, et prétend qu'elle convient beaucoup dans les maux de tête opiniâtres.

Nerprun ou Neirprun.

On fait usage des fruits ou des baies du ner-prun, comme purgatifs, dans les cas où il faut détacher d'anciens levains qui innondent le sang d'une sérosité surabondante, comme dans la cachexie, la cacochymie, l'hydropisie, les apoplexies, la paralysie, les rhumatismes anciens et chroniques.

Dans ces cas-là, on ordonne un ou deux gros de baies de nerprun, mises en poudre avec un peu de conserve de fleurs d'oranger, ou de savon de Génes, pour en faire un bol.

On peut encore faire bouillir quinze ou vingt baies sèches, dans un bouillon ordinaire, y ajouter un gros de crème de tartre, passer le bouillon, etc. Quelques-uns conseillent aussi ce bouillon dans les pâles couleurs, attendu qu'on y délayera, deux gros de teinture de mars.

L'usage le plus ordinaire des baies de nerprun, est d'en faire un extrait, qui se donne depuis une demi-once, jusqu'à six gros, dans les opiates purgatifs; ou d'en faire un sirop, qui se donne depuis une once, jusqu'à deux. Les tempéramens délicats et susceptibles d'irritation, doivent préférer ce sirop.

Chomel (1) dit l'avoir donné a des malades prodigieusement enflés, qui furent guéris; plusieurs même qui avaient une grande quantité d'eau épanchée dans la capacité du bas-ventre, guérirent. Il leur en faisait prendre jusqu'à quatre fois de deux jours l'un, une once chaque fois, avec autant de manne, dissout dans une décoction convenable.

Sydenham a prétendu que le sirop de nerprun, occasionnait une soif considérable, principalement donné seul (cela n'est point extraordinaire dans l'hydropisie ascite), maladie dans laquelle la soif est un des symptômes prédominans, *Sydenham* rapporte, qu'ayant été appelé pour porter du secours à une Dame hydropique, il la guérit avec le sirop de nerprun réitéré plusieurs fois. Cet heureux succès l'engagea à le donner à une autre Dame attaquée de la même maladie et il vit au contraire, son état empirer.

(1) Traité des plantes usuelles.

La malade appela un autre médecin, qui la guérit par d'autres procédés.

Si on grefait des cérisiers et des pruniers sur le nerprun, dit *Arnaud de Nobleville*, on aurait des cérises et des prunes purgatives.

Garidel rapporte, qu'un particulier possesseur d'un prunier greffé sur le nerprun, fut obligé de le couper parce que les fruits occasionnaient des vomissemens et des superpurgations à ceux qui en mangeaient.

Évacuatifs par les gros intestins.

Ils sont indiqués 1.º lorsque les malades ne veulent ou ne peuvent point prendre de potions ou d'autres purgations purgatives par la bouche. 2.º Dans les cas de constipation et généralement dans tous ceux où les matières stercorales séjournent trop dans les gros intestins. 3.º Dans toutes les maladies qui affectent les viscères du basventre ; car, non-seulement les lavemens de quelque nature qu'ils soient, peuvent les évacuer ; mais on peut en composer de médicamenteux altérans, nourrissans, etc. ; c'est une erreur de croire que les lavemens ne passent pas la valvule de l'intestin colon. *Stiffler* (1) dit, qu'il lui est arrivé plus d'une fois que pour remédier à de violentes coliques, ayant fait prendre des lavemens faits avec de décoctions d'oignons, dans lesquels était mêlée d'huile fétide de corne de cerf dissoute dans de l'esprit de vin camphré, ces lavemens sont sortis par la bouche et ont guéri les malades. De semblables lavemens donnés à des femmes tourmentées de la passion hystérique, à des enfans

_____

(1) Journ. des savans, ann. 1703, pag. 51.

attaqués d'épilepsie et à des hommes attaqués
de douleurs néphrétiques, sont aussi sorties de
la bouche, et ont procuré une parfaite guérison.
Je ne prétends pas nier ce fait; mais je remar-
querai néanmoins, qu'un lavement peut faire
vomir un malade, et donner par-là, occasion de
croire qu'il est sorti par le haut; d'autant plus
que l'odeur d'un lavement se communique aisément jusqu'à la bouche. *Stiffler* ajoute que, non-
seulement les lavemens passent quelquefois la
valvule de l'intestin colon; mais que souvent les
parties subtiles des drogues dont ces remèdes
sont composés, pénètrent les membranes des
intestins, et par ce moyen portent leur action
jusques aux urétères, à la vessie et ailleurs, qui,
poussés dans les gros intestins, font fonction
de bain intérieur, et aident merveilleusement
les remèdes qu'on prend par la bouche, dans la
vue de désobstruer et de désopiler les viscères.

Les lavemens jouent un très-grand rôle dans
le traitement de la mélancolie, d'après *Johan
Kempf*, ainsi que pour presque toutes les maladies qui ont leur siége dans le bas-ventre. Cet
auteur fait deux espèces d'obstructions des viscères de cette capacité. Selon lui, les unes proviennent de ce que les particules du sang les
plus fermes et les plus tenaces, s'épaississent, se
coagulent, s'arrêtent et se corrompent dans les
veines de l'abdomen, surtout dans la veine-porte.
Les autres dérivent particulièrement de la pituite
(laquelle n'est autre chose que le séreux mêlé
avec la lymphe), lorsqu'elle s'amasse, s'épaissit,
dégénère, se corrompt différemment dans les
vaisseaux, dans les glandes, dans le tissu cellulaire. Ces espèces se subdivisent en beaucoup
d'autres que l'auteur rapporte ensuite à des observations qu'il a faites sur leurs effets.

Les anciens les ont connues et décrites sous le nom de *melena* et *pituita*. Leur atrabile appartient à la première espèce, quoique l'aigreur n'en soit qu'une qualité purement accidentelle : *Kempf*, dans la seconde, cette *pituita vitria*, qui devient très-funeste quand elle se corrompt.

Lorsqu'on administre les lavemens comme altérans, on commence par vider le rectum à l'aide d'un lavement donné à pleine seringue, et lorsque le malade l'a rendu, on en donne un second, à tiers ou à demi-seringue, et l'on engage le malade à le garder long-temps dans le ventre, et même, s'il est possible, de ne pas le rendre, pour qu'il soit absorbé.

Ce sont ces lavemens que *Kempf* qualifie de lavemens viscéraux, parce qu'en effet, ils agissent directement sur les oganes de la cavité abdominale, sans passer par les routes de la digestion et de la circulation, et font fonction de topiques immédiats.

D'après cela, l'on doit penser que leur action doit être très-suspecte, pour ne pas dire le plus souvent nuisible, lorsqu'il y a déjà des extravasations des sérosités dans le tissu des organes, ou des épanchemens dans les cavités abdominales.

Il est à considérer que les obstructions et les infarctus n'épargnent ni âge, ni sexe, ni tempérament ; mais les femmes cependant sont plus sujettes à l'espèce de pituite que les hommes, chez lesquels la première espèce, d'après *Kempf*, est plus fréquente.

C'est avec des lavemens que *Kempf* guérit les obstructions des viscères, d'où procède l'hypocondrie. Ses lavemens sont composés de la décoction de pissenlit, de chiendent, de petite valériane, de chardon-bénit, de fumeterre, de marube blanc, de mourron à fleurs rouges, la doronée, les sommités et les fleurs de millefeuille, de camomille, de véronique, de farine de froment et de seigle.

Quelquefois *Kempf* emploie la racine de patience, de garance, de douce-amère, l'écorce de simarouba, la ciguë, l'assa-fœtida. Il fait infuser les plantes dans l'eau commune, ce qui, suivant lui, vaut mieux dans l'eau de chaux. D'abord les lavemens doivent être chauds, puis tièdes, et finalement froids. On en administre trois par jour, un le matin, un l'après-midi, et le troisième à l'heure du coucher. Il faut les continuer long-temps sans interruption.

Les lavemens ne sont pas seulement des évacuans par l'anus; mais le médecin peut faire introduire par cette voie des médicamens doués de toutes sortes de vertus, qui étant absorbés, peuvent concourir merveilleusement à remplir différentes indications. *Hoffmann* employait des lavemens actifs, qu'il composait avec la trèfle d'eau, la centaurée, la racine de gentiane, la teinture de rhubarbe, l'élixir de propriété, l'ammoniaque, etc.

Fuller (1) donne d'excellentes formules de lavemens, pour remplir une infinité de vues médicinales, parmi lesquelles il y en a de très-bonnes, et pour inspirer plus de confiance aux lavemens, il précise les cas où l'on peut les appliquer convenablement. Il est fâcheux que les bornes de cet ouvrage ne me permettent point d'insérer ici toutes ses recettes. Selon lui, son *enema confortans*, fait avec ℥ viij de vin de Canarie, ℥ ß diascordium, n.° 2 jaunes d'œufs est pour

_____

(1) *Pharmacopeia extemporanea*, edit. de *Baron*, MDCCXVIII, pag. 166 jusqu'à la page 192.

les gros intestins, ce que les potions cordiales sont pour l'estomac. *Kempf*, avec ses lavemens viscéraux, a triomphé de beaucoup de maladies du bas-ventre.

Outre les lavemens qui sont des remèdes évacuans des gros intestins, on peut encore évacuer le ventre, en frottant la région épigastrique, et même au besoin tout le bas-ventre avec l'onguent *arthanita*. Dans le même temps, on peut introduire un suppositoire irritant dans l'anus. L'on a vu aussi la teinture d'aloès, placée sur les ulcères, surtout sur ceux compliqués de carie, devenir un puissant purgatif. Je déclare néanmoins n'en avoir jamais fait, ni vu faire l'épreuve.

ÉVACUANS DE LA MATRICE,

ou EMMÉNAGOGUES.

Emménagogues. Épithète qu'on donne aux remèdes qui provoquent les menstrues et les lochies, lorsqu'elles sont diminuées ou supprimées.

Suivant *Cullen*, les emménagogues sont les plus infidèles de tous les médicamens, en ce qu'ils trompent souvent les espérances des médecins. Aussi les modernes ont-ils singulièrement restreint la longue liste de ces remèdes, quoique fortement célébrés par les anciens.

Il est vrai de dire que dans le grand nombre de ceux auxquels on attribue cette vertu, on n'en trouve point qui la portent à un degré marqué de spécificité. Néanmoins, il ne faut pas douter qu'il n'y aie des remèdes qui jouissent de la vertu particulière de stimuler le système sanguin de l'utérus et des parties environnantes, et de favoriser leur dégorgement.

Cullen regarde l'évacuation menstruelle, comme une hémorragie active, qui est disposée par les lois de l'économie animale du sexe humain, à revenir après un certain intervalle, et qui, quand elle a été réitérée quelquefois, peut par la puissance de l'habitude, être déterminée à reparaître à des périodes régulières.

Ce système de *Cullen* paraît erroné, attendu que selon la nature, et sans le secours ni le concours de l'habitude, les règles paraissent aux filles vers l'âge de treize, quatorze ou quinze ans, et finissent à l'âge de quarante-cinq, quarante-huit ou cinquante ans, sans que l'on sache ni que l'on connaisse le comment ni le pourquoi, et que tous les systèmes inventés jusqu'à aujourd'hui, pour expliquer cet étonnant phénomène, soient illusoires ou fautifs.

Quoi qu'il en soit de la vertu plus ou moins certaine des emménagogues, les bons praticiens les croient non-seulement utiles pour provoquer l'écoulement périodique du flux menstruel chez les femmes, mais ils aident encore beaucoup à porter le sang vers le système hémorroïdal dans les deux sexes et à ouvrir les veines qui doivent lui donner issue.

Les principaux effets des emménagogues, sont donc, d'augmenter le ton des solides lorsqu'ils sont relâchés, d'accélérer la marche des fluides dans les vaisseaux situés au fond du bas-ventre, lorsqu'ils stagnent, languissent dans le système veineux; de lever les obstructions, de dissiper les engorgemens, de calmer les spasmes hystéirques qui marchent si souvent avec la diminution, ou la suppression intempestive des règles.

Jamais les emménagogues ne réussissent mieux

que dans la saison du printemps, qui est celui
des amours. Aussi les accuse-t-on d'être un peu
aphrodisiaques. Quoi qu'il en soit de leur double
vertu, il convient de les employer avec prudence; de s'assurer d'avance, de la cause qui
s'oppose à l'excrétion des règles; car, il y a des
cas où il faut, au lieu d'excitans, comme sont
les emménagogues, employer les débilitans, tels
que la saignée, les bains tièdes, les vapeurs et
les fomentations émollientes et les autres remèdes relâchans.

On administre les emménagogues sous les
formes fluides, solides, en fumigations, en vapeurs, en topiques, etc.

S'il fallait s'en rapporter à quelques observations particulières de *Mauduit*, il y aurait
beaucoup à compter sur la vertu emménagogue
de l'électricité; peu de moyens réussissent comme
celui-là, s'il faut en croire cet auteur.

Cependant, il en est sans doute de l'électricité
comme de tant d'autres remèdes qui ne réussissent pas mieux, parce que l'on ne saisit pas
le moment opportun pour le placer convenablement, afin qu'il réussisse. Il faut enfin user de
circonspection dans son emploi, jusqu'à ce que
de longues expériences ayent confirmé son
efficacité, pour provoquer le rétablissement des
règles. Gardons-nous de conclure d'après quelques
observations particulières, pour en faire des
règles trop générales.

Les emménagogues les plus recommandés,
sont l'aloés, les gommes fétides, le crocus ou
safran, le castoreum, la sabine, le fer, le mercure, etc.

Le plus sûr parti qu'il y ait à prendre pour
provoquer l'éruption menstruelle, c'est de faire

marcher plusieurs remèdes ensemble et d'aider leur action par le bon emploi des six choses très-improprement appelées non-naturelles.

Galien observa que les femmes qui buvaient à la glace, n'avaient pas des règles abondantes. Il faut donc sevrer de la glace, non-seulement celles qui ne les ont point; mais encore, celles qui en ont très-peu.

Boerrhaave a très-bien dit, qu'on avait tort de faire dépendre toutes les maladies des filles du vice des règles et surtout de leur suppression; car, on a souvent produit des maux réels en voulant toujours donner des emménagogues, tandis que souvent, l'on verrait les règles couler d'elles-mêmes, si on détruisait la maladie primitive, qui a causé la rétention, ou la suppression, ou enfin, qui a rendu les règles difficiles, laborieuses, etc.

Ainsi, la première chose que l'on doive mettre en usage, lorsque l'on est consulté, c'est d'examiner si les divers symptômes qui paraissent doivent leur origine à la diminution ou à la suppression des règles, comme maladie primitive, ou bien, si ces symptômes morbides dépendent ou appartiennent à une autre affection.

Les emménagogues sont simples ou composés. J'ai déjà donné une énumération des simples considérés dans la matière médicale, comme les plus héroïques. *Cullen*, par exemple, prétend que le safran est un remède nul. Et *De Barthez* dit au contraire, que pourvu que le safran soit donné à une dose modérée, c'est un des emménagogues le plus simple, et en même-temps le plus sûr.

La sabine ne doit être prescrite qu'avec beaucoup de circonspection, et à des personnes très-robustes, dont la suppression ne dépend que de l'épaississement des humeurs. Elle peut donner lieu autrement à des hémorragies très-funestes, et même dans le cas de grossesse, elle peut provoquer l'avortement. D'après cela elle doit être proscrite aux personnes du sexe, dans le temps de la grossesse, et n'être donnée que par une main habile, à celles qui ne sont pas dans un état d'imprégnation.

Parmi les emménagogues composés, *De Barthez* regarde l'électuaire, décrit dans la pharmacopée de Londres, comme le meilleur.

Généralement les martiaux méritent la préférence sur tous les autres emménagogues, dans les femmes d'un tempérament pituiteux. Selon *Cullen*, si le fer possède cette vertu, ce ne peut être que par sa puissance tonique. Mais les règles s'établissent par beaucoup d'autres moyens et il est souvent nécessaire de les combiner. Ces moyens sont, les bains tièdes, les ligatures des extrémités inférieures, les apéritifs aloétiques, la sabine, les pilules emménagogues d'*Hunius*, celles d'*Anderson*, de *Fuller* et généralement toutes celles où entre l'aloés, les lavemens, l'équitation, l'électricité, le galvanisme, la danse avec les garçons, les remèdes faits dans la saison du printemps, les ventouses appliquées sur l'hypogastre, les pessaires irritans, les fumigations, les sangsues appliquées à la vulve, la saignée du pied, la compression des vaisseaux cruraux, le mariage.

~~~~~~~~~~~~~~~~~~

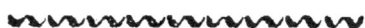

DES ÉVACUANS DU SPERME.

Spermatopées ou aphrodisiaques.

Les *spermatopées* ou *aphrodisiaques* sont des remèdes qui excitent au physique de l'amour. Il paraît possible de trouver dans les ressources qu'offrent les trois règnes de la nature, des remèdes qui portant leurs effets sur les organes de la génération, les stimulent, les irritent et les mettent en érection ; mais il est bien difficile et pour ne pas dire impossible d'en trouver qui augmentent la matière séminale, sans laquelle toutes les érections et toutes les sécrétions de sperme ou de semence deviennent de toute nullité.

La semence humaine a été regardée par *Hippocrate* comme un fluide impregné d'esprits vivifians, comme la partie la plus importante de nos humeurs et comme une vraie quintescence.

Les philosophes qui sont venus après *Hippocrate* l'ont aussi regardé comme la partie la plus pure, la plus perfectionnée, la plus subtile, comme la fleur du sang et comme une parcelle de l'âme et du corps tout ensemble.

Tous les praticiens s'accordent à dire qu'il est plus facile de priver l'homme de ses forces physiques que de lui en donner lorsqu'il en manque. On les ôte même avec facilité et on l'affaiblit promptement ; mais les moyens qui les donnent, qui les augmentent, ou manquent, ou ne fortifient qu'avec une lenteur désespérante, qui n'agit point d'après les actes de la volonté.

Il est presque impossible à la rigueur, en multipliant les pertes, d'anéantir les germes de la fécondité, ou de la rendre sans action et sans nul effet; tandis qu'il n'en est pas de même de la possibilité de multiplier les germes.

Un aliment, un remède aphrodisiaque peuvent bien monter l'imagination d'un homme, l'irriter, l'exciter à multiplier ses gestes, ses efforts; mais au lieu de doubler par là ses plaisirs, ils s'énerveront et lui procureront des maladies.

Ce qui entretient l'existence de l'homme et même de l'espèce humaine, est sans contredit extrait des alimens, avec tout cela la médecine n'en connaît pas de capables de faire un *Hercule* d'un *Adonis.*

Pour augmenter les forces physiques, nous avons des alimens et des remèdes; et parmi les premiers, il y en a indubitablement de choix. La réproduction des êtres et leur développement coûte très-peu à la nature, lorsque les alimens peuvent être introduits dans nous, que les particules nutritives qui entrent dans leur composition subissent les préparations convenables, qu'elles y deviennent prolifiques et fécondantes. Lorsque les feux errotiques qu'allument la nature sont éteints, il est bien difficile de les rallumer. L'art de guérir peut beaucoup moins en faveur de ceux qui ont abusé de leurs forces, qui les ont prodiguées, qu'à ceux qui ne les ont pas mises à l'épreuve, ou qui les ont stationnaires.

Les vieillards ont beau faire, ils ne peuvent redevenir ce qu'ils ont été. Le flambeau de l'amour ne saurait s'allumer, lorsque les glaces de l'âge et l'hiver de la vie sont arrivés; et lorsque les feux errotiques qu'allume la nature dans la jeunesse sont éteints, il est impossible de les faire renaître de leurs cendres froides. L'art est en défaut; la médecine manque de moyens.

Aucune observation bien faite, bien circons-
tanciée et bien vraie, n'a jamais établi, ni
prouvé l'existence de ces vertus miraculeuses
attribuées à ces remèdes *aphrodisiaques* ou *spermatopées*. C'est mal-à-propos qu'on leur a attribué
la propriété de former une plus grande quantité
de matière séminale que celle qui se sécrète ou
doit se sécréter naturellement, quoiqu'il puisse
y en avoir qui, propres à faire naître des désirs
charnels, excitent à l'amour.

La nature ne souffre pas de violences dans
une fonction aussi simple, aussi naturelle et
aussi belle, que celle de travailler à la propa-
gation de l'espèce. Aucune des substances que
l'on vante tant comme capables d'embraser les
hommes de la passion la plus énergique et la plus
active, ne se prête pas aux vues de ceux qui
les emploient, ni de ceux qui les préconisent.

Néanmoins, les substances médicamenteuses
aphrodisiaques, ou du moins celles auxquelles
on attribue la vertu d'exciter à l'amour, sont en
très-grand nombre; mais les principales dont nous
allons parler, sont, le *crocodille terrestre ou zinc
marin*, le *chervi*, le *satyrion*, plus connu sous
le nom d'*orchis*. Le *salop ou salep*, le *borax*,
les *cantharides*, le *safran*, l'*ambre*, la *civette*.

Le *crocodille terrestre* ou *zinc marin*, animal
qui ne se nourrit que de plantes aromatiques,
est, dit-on, très-excellent, très-échauffant naturellement, et il a en outre la vertu d'agir
spécifiquement sur les organes de la génération,
tant de l'un que de l'autre sexe. Les *Arabes*,
hommes si redoutables en amour, à ce que l'on
assure, en font un très-grand usage.

Le *Chervi*, plante potagère, que les femmes
de *Suède* font prendre à leurs maris quand ils
sont froids et lâches. Si le chervi possédait au

degré suprême que lui accordaient les anciens, la vertu *aphrodisiaque.*, *Boerhaave* n'en recommanderait pas, comme il fait, l'usage dans la phthisie pulmonaire, vu que les personnes des deux sexes atteintes de cette funeste maladie, ne sont déjà que trop portées à la jouissance vénérienne. Je puis fournir des observations concluantes, concernant des phthisiques, hommes' et femmes, dont les organes de la génération étaient portés au plus haut degré d'orgasme, et les désirs charnels à leur comble, deux heures avant leur mort.

Le Satyrion ou Orchis. Aucune plante de la nature n'a produit, ni ne produira, sans doute, comme le satyriou, si on en croit *Théophraste,* une *si grande vertu d'échauffer la paillardise,* jusqu'au point de fournir, je ne dis pas à douze, mais à soixante-dix embrassemens. *Mathioie* sur *Dioscoride,* ayant observé que les personnes qui usaient du satyrion, ne devenaient pas des *Hercules* en amour, a cru que le vrai satyriou des anciens s'était perdu.

Beaucoup de botanistes, soit qu'ils se copient entr'eux, soit qu'ils aient éprouvé l'effet de deux espèces, l'une connue sous le nom de testicule de chien, qu'on trouve dans les bosquets et les prés; l'autre dite grand testicule de chien, qu'on trouve dans les environs de Paris et dans beaucoup d'autres lieux, le recommandent pour exciter à l'amour. *Venette* dit que cette plante doit son nom à ses effets. Elle nous rend, dit-il, semblables à des *satyres,* et voilà d'où lui vient le nom.

Les Turcs ont aussi leur satyrion *(orchis fœmina procerior, majore floro) Tournefort,* c'est une plante qui croît à Constantinople, et qui leur sert pour réparer leurs forces, et les provoquer à l'acte vénérien. Nous sommes bien loin de nous rendre caution de ses merveilleux effets.

Le *salep salep turcarum*, dont les Turcs et les Persans font la plus grande consommation, est une plante qui croît sur les confins de la Chine et de la Perse; qu'on prépare, que l'on réduit en poudre fine, et dont on fait une bouillie pour réparer les forces perdues; elle est spécialement recommandée dans les convalescences, à la suite des grandes ou des longues maladies. Cette racine est réellement bonne comme analeptique, dans les phthisies, les dyssenteries, les coliques bilieuses; mais sa vertu aphrodisiaque lui est contestée, à bon droit, par les médecins français, qui ne se sont pas aperçus qu'elle agit plus directement sur le système de la génération, que sur les autres organes, et surtout qu'elle fournit plus de semence que les autres alimens restaurans.

Le *Borax*. On trouve des auteurs qui en sont très-enthousiastes, lui accordant des propriétés aphrodisiaques, que d'autres lui refusent. Les derniers prétendent que s'il y a des personnes qui aient éprouvé des besoins errotiques par son usage, ces besoins pouvaient tenir aussi à d'autres causes. Suivant *Tourtelle* (1), les aphrodisiaques sont l'ambre, la civette, et les cantharides. *Venette* (2) regarde le borax comme le plus grand aphrodisiaque, sans être nullement dangereux. *Castro* et *Mercurialis*, *Fallope de Lobel*, s'en sont heureusement servis dans les maladies des femmes; aux hommes, il agit, jusqu'à déterminer le priapisme.

_____

(1) Trait. de mat. médic.
(2) Traité de l'amour conjug., tom. I, p. 276.

Les Cantharides. Il est certain que les cantharides prises intérieurement ou appliquées à l'intérieur, portent leurs effets irritans sur le système urinaire, qui de-là se communique sans doute sympathiquement sur les organes de la génération des deux sexes. Mais si en effet, comme je l'ai bien vu dans plusieurs occasions, les cantharides prises intérieurement, quoique à très-petite dose, ont excité et fortement porté aux plaisirs vénériens, ceux qui y étaient très-insensibles, ceux qui s'y sont livrés n'ont pas eu pous cela une augmentation de matière séminale, en rapport avec leurs désirs effrénés. Le remède agit plus en irritant, qu'en aphrodisiaque.

Cependant dans deux circonstances j'ai été à portée de m'assurer que ce que dit *Venette* est réellement vrai, que les cantharides ont tant de pouvoir sur la vessie et sur les parties de la génération de l'un et de l'autre sexe, que si on en prend seulement deux ou trois grains, on ressent de telles ardeurs, que l'on en est malade. Les personnes qui ont fait le sujet de mes observations, ont été dans un état en tout semblable à celui qui est cité par *Venette*, mais c'est du sang que les malades ont fini par rendre, et non du sperme.

Paré (1) rapporte l'histoire d'une courtisanne qui ayant invité un jeune homme à souper, lui présenta des ragoûts qu'on avait saupoudrés avec la poudre de cantharides, et que le malheureux fut attaqué d'un priapisme et d'une perte de sang par l'anus, qui causèrent la mort, malgré tous les remèdes qu'on lui donna. Uue vieille femme de provence qui passait pour sorcière dans son village, fut consultée par un homme

(1) Liv. 21 chap. XXXV.

usé. Elle lui conseilla de prendre un demi gros de poudre de mouches cantharides. Ce malheureux eut dans le jour même un priapisme qui le porta à se conjoindre avec sa femme quatre-vingt fois dans la nuit suivante. Il mourut le lendemain, en embrassant la quenouille de son lit et priant les assistans, de ne point le priver du plaisir qu'il ressentait. Quelque temps après un autre périt de même, par le conseil de cette vieille femme.

Les éphémérides d'Allemagne, citent une observation semblable. *Wedelius* en fournit une autre. Le dictionnaire de médecine, art. cantharides (1) rapporte l'observation d'un médecin qui se tua en voulant éprouver les cantharides.

Ce que notre grand *Sauvage* (2) dit, sur l'usage interne des cantharides, est bien capable de donner des frayeurs sur l'usage de ces mouches. « Appliquées sur la peau, elles l'enflamment, » élèvent l'épiderme en vessie; prises intérieu- » rement, même à petites doses, elles causent » la *disurie* , le priapisme, des érections invo- » lontaires, même quelquefois convulsives. Ce » venin fournit un filtre mortel, excitant des » pissemens de sang, etc. etc. » Cet homme illustre à tant de titres, prescrit les bains, la saignée, les émulsions pour remplir les indications générales, et le camphre comme un remède spécifique (3).

Lindestolpe (4) assure, d'après l'observation, que rien n'est plus efficace, contre l'action des

---

(1) Suite de la matière médic., tom. I.
(2) Dissertat. sur les médicamens qui affectent certaines parties du corps humain plutôt que d'autres, etc. etc., qui a remporté le prix de l'acad. de Bordeaux.
(3) Dissertat. sur les animaux vénimeux de France.
(4) Des venins.

cantharides, que de boire une quantité considérable de liqueurs acides, et de les appliquer aussi extérieurement. Le meilleur de ces acides pour l'usage extérieur, est le vinaigre blanc chaud. Mais l'oximel simple, est ce qu'on peut employer de mieux intérieurement.

Boerhaave regarde le safran comme un moteur puissant et énergique des esprits animaux, parce qu'il est aromatique, stimulant et échauffant, et par conséquent discussif, résolutif, apéritif et fortifiant.

Venette et *Délignac*, parlent du safran, comme d'un moyen, non pas d'exciter puissamment à l'amour, mais de répandre dans toute la machine animale, une sorte d'aisance et une gaieté, qui, disposant aux plaisirs licites du mariage, y conduit même par une pente douce, et accélère, sans faire trop d'impression sur les organes de la volupté, les momens d'ivresse qu'elle procure.

L'ambre. Geoffroi a prétendu que l'ambre, était une substance bitumineuse, qui se formait dans les entrailles de la terre et coulait ensuite dans la mer (surtout dans la mer des Indes), où elle se condensait.

On le recommande comme très-propre à fortifier le cœur, le cerveau et l'estomac. *Rivière* l'ordonnait pour soulager la faim canine, dans les maladies hypocondriaques, pour ranimer les esprits et la chaleur naturelle. Il est très-bon dans les affections catarrhales : on lui attribue aussi une vertu anodine; on prétend qu'il excite à la génération.

La Civette. C'est une substance grasse, d'un jaune pâle, d'un goût âcre, d'une odeur forte, pénétrante et désagréable, fournie par un quadrupède féroce, qu'on trouve dans l'Inde Orientale, la Chine, le Brésil et dans presque tous

les climats brûlans. Beaucoup de naturalistes
l'appellent chat musqué, ou chat civette. La
matière que l'on appelle civette, est renfermée
dans un sac que le male porte entre la verge
et l'anus, et la femelle, entre le vagin et l'anus
(le périné). Cette substance est une espèce de
musc, dont elle a les propriétés.

Les Aphrodisiaques externes.

Ce sont des linimens faits avec le miel du
flora liquide, de l'huile de fourmis volans, du
beurre frais. On y ajoute un peu d'euphorbe,
de pied d'alexandre, du gingembre, du poivre,
d'ambre gris, du musc, de la civette. On fait
avec ces substances, des linimens plus ou moins
composés et plus ou moins actifs. Ce qui en
augmente l'énergie, est la teinture de cantharides.

Avec tous les remèdes aphrodisiaques dont
nous venons de parler, nous sommes forcés
d'avouer, que la médecine est en défaut et
qu'il n'existe point de remèdes spécifiques spermatopées. Le plus héroïque pour augmenter la
puissance de l'homme et la fécondité, c'est la
présence de l'objet aimé. Celui-ci exerce son
action, tant envers l'homme qu'envers la femme.
L'objet idolâtré met toute l'économie animale
en jeu, et chaque partie du corps s'empresse
de fournir son contingent de molécules organiques et constituantes de la sémence; c'est la
présence de l'objet chéri, qui allume les feux
incendiaires, qui consumeraient bientôt la vic-
time, si la jouissance ne mettait un terme aux
sacrifices, que l'amour à la puissance de faire
faire à un sexe, et à chaque sexe en faveur de
l'autre.

Des vésicatoires.

Vésicatoire s. m. *vesicatorium* du latin *vesica*, vessie, remède topique, qui ulcère la peau, et fait élever des vessies pleines de sérosités ; on l'appèle aussi *épispastique*.

Les cantharides font le plus souvent la base des vésicatoires, *Arétée* paraît être le premier qui ait fait entrer les cantharides dans la composition des vésicatoires, à moins, comme le dit *De Barthez*, » que ce ne soit *Archigène*, dont parle *Ætius*, » auteur ancien qui le cite, en disant qu'il les » employait dans les maladies de la tête et des » nerfs, quand il n'y avait point de fièvre ».

Les cantharides multiplient beaucoup ; quelquefois elles sont en si grand nombre qu'elles forment dans l'air une espèce de nuage, qui répand une odeur désagréable. Cette odeur guide ceux qui cherchent ces insectes pour les faire sécher. Dans cet état, cinquante pèsent à peine un gros. L'odeur qui s'exhale du corps des cantharides est extrêmement pénétrante, et l'on a vu des personnes avoir des ardeurs d'urine très-cuisantes, des pissemens de sang même, pour s'être endormies sous des arbres sur lesquels il y avait beaucoup de ces insectes, et pour en avoir cueilli un grand nombre, les mains nues.

Quant à la teinture des cantharides dont l'action est vésicatoire, elle a été découverte par *Andry* (1).

Dans le traité des vésicatoires ou exutoires par *Wauters* (2) on trouve douze compositions de divers vésicatoires.

---

(1) Hist. de la soc. roy. de méd. ann. 1777, 1778, pag. 218 et suivantes.
(2) Tom 1 page 11.

Pour rendre la composition d'un vésicatoire meilleure, il faut réduire les cantharides en poudre, au moment de la composition du remède.

Les vésicatoires considérés dans leur manière d'agir, sont : 1.º l'écorce de garou, 2.º les cantharides, 3.º les autres insectes coleoptère, tels que ceux qui ont presque tous la même âcreté que les premiers, 4.º l'emplâtre épispastique, le cataplasme épispastique, 5.º l'eau bouillante.

Les premiers effets des vésicatoires sont d'irriter les nerfs et les fibres musculaires. Ils excitent les forces vitales animales, augmentent l'action du cœur et des artères, développent le pouls, relèvent les forces languissantes, évacuent les humeurs séreuses et lymphatiques.

Cependant je ne dois pas passer sous silence le sentiment de. *Whytt* (2) qui prétend que l'action des vésicatoires, loin d'accélérer le mouvement des artères, ralentit au contraire, la vitesse du pouls; mais nous devons aussi faire observer qu'il entend sans doute parler, non du premier effet qu'ils produisent, qui est excitant, mais de leur effet secondaire ou curatif. Car c'est toujours après que le vésicant a exercé sa puissance active, qu'il a augmenté le mouvement vital, qu'alors seulement son action diminue, qu'elle s'atténue peu à peu, ce qui est annoncé par l'affaiblissement circulatoire et par l'extinction de la tonicité; de sorte que l'on peut dire que les facultés actives de ces médicamens ont des caractères qui les distinguent des facultés curatives.

Les vésicatoires sont aussi sudorifiques; mais ils resserrent le ventre, atténuent et résolvent les humeurs tenaces et épaisses; et ils sont encore anti-spasmodiques par leur action secondaire.

_____

(1) Abrég. des transact. philosoph.

L'on a décidé, d'après l'observation, qu'ils étaient nuisibles dans toutes les maladies, tant aiguës que chroniques, où il y a dissolution du sang.

Si les vésicatoires sont indiqués et que l'indication soit formelle, il faut les appliquer sans délai; car, si l'on diffère d'un jour, ou si l'on attend que le malade soit en danger extrême, que le principe vital menace ou commence de s'éteindre, cet excellent remède devient alors impuissant.

Tous les épispastiques irritent simplement ou ils irritent et évacuent tout ensemble la partie sur laquelle on les applique, et souvent on ne leur laisse que le temps de produire le premier effet, et alors ils ne sont qu'irritans et rubéfians. Ils produiraient néanmoins encore le second effet qui est le vésicant, si on les laissait agir plus long-temps.

L'analogie tirée de l'emploi méthodique et médical des autres évacuations artificielles, paraît démontrer qu'on doit les appliquer d'une manière raisonnée, d'après les règles de la révulsion, ou de la dérivation; ou comme purement excitantes et rubéfianies, ou bien comme propres à rompre le spasme qui s'établit et se fixe sur une partie en les appliquant sur la partie du corps qui a le plus de sympathie avec la partie frappée de spasme.

On doit considérer le bon succès que l'on attend des vésicatoires dans ces deux points de vue, 1.º en diminuant la tension que le principe vital excite dans la partie malade, par la nouvelle irritation qu'il procure. 2.º En ce que cette première sensation une fois excitée produit à son tour une nouvelle manière d'être dans le principe de la vie, qui peut être très-avantageuse, en ce qu'elle peut allonger et étendre ce principe.

Les vésicatoires ont été aussi employés avec un très-grand succès, pour combattre certains vices de nos humeurs. C'est aussi dans cette vue que *De Barthez*, les appliqua sur des pustules ichoreuses, qui semblaient demander qu'on aidât l'évacuation et qu'on l'entretînt, et ils réussirent très-bien, soit en devenant sudorifiques, soit par une vertu calmante, qui se fit reconnaître lorsque les vésicatoires eurent bien mordu et qu'ils eurent produit leurs effets excitant et vésicant.

Il ne faut pas contester la vertu diurétique du vésicatoire où entrent les cantharides ; car, ils procurent même quelquefois l'excrétion d'urines abondantes et épaisses, qui sont souvent très avantageuses, à raison du *consensus* qu'il y a entre les voies urinaires et la peau ; ainsi qu'avec le système pulmonaire, qui a été connu de *Baglivi*, puisqu'il a dit : » *in morbis pectoris per* » *urinas ducendum est* ».

Les vésicatoires, avons-nous dit, sont avantageux encore en augmentant les sueurs ; et c'est alors, selon les apparences, par le stimulus général, dont ils affectent le contour de la peau, et qui agissent souvent si bien contre les éruptions cutanées, opiniâtres, spécialement contre les dartres, les tumeurs blanches des articulations, etc.

Il faut s'attacher à connaître la sympathie qu'établit le voisinage des parties entre elles. C'est par cette considération qu'on appliquera souvent avec tout le succès possible les vésicatoires sur différens points, préférablement à d'autres. C'est d'après ce principe qu'ils ont si bien réussi, en les appliquant sur le point de côté le plus douloureux. Cette application a été avantageuse dans tous les climats. Les doutes sur son inefficacité se sont évanouies, et les observations ont fini par triompher du scepticisme.

Les modernes comptant peut-être trop sur l'action des remèdes internes, me semblent avoir un peu trop négligé les topiques et les épispastiques surtout. Ils ne pouvaient cependant ignorer que ce sont des agens très-énergiques, appliqués sur la peau. Cela doit être ainsi, si l'on considère quel est l'organe immédiat du toucher, que cet organe contient une quantité étonnante de petits filets nerveux, et de suçoirs absorbans ; sans compter la sympathie qui existe entre la peau et divers organes intérieurs. On ne sera pas surpris qu'ils augmentent la sensibilité, la mobilité, la circulation du sang, la chaleur animale ; et que sous ces points de vue ils ne doivent être considérés par les médecins, comme irritans, rubéfians et vésicans. Leur emploi est presque toujours suivi de sécheresse à la bouche, d'altération, de difficulté d'uriner.

Cependant, il en est des vésicataires comme de tous les autres moyens curatoires, dont il faut user sagement et avec méthode ; *est modus in rebus*. L'administration méthodique de ces remèdes n'a pas toujours été bien connue, car *Hoffmann*, par exemple, veut que dans l'ophtalmie on applique des épispastiques aux pieds, et *Heister* veut qu'on les applique à la tête. Dans l'hydrocéphale on les applique avec plus davantage à la nupe et à l'occiput, que partout ailleurs. Dans l'inflammation du cerveau et de ses membranes, lorsque ces parties commencent à perdre de leur éréthisme, *Percival* et *Deuman*, veulent qu'on les applique aux jambes, aux pieds dans la phrénésie idiopatique. *Stoll* veut qu'on préfère le dos du pied à la plante, à raison de la dureté et de la callosité de l'épiderme. Ils font alors révulsion. La force excitative exerce un chatouillement immodéré à la plante des pieds, dont tout le genre nerveux se trouve quelquefois troublé; le spasme et la douleur sont adoucis et quelquefois appaisés.

Dans les inflammations de poitrine, si on n'applique point les vésicatoires sur les parties qui ont, avec les organes contenus dans cette capacité, une sympathie spéciale, ou de voisinage, comme entre les épaules et les gras des jambes, on peut craindre, non-seulement qu'ils deviennent inutiles, mais encore dangereux.

Lorsque, par exemple, après les saignées on applique un vésicatoire sur l'endroit extérieur correspondant au viscère enflammé, l'irritation et la rupture que ce remède cause sur la peau, semble produire sur le viscère (à raison de la sympathie spéciale qui existe entre les organes voisins) une affection puissante et nouvelle, qui change et résout l'état spasmodique qu'a excité la fluxion inflammatoire, et par lequel cette fluxion est entretenue et renouvelée.

Pringle réussit très-bien dans l'application des vésicatoires, et son exemple est aujourd'hui très-suivi. Sous la main des médecins habiles, ils ne sont pas dangereux, puisqu'au contraire, le plus souvent ils produisent des effets étonnans. *De Barthez* les appliqua sur les régions des reins, dans une colique néphrétique, et il obtint, dans ce cas, le plus heureux succès. Mais, doit-on dire, qui connaissait mieux que lui les sympathies et la bonne doctrine des fluxions?

Cependant, la prudence défend qu'on se serve des vésicatoires dans les maladies du système urinaire, à cause des cantharides, dont les effets se font sentir spécialement sur les régions renales; qui étant de leur nature très-nerveuses, et douées

d'un sentiment très-exquis, sont susceptibles
d'être violemment irritées par les cantharides,
dont certaines parties très-volatiles passent à la
vessie sans avoir changé de nature. Pour prévenir,
ou tout au moins pour modérer cet accident,
une abondante boisson est nécessaire lorsqu'on
applique des vésicatoires dans la composition
desquels entrent les cantharides. Nul doute que
la boisson ne prévienne la strangurie qu'elles ont
coutume d'exciter ; mais ce qui la prévient davantage, c'est de ne pas laisser le vésicatoire en
place au delà de huit heures.

Pringle paraît quelquefois avoir étendu un peu
trop leur usage, en les appliquant même dans
l'inflammation des reins. Cependant ceux qui ont
observé attentivement l'effet des cantharides (et
il n'y a nul doute que *Pringle* ne fût du nombre)
se sont convaincus qu'elle ne cause la strangurie
que lorsqu'on les laisse appliquées *quinze, vingt,*
ou vingt-quatre heures de suite. Le camphre
qu'on peut mettre dans la composition du vésicatoire, celui que l'on peut faire prendre dans
le même temps, à l'intérieur, peut empêcher que
les cantharides portent leurs effets sur le système
urinaire, et ce procédé suffit ordinairement. Mais
le camphre ne laisse pas d'augmenter à son tour
l'activité de l'emplâtre, d'attirer plus vite les
humeurs vers la peau, et de rendre la phlogose
un peu plus intense ; c'est, du moins, ainsi que
nous le pensons.

Lorsque la force vitale diminue, que la sensibilité de la peau s'affaiblit, l'on voit souvent que
les vésicatoires sont alors presque sans effet, à
moins que l'on n'ait eu préalablement la précaution de laver fortement la partie sur laquelle
on doit les appliquer, avec l'eau bouillante.

Nous avons mis l'eau bouillante elle-même, au

rang des vésicatoires. C'est précisément celui qui nous paraîtrait préférable, dans des cas graves et très-pressans, non-seulement par ce que l'on n'a pas toujours sous la main un vésicatoire composé, comme nous l'avons dit ci-dessus, surtout dans les maisons de campagne, les hameaux, etc., et lorsque le malade court le risque de perdre la vie-dans une heure.

L'eau bouillante est un vésicatoire, qui agit dans l'instant même ; mais son action ne s'irradie pas au loin, comme celui formé par les cantharides. On peut toutefois, avec l'eau bouillante, faire de très-promptes et de très-larges brûlures, non-seulement, aux gras des jambes, aux cuisses, mais encore à l'épigastre, endroit préfix et correspondant avec le point des forces centrales du corps.

J'ai vu dans des apoplexies de toute espèce, contre lesquelles les synapismes, les vésicatoires, et les remèdes internes le plus recommandés, n'avaient rien pu produire ; que dis-je ? qui n'avaient pas même excité le moindre degré de sensibilité, ni opéré le moindre changement dans l'épiderme, l'eau bouillante rougir les parties sur lesquelles on l'appliquait, les irriter, les rendre sensibles et par degré provoquer *l'agilitation* des malades, réveiller les sens internes et externes et finalement, disposer les parties brûlées, à l'action des vésicatoires faits avec les cantharides.

Je ne pousserai pas plus loin mes éloges pour les douches d'eau bouillante jusqu'à leur accorder exclusivement l'honneur des cures que j'ai vu opérer, parce que dans le même-temps, les autres moyens médicinaux, avaient été mis en usage ; mais je ne doute point qu'elle n'ait beaucoup concouru, en réveillant la sensibilité, à élever les forces abattues, à rappeler les sens et les mouvemens et à sauver les malades.

Tous les épispastiques irritent simplement, ou bien, irritent et attirent au dehors et évacuent en même-temps, la partie sur laquelle ils sont appliqués; souvent même, on ne leur laisse que le temps de produire le premier effet, afin de synapiser la partie.

Les vésicatoires ont le double avantage, avons-nous dit, d'irriter et d'évacuer. Le premier est celui qui doit les faire le plus estimer dans les maladies soporeuses, les asphyxies, les lypothimies et les syncopes; ainsi que dans les pleurésies catarrhales, etc.

Les vésicatoires conviennent aussi dans les maladies qui constituent un état contraire à l'état d'insensibilité, je veux dire dans les maladies sténiques et surtout dans celles qui sont excessivement douloureuses, surtout après la saignée. *Maierne*, médecin Anglais, a employé cette pratique avec beaucoup de succès, et *Pringle* s'en est servi après lui avec grand avantage. *De Barthez* les a vus réussir sur plus de cent soldats, et à moi-même ils m'ont souvent réussi dans ma pratique.

Les anciens connaissaient les propriétés des cantharides, propriétés qui consistaient à faire lever des ampoules sur la peau; mais ils les employaient rarement, parce qu'ils craignaient qu'elles n'eussent des suites fâcheuses. *Arctée*, le premier que l'on connaisse qui ait appliqué des cantharides sur la peau de la tête comme vésicatoire, ordonnait au malade de prendre du lait pendant trois jours avant l'application du topique, afin de prévenir le dommage à la vessie. Cette précaution se soutint jusqu'au commencement du 17.me siècle, et même jusque dans l'année 1776. *Mercurialis* en fit usage contre la peste. Outre les propriétés qui leur sont communes avec tous les autres vésicans, il y a des particules âcres des cantharides qui sont absorbées par les pores de la peau.

Voici maintenant à peu près les classes des maladies dans lesquelles elles sont utiles comme excitans, dans les affections morbifiques où le siège est engourdi, où il faut un stimulus qui puisse animer les forces vitales, comme par exemple, dans les fièvres nerveuses lentes. Suivant *Huxham*, ils sont alors de la plus grande utilité, parce que l'action du cœur languit, surtout si alors le malade soupire beaucoup, s'il a des angoisses, si les urines sont décolorées et quand la vue s'affaiblit; dans les fièvres putrides, lorsque le pouls baisse, que les extrémités se refroidissent; dans toutes les affections fébriles où les forces tombent, lorsque les malades sont abattus, ou assoupis. Dans la variole, ainsi que dans les autres maladies éruptives et exanthémateuses, lorsqu'il y a débilité, difficulté dans l'éruption, ou qu'il y a inquiétude, oppression, délire; ou bien encore, lorsque l'éruption s'affaisse au lieu de s'élever, ou qu'elle disparaît presque subitement, lorsqu'elle devrait être stationnaire; et enfin, lorsque les symptômes morbides s'aggravent.

On applique les vésicatoires dans la composition desquels entrent les cantharides, pour favoriser l'enflure des mains et des pieds, contre les éruptions cutanées opiniâtres, telles que la lèpre, les dartres. Alors, il faut couvrir la partie par le vésicatoire et l'on a le soin de le faire suppurer long-temps. C'est ainsi que *Bloch*, *Evers* sont parvenus à guérir les herpès universels. C'est surtout dans les dartres farineuses

que les vésicatoires triomphent; pour remédier
à l'embarras et à la difficulté de respirer ou
d'avaler. Dans l'apoplexie et la paralysie, dans
la goutte séreine, ou amaurose. Dans ce dernier
cas, surtout, il faut préférablement l'appliquer
au front; et pour l'incontinence d'urine, à l'os
sacrum.

Dans les spasmes, on les applique sur les
parties éloignées et en sympathie sur les parties
affectées, afin d'exciter une contre-indication;
dans les vomissemens, les accès d'asthme, dans
les toux convulsives, pour détruire les douleurs
fixes, opiniâtres, sur ou près de l'endroit le
plus malade.

Comme *dérivans* on les applique dans les maladies inflammatoires sur le point le plus douloureux; mais toujours autant que possible,
après avoir fait précéder les saignées et les anti-
phlogistiques; surtout dans les inflammations
de poitrine, avec point de côté, dans l'angine,
dans les douleurs du ventre, les toux catarrhales, etc. etc.

Pauliski, les faisait appliquer aux cuisses dans
la dyssenterie rhumatismale; dans la petite-vérole, ou les maux d'yeux, pour diminuer l'éruption de la face et faire révulsion, il les appliquait
aux jambes.

Comme *évacuans* les vésicatoires appliqués à
l'occiput, dans l'hydrocéphale interne et externe,
dans l'hydropisie, sur les morsures faites par
les animaux vénimeux, etc., ont les effets les
plus avantageux.

L'application des vésicatoires au cou, est souvent un moyen héroïque, dans l'augment de
l'esquinancie gangréneuse. Ce remède seul en
a souvent arrêté les progrès presque subitement.
Avec cela, dans celles qui sont simplement et

purement inflammatoires spéciales, les vésicatoires locaux ont nui, surtout, si l'on n'a pas
eu la prudence de pratiquer la saignée auparavant. Dans les cas d'enrouement, *Wauters* et
Denman ont obtenu d'étonnantes dérivations,
en les appliquant près de la gorge, ou vers la
nuque, et le premier prétend qu'alors rien ne
peut remplacer les vésicatoires.

Les vésicatoires sont d'une bonté inapprécia-
ble dans les maladies pituiteuses; aucun remède
n'équivaut à ceux-là, pour relever le pouls
promptement, pour le régulariser, pour exciter
et donner des forces et pour calmer bientôt les
douleurs fixes. *Stoll* (1) veut que si une fièvre
pituiteuse, est accompagnée d'une angine grave,
on fasse une prompte application des vésicatoires. S'il faut même en croire *Arneman*, leur
application est un excellent vermifuge.

Maintenant on les applique sans nul ménagement dans les rhumatismes; c'est alors que le
grand *Boerhaave* les a comparés, pour l'efficacité, au quinquina, dans les fièvres intermittentes. Cependant, il est d'observations qu'ils sont
nuisibles dans le commencement des rhumatismes aigus; ce n'est que sur la fin, lorsque le
cinquantième jour est passé, que la fièvre n'existe
plus, que les douleurs, de vagues qu'elles étaient,
sont devenues fixes; que l'on a à craindre quelques métastases, qu'on peut les appliquer en
tout temps avec confiance sur les parties affectées.

Stoll prétend que *Pringle* recommandait trop
généralement les vésicatoires, après les saignées,
dans les pleurésies et les péripneumonies, attendu que les maladies dont parle *Pringle*,

(1) Tom. 2, pag. 26.

participaient du génie catarrhal et rhumatismal,
et qu'alors ils sont en quelque sorte spécifiques ;
que les soldats étaient campés dans des lieux
humides ou marécageux, ce qui ne dépend pas
des mêmes causes dans les maladies inflammatoires exquises, dans lesquelles alors il est prudent de s'en abstenir.

Dans les inflammations de poitrine, *Stoll* (1)
est d'avis qu'en appliquant les vésicatoires, on
n'enlève pas l'épiderme.

Maret (2) veut « que dans les pleurésies on
» les applique sur l'endroit le plus douloureux,
» ou tout au moins, sur le plus rapproché ».
Dans les pleurésies, si après les saignées la difficulté de respirer augmente, si le malade a de
la peine à cracher, sans avoir égard au jour où
ces accidens arrivent, qu'ils soient jours décrétoires ou non, il faut appliquer un large vésicatoire à chaque jambe. D'après *Hippocrate*,
les tumeurs qui viennent aux jambes sont salutaires dans les inflammations de poitrine, de
quelle nature qu'elles soient ; on voit souvent
par la seule action des vésicatoires, l'expectoration s'établir, la respiration devenir aisée. Toutefois il faut se rappeler qu'il est d'observation
que ce puissant remède ne réussit jamais mieux
que lorsqu'il n'y a pas d'éréthisme.

Dans les péripneumonies, *Maret* veut qu'on
les applique entre les deux épaules. Il affirme
qu'on peut compter sur ce remède, dans les
fausses pleurésies, même dans les inflammatoires
après les saignées. Il veut même qu'on les applique toujours avant la fin de la quatrième

---

(1) Tom 1. pag. 43.
(2) Mém. de l'acad. de *Dijon*, tom. 1.

période ; ajoutant qu'on pourrait y avoir recours à un terme plus avancé, si le point douloureux reparaissait après s'être calmé. Les nouvelles douleurs, dit-il, annoncent de nouvelles inflammations. On doit, dans l'usage des vésicatoires, suivre les mêmes règles que pour la saignée et en réitérer l'application *positis ponendis*, lorsque les accidens désignent le retour de l'inflammation.

Maret joint au mémoire cité une observation d'une maladie laiteuse, guérie par trois applications des vésicatoires. À la suite des couches, une femme eut une douleur à l'aine droite et aux muscles du bas-ventre, qui l'empêchait de se redresser. Tout annonçait, dit-il, un dépôt laiteux. Les émolliens, les fondans, les évacuans, furent sans fruit. Un emplâtre vésicatoire sur l'aine produisit un si grand effet que la douleur se calma de suite et la malade se redressa. Quinze jours après, une nouvelle douleur à la cuisse; nouveau vésicatoire et nouveau calme. La douleur se porta sur le gras de la jambe, et un troisième vésicatoire l'enleva et la malade fut guérie.

Dans les affections de poitrine avec fluxion, lorsque l'expectoration se fait difficilement par suite de faiblesse, lorsqu'on voit de grandes évacuations, soit sanguines ou autres, de nul effet, il convient de faire usage des excitans et surtout des vésicatoires ; ce n'est donc ici que consécutivement qu'ils peuvent bien opérer comme évacuans. Alors même on peut et souvent l'on doit les appliquer simplement comme rubéfians.

Un large vésicatoire appliqué sur quelque point de la poitrine, ou entre les deux épaules peut arrêter une hémoptisie nerveuse, en rompant le spasme intérieur et en l'établissant à la périphérie du corps. On a observé qu'ils étaient

nuisibles dans les hémorragies nerveuses utérines, parce que sans doute leur action porte trop
spécifiquement non-seulement sur les organes
urinaires; mais encore sur tous ceux qui sont
contenus dans l'hypogastre, même des deux
sexes.

Lorsqu'après des spasmes longs et soutenus
des viscères du bas-ventre et surtout des intestins,
comme par exemple à la suite des dyssenteries
nerveuses, catarrhales et même inflammatoires,
quoique les maladies aient été heureusement
combattues, il reste des douleurs fixes dans les
différens endroits de cette capacité que rien
n'enlève comme les vésicatoires.

On a vu maintefois un emplâtre vésicatoire,
appliqué sur la région hypogastrique, arrêter
des vomissemens sympathiques, qui n'avaient
cédé ni aux potions anti-spasmodiques, ni à
l'anti-émétique de *Lazare Rivière*.

Comme *Hippocrate* avait avancé que le flux
de ventre guérissait quelquefois par des éruptions
cutanées, *Galien* voulait qu'on appliquât des
révulsifs à la peau. Néanmoins il est très-prouvé
aujourd'hui que les vésicatoires ne conviennent
pas dans la dyssenterie putride, excepté dans la
dyssenterie contagieuse, ainsi que *Lind* l'a observé.

Tourtelle dit que *Storck* faisait appliquer avec
succès un large vésicatoire à la nuque, à ceux
qui étaient affectés de la surdité après une fièvre
ardente, dans la convalescence, et même après
l'entier recouvrement des forces; et que lorsque
le vésicatoire avait commencé à mordre, il donnait un violent purgatif, composé de scammonée,
de jalap et d'autres drastiques.

J'ignore ce qu'il en serait arrivé des malades
de *Storck*, s'il n'eût appliqué son vésicatoire et
donné intérieurement son drastique; mais ce

que je sais très-bien, c'est que tous les malades
que j'ai eu occasion de voir, devenus sourds
dans le délire des fièvres de toute espèce, sont
tous guéris avec le temps spontanément; à
mesure que les forces se sont rétablies, que
l'embonpoint est revenu et qu'ils sont passés
dans le plus parfait état de santé, et cela sans
employer le moindre topique. D'où je conclus
que ce n'est que lorsque la surdité persiste
après le parfait rétablissement des malades, qu'il
faut tenter la méthode de *Storck*, pour remédier
à cette espèce de surdité.

Gilchrist me paraît conseiller mal à-propos de
les appliquer sur la tête, dans tous les cas de
fièvre lente nerveuse, dans la vue de dissiper
le délire. Je pense au contraire qu'après les reins,
le cerveau étant la partie sur laquelle les cantharides agissent le plus spécifiquement, les
vésicatoires peuvent agir en dérivatifs, appeler
vers cette partie une plus grande abondance
d'humeurs, aggraver la maladie au lieu de la
diminuer, et déterminer même une apoplexie.

En général, si dans les fièvres fortes avec
transport au cerveau, le mal est sympathique;
si l'humeur qui cause la maladie est mobile,
l'application des vésicatoires est avantageuse. Si
les stases, les inflammations sont établies, ou
même avancées, si la cause est fixe, les vésicatoires
sont dangereux.

Les vésicatoires sont contre-indiqués, lorsque
les fièvres sont très-fortes et dans le temps de
leur plus grande exacerbation; ainsi que lorsque la diathèse phlogistique prédomine; ils le
sont encore dans les fièvres éminemment bilieuses
et putrides; dans les douleurs excessives et surtout
aux personnes douées d'un tempérament mobile
et irritable; comme aussi dans celles qui ont

actuellement des maladies d'irritation, surtout si cette irritation affecte quelques points du système urinaire. L'on dira peut-être dans ce dernier cas qu'au moyen de l'addition du camphre qui en châtre singulièrement l'effet, on pourra les appliquer sans crainte ; mais je puis opposer à ce sentiment des observations contraires. D'après cela, je pense que si le vésicatoire est jugé convenable et même nécessaire, il faut préférer ceux dans la composition desquels les cantharides n'entrent point et dont nous avons donné l'énumération.

Tous les bons praticiens s'accordent à les appliquer dans les métastases, pour rappeler les humeurs morbifiques vers les endroits de la peau primitivement affectés, comme dans les cas de disparition des gales, des dartres, des exanthèmes de toute espèce, lorsqu'ils ont disparu avant l'époque de leur squammation naturelle. Alors on doit avoir la sage précaution de les appliquer sur l'endroit de la peau qui a le plus de correspondance à celui de l'organe affecté. C'est même ainsi qu'on l'applique avec tant de succès sur la poitrine dans les affections des organes contenus dans cette capacité ; on les applique encore aux jambes. Il ne faut jamais perdre de vue que dans le cas de métastase, c'est toujours sur la partie qu'occupait l'humeur métastatique, avant de disparaître, qu'il convient d'appliquer les vésicatoires, ou au moins dans son voisinage, pour y rappeler les mouvemens de l'humeur même.

De Barthez, lorsque la goutte a été répercutée, veut qu'on les applique aux endroits primitivement affectés (1) ; il détermine les circonstances où les topiques irritans peuvent être utiles, et les

_____

(1) Traité des maladies goutteuses.

conseille sur les parties souffrantes dans les attaques de goutte irrégulièrement prolongées, lorsque
les douleurs sont fortes et rebelles.

Monro a observé qu'un vésicatoire appliqué à
la partie supérieure du dos, fait cesser, *sur le
champ*, *le hocquet*; non sans doute celui qui
survient au moment de l'agonie; mais dans ceux
qui sont idiopathiques, dans ceux qui sont mis
au rang des maladies convulsives.

L'application des vésicatoires aux jambes est
le plus souvent nuisible dans les hôpitaux et
dans les prisons; non - seulement au moment
même de leur action, mais encore après, à
raison des longues et abondantes suppurations
qu'ils produisent. Je les ai souvent vu devenir
dangereux, lorsque l'énergie vitale était très-
affaiblie, comme dans les fièvres putrides, malignes, catarrhales, lentes, nerveuses, scorbutiques,
gangréneuses, pestilentielles, etc.

Les vésicatoires produisent de très-prompts et
de très-heureux effets dans l'athsme spasmodique
ou convulsif. Et *Tourtelle* a vu un accès d'athsme
convulsif céder aux embrocations faites avec la
teinture de cantharides sur les bras et sur les
muscles grands-pectoraux.

Le même auteur prétend que dans les apoplexies non-sanguines les vésicatoires sont plus
efficaces appliqués à l'instant sur la tête ou au
voisinage, que sur les parties inférieures. Cependant la majeure partie des praticiens sont d'un
avis contraire, prétendant que les vésicatoires sur
la tête sont dans le cas d'y appeler, par leur
irritation l'humeur morbifique, d'y faire fonctions de dérivatifs, et qu'il est plus avantageux
de l'appeler ailleurs révulsivement. Après cela ils
ont avancé qu'il est plus sûr dans les apoplexies
sanguines, d'appliquer des synapismes aux gras

iles jambes, après un pédiluve, dans la vue de les faire enfler, ainsi que le prescrit *Tissot* ; ce qui semble impliquer contradiction : souvent, dit ce dernier, la tête se débarrasse par ce moyen, et on le voit à mesure que les jambes enflent.

On s'accorde sur leur application à la tête dans la commotion du cerveau, ainsi que dans la manie ; mais c'est seulement lorsque les maladies sont récentes, car ils ne produisent rien de bon lorsqu'elles sont anciennes, à moins que la manie ne soit occasionnée par la répercussion de quelque humeur.

Dans les enfans qui éprouvent des vomissemens, des vents, de spasmes, de tranchées, de diarrhées invétérées, *Willis* veut qu'on applique un cautère à la nuque, lorsque ces accidens sont pressans. Sur quoi on doit ici objecter que si les accidens sont pressans, comme le cautère n'agit que très-tard, il faut lui préférer le vésicatoire dont l'action est subite. Néanmoins le même *Willis* rapporte l'exemple d'un enfant dont les frères étaient morts d'affections convulsives, et qui éprouvait le même accident, qui fut promptement soulagé par un vésicatoire à la nuque et par des sangsues appliquées aux veines jugulaires.

Dans les ophtalmies invétérées on les applique avec utilité sur la tête ou derrière les oreilles. Mais cette application, avantageuse pour l'affection morbifique des yeux, a souvent été funeste pour les oreilles, en ce qu'elle a eu provoqué la surdité.

Les vésicatoires, ainsi que tout ce qu'on appelle égout (ulcère artificiel), conviennent dans le commencement de la phthisie pulmonaire ; non-seulement ils ne produisent aucun bien si la maladie est avancée ; mais au contraire ils font du mal, en ce qu'ils augmentent la fièvre, accélèrent l'émaciation, la fonte ou la colliquation des humeurs; la mort même arrive quelquefois.

Suivant *Lind*, les pétéchies ne sont point une contre-indication des vésicatoires; à moins qu'elles ne soient noires, ou qu'il n'y ait une très-grande *dégénérescence* des humeurs. Cependant je n'ai jamais vu nos bons praticiens de l'École de Montpellier, les appliquer dans les maladies exanthématiques, si ce n'est dans des cas de répercussions subites et promptes, des métastases, des humeurs suppurées, etc.

L'on a prétendu que les vésicatoires étaient aussi contre-indiqués dans la cure des œdématies, en ce qu'ils produisaient bientôt la gangrène; mais cette prohition doit avoir des bornes, car il y a plusieurs œdématies que l'on guérit au contraire, même avec facilité, par cette application.

Dans l'anasarque, par exemple, les vésicatoires appliqués aux jambes, n'ont pas, quoiqu'on le prétende, les mêmes inconvéniens que les incisions; car j'ai observé que par leur usage on obtenait des évacuations séreuses plus graduées, moins précipitées que par les incisions, et que de plus les cantharides qui entrent dans leur composition, agissent souvent comme diurétiques ou comme sudorifiques, et font beaucoup de bien aux malades. J'ai surtout observé que si l'endroit du vésicatoire vient à s'enflammer, l'ulcération légère du vésicatoire ne laisse plus transsuder des sérosités, et qu'alors il était plus convenable de tourner ses vues d'un autre côté, et de travailler à guérir le point ulcéré. On peut encore choisir un autre endroit pour appliquer un autre vésicatoire.

Vigier ne faisait aucune difficulté de les appliquer dans les hydropisies, les tumeurs aqueuses, les venteuses, tant simples que composées.

Baglivi a vu périr à Rome, un plus grand

nombre de ceux à qui on appliquait des vésicatoires dans la phrénésie, qu'il n'en a vu guérir.
Les vésicatoires lui ont toujours paru plus nuisibles que salutaires dans ces cas. Cette remarque
est de conséquence et mérite que les médecins
judicieux, s'empressent de la confirmer, ou de
les détruire par des observations suivies. Il a
observé encore que les vésicatoires étaient plus
salutaires aux femmes qu'aux hommes ; et que
parmi les premières, il en guérissait plus qu'il
n'en mourait.

Suivant le même auteur, si l'on applique les
vésicatoires dans le délire avec fièvre aiguë,
sécheresse à la langue, signes d'inflammation
dans quelque partie et surtout à un viscère,
l'état des malades devient plus triste, et la plupart périssent dans les convulsions.

Il résulte de-là, que les cantharides, dans
certains cas, sont bien à craindre. Alors on ne
peut mieux faire que d'employer d'autres vésicatoires, ou de modérer et corriger l'activité
de ceux dans lesquels on les fait entrer. C'est
en les combinant avec le camphre, ou en donnant du camphre à l'intérieur, tant que dure
l'action trop véhémente de ce topique.

Les praticiens craignent d'employer les vésicatoires dans les climats chauds et sur les hommes
d'un tempérament bilieux qui les habitent. M. Se-
dilhot(1) donne des remarques très-intéressantes
qui confirment l'observation pratique dont nous
venons de parler, sur les funestes effets des
cantharides dans les maladies bilieuses, et je
pense qu'ils ont raison ; mais il faut convenir
d'autre part, que ces remèdes font des cures

_____

(1) Journ. de méd., tom. X, pag. 439.

étonnantes dans les pays froids et humides et chez les personnes d'un tempérament pituiteux.

Cotunius (1) recommande singulièrement les vésicatoires dans les rhumatismes chroniques; dans la sciatique, appliqués sur le sommet du péroné du même côté, ainsi qu'au dessous de la maléole externe ; mais il veut qu'on les fasse long-temps suppurer. Il y a un excellent ouvrage (2), qu'on ne peut rendre par extrait, parce qu'il est lui-même un extrait parfaitement fait de tous les meilleurs auteurs sur cette matière, et surtout sur le bon usage des cantharides.

Les cantharides, avons-nous déjà avancé, n'ont pas toujours besoin de produire des vessies et de devenir évacuantes pour produire de bons effets sur l'économie animale. On en a obtenu de très-grands de la teinture des cantharides. On voit naître de très-grands avantages de cette teinture, appliquée depuis deux gros jusqu'à une once dans les coliques sans inflammation, par le moyen d'une friction sur le bas-ventre, et on a remarqué qu'elle détruisait principalement le spasme et les douleurs.

Hufeland (3) a trouvé que la teinture des cantharides est le remède le plus efficace qu'on puisse trouver dans la coqueluche rebelle et invétérée qui est accompagnée d'atonie, donnée *intérieurement*, à la dose de trois à huit gouttes (quatre fois par jour), associée avec des *mucilagineux ou des amers.*

_____

(1) *Ichiade Nervosa commentarius. Thesaurus dissertationum Eduardus sandifort.*

(2) *Usus vesicantium salubris et noxius in morborum medela, solidis et certis principiis super structus. A. Balthasar, Ludovice Tralles.*

(3) Annal. de littér. médic. étrang. t. *I*, pag. 147.

Les cantharides prises intérieurement, font couler les urines, aident à chasser les graviers des uretères, des reins et de la vessie, excitent au plaisir vénérien. Nous parlerons plus amplement de leurs vertus diurétiques, emménagogues, et aphrodisiaques lorsque nous traiterons des évacuans des urines et du sperme.

Néanmoins, il ne faut pas se dissimuler, qu'elles sont un poison très-caustique, qui enflamme, corrode et ulcère les reins, les uretères et la vessie, et qu'elles font pisser le sang.

On dit que les habitans de la haute Hongrie, au delà du fleuve Tibisque, sont dans l'usage de donner les cantharides à grandes doses, pour guérir une espèce d'hydrophobie fort aiguë; dont les symptômes sont le gonflement du cou, grand feu à la tête, qui bientôt se répand par tout le corps et fait périr les malades dans quatre jours, à moins qu'on n'y remédie promptement.

Pour guérir cette rage, on fait prendre dix cantharides réduites en poudre avec quelque véhicule : ce remède fait beaucoup suer et uriner sans douleur. L'on prétend que les cantharides entières, n'occasionnent aucun dommage; mais qu'il en est autrement réduites en poudre. *Cartheuser* prétend, et je crois son raisonnement fondé, que ces cantharides de la *Hongrie* doivent être beaucoup moins actives que les nôtres.

Ce remède, comme tous les autres agens énergiques, doit avoir des effets très-pernicieux, quand on l'emploie sans discernement et avec imprudence; mais lorsqu'on sait le conduire délicatement et avec sagesse, ses effets doivent être salutaires.

Par exemple, dans la blénorrhagie, avec atonie de la verge, ou produite par l'effet de quelque autre cause débilitante, accompagnée ou non, d'un écoulement muqueux par l'urètre, on obtient le résultat le plus avantageux des cantharides, dont l'usage aurait été très-imprudent dans son commencement, lorsqu'il y a irritation et phlogose dans le canal urinaire.

C'est donc contre l'atonie seulement, qu'il faut les considérer, comme formant dans le cas qui nous occupe, une ressource des plus précieuses de l'art de guérir.

Bartholin, *Hoffmann* et *Lister*, regardent les cantharides comme un remède excellent pour détruire les blénorrhagies les plus rebelles. Lorsqu'après l'abus du coït, ou de la masturbation, les canaux séminifères, les prostates et les conduits prostatiques et le canal de l'urètre, sont dans un tel relâchement, que la matière séminale s'évacue pour ainsi-dire sans érection; lorsqu'à la suite des gonorrhées virulentes, l'urètre est dans un état de faiblesse et d'atonie complette; que les glandes et les conduits excréteurs qui entrent dans la contexture de ce canal sont dans un relâchement complet, que tous les astringens et les baumes ont échoué, rien ne réussit mieux que les cantharides.

Voici une mixture que, dans plusieurs cas, j'ai trouvée très-bonne et qui a surpassé mes espérances. Je ne l'ai employée surtout pour deux malades, qu'après leur avoir fait prendre inutilement pendant long-temps l'eau de menthe de *Quercetan*, fort recommandée par *Rivière*. Prenez *teinture de cantharides, une drachme et demie; d'esprit de lavande composé, une drachme; eau distillée de roses, huit onces. Mêlez,* et faites prendre *trois cuillerées à bouche par jour*, une le matin à jeun, une au milieu du jour, et la troisième à l'heure du coucher.

Il faut augmenter la dose de la teinture de

cantharides d'une drachme tous les cinq jours, jusqu'à ce qu'on parvienne à lui donner une drachme de cette teinture tous les jours. Alors on s'arrête là. Si ce remède irrite trop les voies urinaires, on le suspend, pour le reprendre lorsque le calme est rétabli.

Dans *les annales de littér. méd. étrang. déjà citées, tom. V, pag.* 470, on trouve des remarques sur l'usage interne de la teinture de cantharides dans la cure de la blénorrhagie et la leucorrhée, avec des observations par *Roberton*. Ce remède ne peut être que dangereux, avons-nous déjà dit, dans le commencement de la gonorrhée, qui est une inflammation de la partie interne de la verge, avec écoulement puriforme par l'urètre. Mais au contraire dans la blénorrhagie, où l'atonie a succédé à la phlogose, ce remède peut être administré utilement. L'expérience en a fourni à cet auteur des preuves convaincantes.

Dans le même ouvrage, pag. 473, *Grienfield* cite des guérisons au moyen des cantharides. Et dans le tom. VI, pag. 2 et 88, *Samuel Brown*, rapporte une observation sur un tétanos, causé par une piqûre au talon, guéri par la teinture de cantharides, à la dose de quinze gouttes, toutes les heures, dans une tasse de thé.

Ce remède provoque des nausées, des vomissemens, des selles sanguinolentes et muqueuses, accompagnées de douleurs aiguës, comme dans la dyssenterie inflammatoire. *Alors le tétanos se calma*, et ensuite les symptômes inflammatoires disparurent, à l'aide de boissons mucilagineuses camphrées et anodines.

Aux grands maux, il faut sans doute opposer de grands remèdes; et on ne peut disconvenir, que le traitement proposé par *Samuel Brown*,

ne soit non-seulement très-perturbateur, mais
encore très-hardi. C'est bien ici le cas de faire
l'application de l'axiome de *Celse*, « dans des
» *cas dangereux il vaut mieux tenter un remède*
» *douteux que d'abandonner le malade à son*
» *malheureux sort* ».

Dans l'anasarque froide, où la fièvre manque,
les diaphorétiques et les diurétiques les plus forts
sont les plus sûrs remèdes. Dans cette espèce, *De
Barthez* proposait l'alcali fixe et la teinture de
cantharides, donnée de huit à dix gouttes, de bonne
heure, c'est-à-dire, au commencement de la maladie, et il réussissait. Mais si on ne les donnait qu'à
la fin, et *in extremis*, elles accéléraient la mort.

Il est démontré aujourd'hui que les cantharides
prises à l'intérieur et en petite quantité, sont
stimulantes, échauffantes, et sous ce point de
vue considérées comme aphrodisiaques. Il est
reconnu encore qu'administrées en petite quantité, elles portent spécifiquement leur action sur
le système urinaire, comme si on avait appliqué
de larges vésicatoires à l'extérieur.

Il résulte, de tout ce que nous avons dit sur
l'usage des cantharides, soit qu'on les emploie à
l'extérieur, comme remède irritant, rubéfiant,
stimulant, vésicant; soit à l'intérieur comme
diurétique, etc., que c'est un remède puissant,
mais dangereux, qui ne peut être administré que
par des mains habiles. Heureusement que personne
n'ignore aujourd'hui que les *cantharides* portent
une impression spécifique sur la vessie et sur tout
le système urinaire, que *l'ellébore blanc*, sur les
lèvres et le gosier avec un sentiment de suffocation; que le *sel marin*, sur le bout de la langue;
la *coloquinte* et la *gentiane*, sur le milieu de la
langue; *l'élatérium*, sur la base; le *solanum* et
la *morelle*, sur le palais; le *jalap*, à l'entrée et

au commencement de l'œsophage; la *moutarde*, sur les narines; l'*absinthe*, sur les bords de l'œsophage.

Ces observations nous montrent la possiblité de pousser plus loin d'aussi précieuses découvertes, et de les faire servir à la curation radicale de quelques maladies, qui, jusqu'ici ont été l'opprobre de l'art, et nous faire espérer de trouver un jour des spécifiques, contre les affections morbifiques de chaque organe ; ce qui jetterait sans doute le plus grand jour sur la médecine pratique.

L'ammoniaque pure, ou mêlée avec une huile fixe, la moutarde, les cantharides, la teinture alcoolique ou éthérée des cantharides, l'ail, l'écorce de garou, les euphorbes, le vinaigre radical, etc., étaient d'excellens vésicans.

L'ammoniaque produit le même effet que l'eau bouillante, il convient dans tous les cas où il faut des effets très-prompts.

On a observé que quatre onces de cantharides mises en infusion pendant quarante-huit heures, dans une livre d'éther sulfurique produisait la vésication dans huit ou dix minutes.

Nous avons mis au premier rang des vésicatoires dont on se sert en médecine, *l'écorce de garou* ou *mesereon*. Il faut préférer de cet arbrisseau *l'écorce de la racine.* Sa partie ligneuse est inerte et sans vertu vésicante. L'écorce de la racine de garou augmente la chaleur du corps et la fréquence du pouls. On l'a crue capable de guérir les nodus vénériens, qui avaient résisté au mercure. *Cullen* a vu la décoction de cet arbrisseau, prise pendant deux ou trois semaines, guérir des ulcères nombreux sur diverses parties du corps, après avoir long-temps usé infructueusement du mercure à haute dose.

Home a observé que cette décoction guérissait

non-seulement les squirrhosités vénériennes après l'usage du mercure, mais même des tumeurs squirrheuses produites par d'autres causes.

Des Scarifications, s. f. scarificatio, et des mou-chetures.

Scarifications, ou *mouchetures*. Découpure de la peau, ou incision qu'on fait avec une lancette, ou un bistouri, pour en faire sortir du sang, ou quelque autre humeur.

On en fait de trois sortes. Les superficielles ou mouchetures, qui ne passent point le tissu de la peau; les moyennes ou médiocres, qui vont jusques aux muscles; les profondes qui pénètrent dans les chairs.

On trouve décrites dans les traités d'opérations de chirurgie, la manière de pratiquer ces sortes de scarifications. Notre intention ici ne consiste qu'à préciser quelques cas dans lesquels elles peuvent être avantageuses, pour la guérison des maladies. Nous renvoyons pour le surplus à un grand ouvrage donné par M *Roucher* (1).

Nous renvoyons nos lecteurs avec d'autant plus de confiance à ce traité, que l'auteur a beaucoup vu de malades et qu'il possède à un très-haut degré, l'art de bien juger les maladies et de les traiter. Il a pour but, dans l'avant-propos, de signaler les avantages des mouche-tures contre certaines affections hydropiques, qui déjouent presque tous les secours de l'art, et ce n'est pas sans raison qu'il croit être le

---

(1) Célèbre médecin praticien de Montpellier, membre de plusieurs sociétés savantes, médicales et littéraires de la France, ancien médecin en chef de l'Hôpital Civil de Montpellier: etc. etc. De l'Imprimerie d'Auguste Ricard, an XII--1804, 1 vol. in-8.º.

premier qui ait traité savamment cette matière;
car, toutes les recherches que j'ai faites dans
les bibliographies, n'ont abouti qu'à me faire
découvrir quelques articles traités superficiellement et je puis même dire empiriquement sur
les scarifications et les mouchetures; ou bien
encore, je suis parvenu à trouver quelques observations éparses, incohérentes sur les avantages, ou sur les inconvéniens de ce moyen thérapeutique. Tandis que l'ouvrage que j'indique,
traite de l'origine des scarifications, qu'il attribue aux Égyptiens; du moins a-t-il établi, qu'on
les pratiquait du temps d'*Hippocrate* (1) de
Celse, de *Galien*, d'*Ætius*, d'*Archigène*, qui
disent qu'il n'y a pas de moyen plus efficace
dans l'hydropisie.

M. *Roucher* a obtenu de si grands succès par
l'emploi méthodique de ce remède, qu'il gémit
non seulement de ce que ce moyen a peu de
partisans; mais encore, de ce qu'il est presque
tombé en désuétude; et c'est avec raison qu'il
attribue à l'appréhension que ces piqûres ne
dégénèrent en gangrène, qu'est due la timidité
des praticiens pour les mettre souvent en pratique. Il ne nie point que la gangrène ne soit
survenue quelquefois à la suite des scarifications,
surtout dans les Hôpitaux, où il a pratiqué
long-temps, et où les malades arrivent déchar-
nés, apauvris, chez lesquels les causes des
maladies ont agi pendant long-temps, parce que
l'atmosphère est d'ordinaire surchargée de gaz
carbonique, d'azote, et par les miasmes septi-
ques, qui s'élèvent dans les cas surtout d'en-

(1) *Lib. de inter. affection.*, cap 23, *liv. de locis in
homine*, § 36.

combremens de malades; mais, comme par de bons moyens appliqués à propos, il est venu à bout de maitriser ou de dompter ces gangrènes, il pense que cette maladie ne doit pas être un motf pour rejeter les mouchetures.

Cet auteur pense encore, qu'elles ne provoquent guère les gangrènes, lorsqu'elles sont faites par une main exercée, qu'elles ne sont ni trop sanglantes, ni trop multipliées; qu'elles ont lieu dans un temps sec sur des personnes jeunes, exemptes de scorbut. Il a encore observé que les parties supérieures sont moins exposées à la gangrène que les inférieures, toutes choses égales.

Les moyens qu'il propose pour combattre cette gangrène, sont des compresses trempées dans la décoction des plantes amères et anti-septiques; telles que les *aristoloches*, le *scordium*, la *tanaisie*, l'eau de *goudron*, qui souvent l'emporte sur tous les autres moyens: *L'eau-de-vie camphrée. l'arnica-montana*, préalablement après avoir mis sur les piqûres *l'emplâtre de Nuremberg*.

Il est un temps opportun pour pratiquer les scarifications; c'est, lorsque la nature commence à déterminer des phlictaines, ou bien lorsque la sérosité suinte par les pores de la peau, qu'elle transsude par les mailles du tissu des vaisseaux.

M. *Roucher* cite un grand nombre d'observations prises dans les meilleurs auteurs, qui confirment les siennes. Ayant eu occasion de voir que les métastases des hydropisies, se faisaient soudainement sur la tête et sur la poitrine, il a su les prévenir en faisant pratiquer les scarifications.

Néanmoins M. *Roucher*, malgré son anthousiasme pour les scarifications, ne laisse pas d'avouer avec une candeur, qui lui fait un honneur infini, qu'il y a des cas où elles sont nuisibles : comme sont, par exemple, les obstructions et les squirrhes des viscères abdominaux, dans les hydropisies enkistées; dans celles qui dépendent du vice scrophuleux; dans celles qui sont les suites des suppurations internes et externes, sur la fin des maladies scorbutiques, sur la fin des maladies de poitrine.

Malgré tout ce que M. *Roucher* dit sur l'ancienneté des scarifications, il paraît qu'on doit aux modernes l'usage des mouchetures dans la leucophlegmatie. J'entends parler des mouchetures superficielles, qui entament à peine la surpeau, qu'on multiplie sans la moindre douleur; qu'on réitère au besoin, sans crainte d'aucun inconvénient, et qui procurent quelquefois des dégorgemens si abondans et si efficaces. Les mouchetures n'étant que de simples incisions superficielles, diffèrent des scarifications.

Les évacuations faites par de semblables ouvertures de la peau, sont quelquefois si considérables, qu'elles sont suivies d'une mort prompte. *Brechfeld* (1) donne l'observation d'un hydropique auquel les scarifications furent mortelles. Le malade dont s'agit, potier de terre, cachectique, tomba dans une anasarque hydrocèle, etc., et fut traité sans succès par son médecin, au moyen des apéritifs, des hydragogues, des diurétiques, etc. On lui conseilla les scarifications. On lui pronostica qu'elles seraient mortelles, malgré cela, il les exigea. Pendant deux jours, toute l'eau infiltrée par tout le corps

_____

(1) Collect. acad., tom. 7, pag. 179.

ou épanchée dans les capacités s'évacuent, et le malade se croyait hors d'affaires; mais sa joie ne fut pas de longue durée. Un mouvement de colère excita dans les plaies de ses jambes, une inflammation et une gangrène qui devint mortelle. *Morgagni* en fournit un autre exemple ; mais M. *Roucher*, page 109 de l'ouvrage cité, prétend parer à cet inconvénient, en proposant des bandages, dont l'effet presque certain est de modérer l'écoulement des sérosités, lors des scarifications.

On a employé aussi les scarifications aux jambes, dans les œdématies locales de ces parties; mais ces moyens sont bornés, quoique quand elles sont bien ménagées, elles puissent être très-utiles.

La nature provoque souvent des écoulemens salutaires des jambes dans l'ascite. Si l'eau s'épanche trop vite, il est à craindre que la gangrène ne survienne aux viscères. Voyez l'exemple de *Morgagni*.

Si l'on en croit certains médecins, les cantharides appliquées à l'extérieur, agissent plus efficacement dans l'ascite que les simples scarifications. M. *Roucher* est cependant contre leur usage; il expose leurs inconvéniens dans le cas d'hydroisie, et il cite à cette occasion l'aphorisme 8, section VI *d'Hippocrate.* Néanmoins il a la bonne foi de citer aussi une observation de *Rivière*, d'un hydropique guéri par un vésicatoire, ainsi que l'assertion de *Tozette*, qui dit n'avoir jamais vu naître la gangrène par l'effet des vésicatoires.

Mais c'est sans doute par leur vertu diurétique, autant que par les évacuations locales qu'elles procurent, qu'elles opèrent le bien du malade.

Elles peuvent être données intérieurement,

comme nous le dirons à l'article ou au chapitre des diurétiques ; cependant elles ne doivent l'être qu'avec la plus grande précaution, même dans les hydropisies désespérées. Il ne faut pas se dissimuler, malgré tout le mal qu'elles ont pu produire, comme aphrodisiaques, qu'on en a vu de très-bons effets, données intérieurement, à la dose d'un ou deux grains ; leur teinture est aussi très-avantageuse et ce me semble plus facile à maîtriser. Hors ces cas, il me paraît qu'il vaut mieux faire usage des diurétiques doux plus long-temps continués, dont on peut pour ainsi dire augmenter impunément la dose, que de se servir des cantharides.

Hippocrate (1) recommande de faire prendre intérieurement des cantharides avec du vin et du miel. *Daignan* dit à cette occasion avoir vu une personne d'un tempérament bilieux, qui après avoir pris sur la foi *d'Hyppocrate*, beaucoup moins d'un grain de poudre de cantharides dans une espèce d'ictère, eut des vomissemens violens, avec des ardeurs insupportables et comme corrosives dans les entrailles. Son état fut cruel pendant plus de quinze jours, malgré le grand usage qu'elle fit du lait, d'huile et d'autres drogues adoucissantes et linicentes.

J'ai fait avec succès de légères scarifications à côté des maléoles dans les œdématies des extrémités inférieures des femmes grosses, ainsi que dans les grossesses compliquées d'hydropisie ascite. *La Faye*, dans ses notes sur *Dionis* (1), dit : « si ces scarifications sont quelquefois suivies » d'un heureux succès, c'est principalement dans » l'anasarque qui est une espèce d'hydropisie

_____

(1) Affect. des intestins, n.º 38 et 39.
(1) Opérat. de chir.

» universelle par infiltration de la lymphe dans
» les cellules graisseuses, *et non pas dans l'ascite*
» qui est une espèce d'hydropisie du bas-ventre
» par épanchement. Cependant lorsque cette
» dernière est une suite de l'anasarque, les
» scarifications peuvent produire quelques bons
» effets. Les eaux infiltrées s'écoulent continuelle-
» ment par ces ouvertures, qui se font pour
» l'ordinaire à la partie moyenne et interne des
» jambes de la longueur de deux ou trois travers
» de doigt. »

En général j'ai toujours fait les scarifications
moins grandes, comme étant alors moins sujettes à s'enflammer et à se gangrener. Mais alors
lorsqu'elles coulaient abondamment, que la peau
devenait moins tendue, et que le membre se
flétrissait, la scarification diminuait d'étendue au
point que j'ai été très-souvent obligé d'en faire
de nouvelles. Toutefois j'ai préféré en faire de
nouvelles, plutôt que d'en faire des grandes
qui auraient pu avoir des suites fâcheuses.

Du Séton.

Séton, s. m. *seto*, *setaceum* du latin *seta*, poil,
fil, ou mèche. Espèce de cautère à deux issues,
ou émissaires, qu'on fait à la peau avec une
aiguille, suivie d'une mèche de coton, ou d'une
bandelette qui passe d'une ouverture à l'autre,
et qui reste dans l'ulcère, pour servir d'égout
aux mauvaises humeurs ou même à des humeurs
surabondantes et détourner les fluxions. Ce mot
se dit aussi de la mèche même.

Les fonticules par l'instrument tranchant,
sont de peu de conséquence. On fait un pli à
la peau en la pinçant, on incise le pli, et l'ouverture de l'exutoire est faite, et ils opèrent de
la même manière.

Le séton a été, dit-on, inventé par les Arabes. Ce n'est que dans *Guy de Chauliac*, qu'on en trouve le procédé décrit, ainsi que l'usage qu'on en doit faire pour la curation des maladies. Mais *Dujardin* (1) en attribue l'histoire à *Columelle*, médecin vétérinaire, qui donne la manière de faire le séton par le procédé de cet auteur, qui en faisait un grand usage pour les bestiaux. Cet usage s'est singulièrement soutenu dans la médecine des animaux domestiques.

Au dire de certains praticiens, un séton vaut deux cautères, c'est-à-dire, qu'il produit autant d'écoulement d'humeurs que deux cautères. On ne peut l'entendre ainsi que par l'effet que produit la mèche qu'on traîne dans chaque pansement dans le trajet ou la sinuosité de la solution de continuité qu'on a faite dans la partie du corps, qui y produit et y entretient une irritation continuelle, jusqu'au moment que l'on l'ôte pour cicatriser l'ulcération.

Quoique le flux d'humeurs produit par cet exutoire, soit son effet le plus distingué à raison de sa vertu dérivative ou révulsive suivant le temps de la maladie et le lieu où on l'applique, néanmoins il est convenable de compter pour beaucoup l'irritation qu'il produit dans la partie malade, tant lors de sa formation, que par celle qui se continue au moyen des corps qu'on y introduit, ou qu'on y laisse séjourner, jusqu'au moment où l'on est décidé à en opérer la cicatrisation.

Pour se déterminer à l'application d'un séton, ou d'un exutoire quelconque, soit qu'on le considère comme *évacuatif*, *révulsif*, ou *dérivatif*, il

_____

(1) Hist. de la chir. tom. I. pag. 37.

faut consulter ce que nous avons dit sur les
fluxions et plus spécialement le mémoire de *De
Barthez* (1) déjà cité, sur les fluxions, s'attacher
à examiner les régions du corps humain sur
lesquelles les exutoires devront être appliqués,
selon la nature et le siége de la maladie, et selon
la sympathie que diverses parties du corps ont
entre - elles ; autrement on s'exposera à agir
empiriquement sans règles ni principes, et à
augmenter le mal au lieu de produire un bien.

Nous avons déjà dit que les sétons établissaient
deux issues semblables à celles des cautères,
tandis que ceux-ci n'en avaient qu'une. Les anciens
les appliquaient très-souvent. D'abord c'était à
la nuque pour guérir l'épilepsie, l'hydrocéphale,
les douleurs internes et chroniques de la tête.

Frabicius Hildanus a fait des cures étonnantes avec ce moyen là. Il a guéri des pulmonies
par le séton établi dans un ou plusieurs endroits
du thorax entre les côtes, etc.

Maintenant on néglige beaucoup trop le séton
et l'on ne compte pas assez sur les grands avantages qu'on pourrait retirer de son application,
placé à la région du foie, de la rate, de la
matrice, lorsque ces viscères sont empâtés,
engoués, obstrués, ou surchargés d'humeurs.

Un médecin très-estimable de mes amis, M.
le Docteur *Lescure*, m'a communiqué une observation des plus intéressantes sur l'efficacité du
seton, dans un cas d'anasarque compliquée d'ascite, que je n'ai cru mieux faire que de la placer
ici, pour que dans des cas analogues on s'empresse
d'en faire l'application.

» Le II.e Octobre 1819, je fus appelé au village

_____

(1) Mém. de la société d'émulat., 2.e ann., tom. II.

de Fabrégues, pour consulter le nommé *Fermaud*, agriculteur, âgé de 29 ans, d'un tempérament mucoso-sanguin, atteint d'une anasarque compliquée d'ascite, survenue à la suite d'une fièvre intermittente, qui avait résisté pendant deux ans aux divers remèdes qu'on lui avait opposés et qui s'était montrée tour-à-tour sous tous les types et sous toutes les formes. Je trouvai ce malade assis sur son lit, ayant un air triste, abattu et entièrement découragé. L'habitude de son corps, était d'un jaune verdâtre et cachectique; ses extrémités inférieures surtout étaient singulièrement distendues et œdématiées. La pression du doigt sur la peau laissait une impression profonde qui ne lui permettait pas de reprendre son ton et son ressort que plus d'un quart d'heure après qu'on l'avait pratiquée. Sa respiration était courte, pénible, ne s'opérait que difficilement et s'accompagnait même d'une toux très-intense. Le bas-ventre était distendu par la collection d'un liquide aqueux, que l'exploration faisait aisément reconnaître. Le scrotum et la verge avaient acquis un volume considérable; les urines étaient rares, rougeâtres et non jumenteuses. La soif était inextinguible; mais le pouls ne présentait rien de bien essentiel à noter. Malgré l'examen le plus attentif, en explorant le bas-ventre, il me fut impossible de m'assurer de l'état des viscères qui y étaient contenus; mais vu la résistance opiniâtre que la fièvre intermittente avait montrée pendant deux ans à l'action des fébrifuges, la couleur ictérique du malade me firent présumer qu'il existait une affection organique au foie. Dans l'état pathologique de ce malade dont je viens d'exquisser le tableau, je crus devoir adopter la méthode thérapeutique suivante. 1.º Je prescrivis

pour prendre tous les jours le matin à jeun,
et le soir au moment du coucher, quatre heures
après son souper, quatre onces de jus de chicorée,
de pissenlit, de cerfeuil et de bourrache, avec
addition de douze grains d'acétate de potasse, de
six grains de scille en poudre et de huit grains de
digitale pourprée.

Un quart d'heure après l'ingestion de ce remède
je faisais avaler au malade un grand verre de petit-
lait, tiré par la crème de tartre et nitré. 2.º Je fis
appliquer de suite deux vésicatoires camphrés
aux gras des jambes 3.º Je fis faire des frictions
chaque jour de 4 en 4 heures, à la partie interne des
cuisses, ainsi que sur la région épigastrique avec
le remède suivant. Prenez teinture de digitale
pourprée, quatre onces; terre foliée de tartre,
demi once; esprit de genièvre un gros, mêlez
ensemble. J'ordonnai pour sa boisson la tisane
de chiendent acidulée avec l'esprit de nitre dul-
cifiée, aux repas seulement, il y ajoutait un peu
de vin blanc sec. Ce traitement suivi avec exactitude pendant vingt jours, suffit pour procurer
une abondante évacuation par les voies uropœ-
tiques, et pour dissiper l'anasarque et la couleur
ictérique, et faire cesser la toux. Mais ce n'était
pas tout, l'abdomen restait distendu au même
degré, le liquide épanché y était en même quantité. J'allais me déterminer à lui faire la paracenthèse lorsque je pris la résolution de tenter
auparavant l'application de quatre sétons; savoir,
deux aux parties latérales de l'abdomen au dessus
des os des isles; et les deux autres aux parties
supérieures et internes des cuisses. Quelques jours
après leur application, ces puissans exutoires tant
vantés par nos anciens et si négligés des modernes,
provoquèrent une quantité de matières purulentes
et séreuses si considérablement, que le bas-ventre

se désenfla dans l'espace de vingt jours ; que l'ascite disparut entièrement et que le malade fut radicalement guéri. »

Je vais exposer les cas dans lesquels le séton a été singulièrement utile. D'abord il l'est préférablement aux autres exutoires dans les croûtes laiteuses, les teignes et autres maladies éruptives de la tête des enfans (1). C'est d'après le conseil de l'auteur que je viens de citer que je me déterminai à l'appliquer à un enfant, dont la tête (tant le crâne que la face) était couverte de croûtes teigneuses, d'une épaisseur considérable et d'une odeur fétide. La mère me dit qu'il fallait absolument délivrer son fils de cette détestable maladie. Un séton à la nuque, et des lotions faites trois ou quatre fois par jour sur les croûtes, avec une infusion de fleurs de mauve et de sureau ; un purgatif fondant en bol, tous les huit jours, le guérireut radicalement dans deux mois.

Dans la manie, les sétons, et après les avoir établis infructueusement, le cautère actuel, ont suffi sans autres remèdes, pour la guérir. *Acrel* a guéri quatre insensés par les sétons à la nuque (2). *Cramer*, dans une dissertation très-savante sur l'usage du séton, contre la paralysie, rapporte deux observations frappantes, des malades guéris d'hémiplégie, quoique doués d'un tempérament pituiteux, et issus de parens morts de cette maladie.

Outre l'attestation des cures opérées sur ces deux malades paralytiques, *Horstius* (3) loue le

---

(1) Voyez les mémoires pour les prix de l'Académie royale de chirurgie . tom. IV , part. 2 e pag. 853.
(2) Thèses de *Sandifort*, tom. I , édit. in-4.º
(3) Liv. II, obs. 14, pag. 73.

séton pour prévenir l'apoplexie quand on en est
menacé; ou bien encore dans les cas où les malades
auraient éprouvé des attaques de cette maladie
grave.

Hildan (1), *Ruich* (2) les louent dans les
douleurs continuelles de tête. *Fabricius Hildanus* (3) guérit un jeune épileptique qui avait tous
les jours des attaques, par le seul usage du séton,
et une fille de huit ans, aussi épileptique.
Wepfer (4), *Guidon* (5) rapporte que par le
séton entretenu ouvert, un médecin avait guéri
des maniaques, des vertigineux, etc. etc.

Platerus avait appliqué avec le plus grand
succès le séton dans les maladies des oreilles,
dans la surdité et dans le mutisme surtout. *Ca-
pivarius* (6) les loue beaucoup dans les lésions
de l'ouïe. On lit dans *Amatus Lusitanus* (7) une
observation sur le très-bon usage du séton dans
l'ophtalmie. *Idem* dans *Hilden* (8).

Horstius, sur la même maladie (l'ophtalmie) (9),
si l'ophtalmie est invétérée. *Wauters* préfère le
séton à la nuque, au cautère. *Rivière*, *De Haën*,
Camper, *Fabrice d'Aquapendente*, *Paré*, *Guille-
mau*, *M.e Jan*, *S.t-Yves*, *Gleize*, préfèrent le
séton aux autres exutoires dans les ophtalmies
rebelles. *Marc Aurelle*, *Séverin*, de la brûlure (10).
Hildanus le loue extraordinairement dans les

---

(1) Cent. IV, obs. 7.
(2) Obs. 40.me
(2) Cent. I, obs. chirurg. 41. Cent. IV, obs. 87.
(4) De l'épilepsie, obs. 602, 605, 612.
(5) 7.e doctrine, chap. III.
(6) Livre I.er, pratiq. de méd. c. 49.
(7) Cent. IV, curat. 68.
(8) Cent. I, — 41 et 42, à la cent. 4 obs. 6, 7, 14, 19, 71,
(9) Decade 7.e, quest. 1.re et plusieurs autres.
(10) Chap XIII.

fluxions. *Wepfer*, dans les mêmes cas. *Mercurialis* (1) ne trouve rien de préférable au séton dans la cataracte commençante. *Wepfer* (2), dans la diminution de la vue.

Zacutus Lusitanus (3), dans la goutte séreine, et cela est confirmé par *Seuttet* (4).

Wepfer (5), *idem. Hilden*, dans le catarrhe de la poitriue (6), il le loue de même dans la *phthisie*, épitre 68. *Fónseca* (7), *Horstius* le recommandent dans la fureur utérine (8), *Rivière* (9), dans la sciatique. *Méad* (10), dans les maladies cutanées, et spécialement dans les maladies de la face.

Le séton est grandement recommandé par *Mercatus* (11), par *Fienus* (12), par *Glaudorf* (13).

Les douleurs et les suppurations abondantes auxquelles le séton donne lieu, l'ont fait regarder par plusieurs praticiens de la plus haute réputation, comme un moyen des plus puissans pour évacuer les humeurs nuisibles et surabondantes, et pour les détourner, tant des yeux, des oreilles, du nez, que des autres parties de la tète, toutes les humeurs âcres et morbifiques. On les a utilisés

---

(1) Consult. de médecine, pag. 87.
(2) Prat. de méd., obs. 56.
(3) Gent. 1.er, obs. 68, 863.
(4) Arcenal. de chir., obs. 34.
(5) *Idem*, pag. 175, 306, 874.
(6) Centur. I, obs. 41. Cent. III, obs. 38.
(7) Tom. I, consult. 5.e
(8) Liv. V, obs. 28.
(9) Cent. II, obs. 100.
(10) Précept, de méd., pag. 115.
(11) *Lib. cap. XVI, pag.* 128.
(12) Liv. I, des cautères.
(13) Chap. XXIV, des sétons.

également dans les autres affections chroniques qui intéressaient les organes contenus dans les autres capacités du corps. S'ils n'ont pas réussi dans toutes les mains, c'est que les moins habiles ne les ont pas toujours appliqués d'après les règles médicales établies sur les fluxions, ni après les lois déjà connues sur les sympathies. C'est là, nous le répétons, où il faut toujours recourir, lorsqu'on veut ne pas agir en empiriques et qu'on veut se conduire avec méthode et connaissance des causes.

Cependant, quoique le séton ait reçu les plus grands éloges, *Dionis*, *Garengeot* et *Mopiller*, ne le regardent pas moins comme inutile ; mais l'assertion des auteurs respectables et d'un grand mérite, qui sont d'un avis contraire, doivent l'emporter ; le séton inspirera toujours beaucoup de confiance à ceux qui prendront la peine de faire attention à la quantité de matière purulente ou simplement lymphatique et puriforme, qui s'évacue journellement par cet égoût artificiel.

Louis (1) rapporte une observation concernant une exophtalmie scrophuleuse, par *Théophile Bonnet* (2), il s'agissait de savoir s'il croyait qu'un séton à la nuque, pourrait être utile à un enfant. *Bonnet* s'aperçoit que la robe de cette petite fille était beaucoup plus courte par devant que par derrière. Cette observation le porta à tâter les hypocondres. L'abdomen était extraordinairement gonflé dans toute sa circonférence, il était tendu et dur ; l'enfant était en chartre. Le savant médecin défendit de rien faire concernant l'œil, et fut d'avis de combattre, d'abord les obstructions

(1) Mém. de l'Acad. roy. de chirurgie, tom. V , pag. 215.
(2) *Medec. septentrion. lib. I. De caput. affectib. sect. XVII.* obs. 64.ᵉ

du bas-ventre ; après avoir purgé l'enfant, on le mit pendant un mois entier à l'usage d'une teinture de rhubarbe ; l'œil se rétablit sensiblement dans l'orbite, à mesure que le ventre s'affaiblit, et lorsque tous les embarras des viscères du bas-ventre furent levés, l'œil se trouva en son lieu naturel, sans autre secours.

Le séton ou le cautère à la nuque aurait été nuisible à la maladie de l'œil, suivant *Bonnet*, parce que la cause du mal était dans le bas-ventre. Il pense que ce moyen de dérivation aurait attiré les humeurs vers le haut du corps, et que l'exophtalmie, au lieu de diminuer aurait fait des progrès.

Bonnet avait puisé cette doctrine dans les ouvrages de notre *Rivière* (1). Cet auteur dit expressément, qu'il a souvent observé des ophtalmies invétérées, pour le soulagement desquelles on avait porté pendant long-temps sans succès un cautère à l'occiput, se guérir promptement et d'elles-mêmes, par la seule soustraction de cet ulcère artificiel. Autant il trouve le séton salutaire quand la source des humeurs à évacuer est aux parties supérieures, autant il le désapprouve quand le foyer est dans les régions inférieures.

Souvent on a appliqué un séton dans les plaies d'armes à feu pour entretenir une communication libre à l'entrée et à la sortie de la plaie. Ce séton procure l'issue des matières purulentes, celles des bales, des morceaux de vêtemens, des esquilles d'os et autres corps poussés dans la plaie, ou qui y sont devenus étrangers.

A la vérité, si le trajet de la plaie était considérable et que la structure de la partie fût d'une certaine épaisseur, telle que la cuisse, un séton placé d'une ouverture à l'autre serait

(1) *Prax. medic. lib. II, cap. 8, de ophtalmia.*

plus propre à remplir les indications curatives que tout autre procédé.

Le séton d'une grosseur convenable, ne comprimera, ni ne fatiguera les parties qui sont dans son trajet. Ce corps mu à chaque pansement aidera par un frottement utile l'action de la nature, servira à ébranler l'escarre, à porter des médicamens capables de ramollir et à procurer sa chute, après la séparation parfaite.

Un séton passé par le nez, après l'extirpation de certains polypes, peut être de la plus grande utilité. *Ledran* (1) l'a fait observer.

Après l'opération de la fistule au périné, on a employé avec succès un séton, passé par l'urètre, depuis le gland jusqu'à la plaie, pour faire dégorger le canal retréci, engorgé ou calleux.

Le séton est un très-grand moyen pour les loupes volumineuses à baze large, ou adhérantes dans toute leur étendue. On peut en appliquer un, deux, trois ou quatre en long, en travers et en croix, pouvu qu'on se soit assuré d'avance que l'humeur contenu dans le kiste est fluide.

D'après *Percival Pott*, chirurgien Anglais, le séton forme un des meilleurs procédés pour guérir l'hydrocèle, qui a son siège dans la tunique vaginale des testicules. J'ai guéri moi-même une très-grande quantité de personnes par la méthode de *Percival Pott* (2). Je la regarde comme la plus sûre, la moins douloureuse et la moins dangeureuse. Voyez aussi les changemens avantageux, faits à la méthode de cet auteur dans *Sabatier* (3); néanmoins, il m'est arrivé trois fois de ne pas le voir réussir.

---

(1) Observat. de chir. tom. I. pag. 40 et 48. obs. VI et VII.
(2) OEuvr. chir. de *Percival Pott*, tom. II.
(3) Méd. opérat. tom. I, pag. 267 et suivantes.

Bell, dans son traité théorique et pratique des ulcères, parlant des tumeurs blanches des articulations, propose l'usage du séton. En effet rien de mieux pensé que ce qu'il dit pag. 51, sur la manière de l'introduire pour l'ouverture et le traitemeet des abscès, page 163, sur la guérison des ulcères fistuleux; page 355, sur leur utilité dans le traitement des tumeurs blanches ou lympathiques des articulations, etc., etc.

Il est prouvé par l'expérience que la suppuration se maintient mieux par le séton que par les autres exutoires, ce qui, comme je l'ai dit, paraît sans doute dû à l'irritation, produite par le passage et par la présence continuelle de la bandelette, au milieu de la peau et du tissu cellulaire subjaçant. Outre les propriétés, *évacuative*, *révulsive* et *dérivative* du séton, on pourrait s'en servir plus souvent et plus utilement qu'on ne fait, dans les maladies organiques de la tête, du thorax et de l'abdomen, en l'établissant sur le parois de ses cavités, ou dans le voisinage, ou bien encore sur les parties qui sympathisent le plus avec les organes intérieurs.

Cautères.

Cautère, s. m. *cauterium*. Je brûle; remède brûlant; dont on se sert non seulement dans le traitement des maladies qui attaquent l'espèce humaine; mais encore, dans la médecine vétérinaire.

On distingue les *cautères* en *actuels* et en *potentiels*. Les cautères *actuels* sont de boutons de feu, ou des instrumens de fer qu'on fait rougir au feu, et qu'on applique tout rouges sur les parties qu'on veut brûler. Les cautères *potentiels* sont des substances salines, corrosives, qui, sans être sensiblement chaudes, comme l'est le feu, ont cependant la vertu de brûler et de consumer promptement las parties des animaux vivans, tels sont les caustiqres ou les carotiques dont j'ai à parler.

On appelle encore *cautères*, *issues*, ou *ulcères artificiels*, des solutions de continuité qu'on fait dans différentes parties du corps et spécialement à la nuque, aux bras, aux cuisses et aux jambes, pour opérer divers changemens avantageux aux malades.

Les caustiques brûlent véritablement les substances animales vivantes sur lesquelles on les applique ; ils se désoxigent dans cette combustion, et la causticité peut être regardée comme le *maximum* de l'action médicamenteuse.

Les substances médicamenteuses douées de causticité, agissent avec d'autant plus de force, qu'elles cèdent facilement l'oxigène, comme il est prouvé par les effets énergiques des combustions caustiques.

On croit généralement que l'époque où l'on a tenté la cautérisation sur l'espèce humaine pour la curation des maladies, est celle où vivait *Euriphon le Cnidien*, qui même l'employa le premier. Le cautère a été suivant *Vicq-d'Azir*, le remède des siècles les plus reculés et peut-être, celui de l'enfance du monde.

Aujourd'hui l'on prétend qu'il est plus sûr de se servir de préférence du fer, sur tous les autres métaux, pour cautériser, parce qu'on juge mieux du degré d'incandescence. Après le fer le moxa, le coton cardé, plié dans du linge, d'après *Pouteau* ; les rayons solaires, etc.

Les cautères, issues, ou ulcères artificiels, ont aux yeux des plus grands praticiens, paru produire des effets si salutaires, qu'ils en ont donné des traités particuliers (1), tandis que *Vanhelmont* soutient, qu'ils ne sont bons qu'à tourmenter les malades. Tout ce qu'on peut avouer, c'est qu'ils sont quelquefois infructueux, sans que l'on puisse affirmer que ce soit plutôt leur faute ou leur insuffisance, que celle du maître de l'art qui en a dirigé l'administration ; ou de la nature de la maladie qui était parvenue à un degré qui la mettait au dessus de toutes les ressources de l'art. *De Barthez* a expliqué en parlant des excitans et des narcotiques, la manière dont les caustiqnes agissent sur le corps hamain, voyez le 1.er tom. de cet ouvrage, 1.re page.

La médecine des animaux profite presque seule parmi nous des avantages du cautère actuel, et encore est-elle trop souvent employée d'une façon très-superficielle, et plus souvent encore d'une manière empirique.

L'action du feu est tout à la fois grande et prompte. 1.º Il produit une douleur vive, mais qui se dissipe bientôt. 2.º Il crispe, désorganise et brûle les solides qu'il touche. 3.º Il irrite ceux qui sont placés sous les premiers. 4.º Il diminue la cohérence des solides éloignés, et est puissamment discussif; il commence par relâcher, amollir les matières stagnantes qui sont susceptibles de l'être par son action et finit par les dissoudre et les décomposer, 5.º Il raréfie les humeurs. 6.º Comme la turgescence des humeurs est extrémement prompte, le tissu qui les contient se rompt, les parties les plus subtiles s'évaporent, et celles qui sont plus consistantes

---

(1) Voyez *Galuani. Tractato delle Fontanelle. Glandopit muisii*, *Schelhammerus*, *Fred. Hoffmann*, *Hischerus*, etc.

font corps avec les solides et concourent à for
mer l'escarre.

Outre ces propriétés, les cautères *actuels* en
possèdent encore d'autres qui leur sont communes avec les vésicatoires. En conséquence, ils
dérivent et appellent vers le lieu de leur application, la sensibilité, le sang et les autres humeurs. Ils relèvent les forces, augmentent les
mouvemens oscillatoires des vaisseaux ; et par
sympathie, causent des douleurs dans des parties
éloignées, et affaiblissent notablement celles de
l'endroit primitivement affecté. Ils font naître
la fièvre.

On ne cite aucun cas où le cautère ait été
suivi de la mort. Il est cependant des circonstances où on peut et on doit les fermer, même
chez les adultes; c'est lorsque l'effet n'a pas
répondu à l'intention; qu'ils n'ont pas guéri la
maladie, ni même soulagé, comme il arrive
quelquefois surtout lorsqu'ils sont faits inconsidérément.

Des cautères actuels.

La simplicité du caratère, sa pénétrabilité, la
rapidité de son action; son analogie avec la
chaleur naturelle dans lesquelles paraît résider
le principe vital, méritent d'appliquer ce remède lorsqu'on le peut sans risque, et qu'on a
lieu d'en attendre de bons effets. Il agit héroï-
quement, localement et ne nuit que par son
excès.

Certains auteurs anciens croyant posséder un
trésor dans le cautère, lui donnèrent un Dieu
pour auteur *Chirou* fils de *Saturne* et de *Phistris.*
Berchusen dit qu'*Euriphon* de Cnide, fut le premier qui s'en servit dans la cure des maladies.

J'engage les lecteurs à consulter la pyrotecgnie chirurgicale pratique de M. *Percy*, dans laquelle on trouvera une instruction détaillée et très-solide sur les matières propres à former les cautères actuels, et sur les règles à suivre dans leur application selon les maladies où ils peuvent convenir, et selon la nature et la sensibilité des parties qu'il faut cautériser.

Un autre ouvrage qu'on pourra encore consulter avec fruit et qui a pour titre *Recherches sur l'emploi du feu dans les maladies réputées incurables* par M. *Aulagmer*, imprimé à Paris chez *Mequignon*, *l'aîné* en l'an 13 ou 1805. Cet auteur rapporte diverses observations sur le bon effet du feu dans des maladies réputées incurables. La 1re, est celle d'un mamelouck, atteint d'une phthisie confirmée, qui désirait l'application du feu sur le creux de l'estomac, à quatre doigts sous le cartilage xiphoïde, comme moyen qu'il avait vu employer dans sa patrie par un médecin Égyptien, avec succès, dans un cas semblable au sien.

On dit que les femmes *scythes*, les sarmates, brûlaient la mamelle droite à leurs petites filles. On le dit aussi, dans l'histoire des Amazones, c'est-à-dire, des femmes sans mamelles, dans *Justin*, dans *Strabon*. Nous ne devons pas craindre d'employer le feu dans les maladies où l'art ne nous fournit que des remèdes impuissans, d'après l'axiome de *Celse*, « qu'il vaut mieux employer » un remède douleux, que d'abandonner le ma- » lade à son malheureux sort; mais, cependant, » il ne faut le mettre en pratique que d'après » les règles sévères d'une médecine rationnelle ».

Le feu, d'après les anciens, n'était presque jamais employé qu'empiriquement; le plus souvent, il ne l'était que dans des cas désespérés et lorsque tous les autres moyens curatoires avaient échoué. Les auteurs donnent le nom de cautère actuel à tous les métaux ainsi qu'à toutes les substances brûlantes, telles que le moxa, le duvet, le coton, le lin enflammés.

Si l'on examine sérieusement quelles sont les vertus du feu, d'après les anciens, on ne se décidera jamais à l'appliquer, parce qu'ils lui ont attribué des effets diamétralement opposés. Ils ont prétendu que le feu échauffe, dissipe, ramolit, résout, volatilise, dessèche, roidit, resserre, astrein, fortifie, incise, atténue, enflamme, extravase, excite des vésicules, forme des escarres, détourne les humeurs; intercepte leur cours, les fait dériver vers une partie, arrète le flux du sang, le coagule, etc. Il ne leur manque que d'avoir porté leur enthousiasme jusqu'à ajouter qu'il possédait jusqu'à un très-haut degré la vertu rafraîchissante.

Ce sont-là les principes peu lumineux que l'on trouve généralement sur l'administration d'un moyen qu'*Hippocrate* même a considéré comme extrême et comme l'ancre de salut, lorsque les autres secours de l'art devenaient insuffisans. Ils n'établirent point des règles et ne nous ont laissé que des faits, multipliés à la vérité, mais mal digérés. Cependant, *Hippocrate* (1) traitait les phthisiques en les purgeant, leur donnant du lait, et en leur brûlant le dos et la poitrine en plusieurs endroits.

Il cautérisait la région du foie en huit endroits dans l'ascite commençante. Dans les douleurs invétérées de tête, les maladies des yeux, il les appliquait à la tête et au dos. Dans la goutte et

_____

(1) *Lib.* 2, *de morbis.*

la sciatique, il cautérisait les doigts des mains et des pieds.

Kempfer prétend que les Chinois et les Japonais l'employent dans presque toutes les maladies. Suivant *Linné*, les habitans de la Laponie Suédoise se cautérisent avec un morceau de vieux bouleau enflammé.

Costeus (1) croit que le cautère convient à toute affection contre nature, qui est ou maladie, ou cause, ou symptôme. *Severin* (2) n'excepte qu'un tempérament chaud, quand le sujet est pléthorique, et que la masse des humeurs est infectée de quelque diathèse putride. *Fallope* (3) ne ménageait aucune partie du corps et l'appliquait également sur les artères, les veines et les nerfs. *Théodoric* (4) faisait toute la chirurgie avec le cautère dans les maladies invétérées et opiniâtres, et il l'appliquait jusqu'à 10 fois.

L'usage du cautère déclinant peu-à-peu, tomba tout à fait. En vain *Costeus, Sotus, Guirland, Mercuriel*, se sont plaints de son abandon; la pratique du feu est devenue suspecte et la timidité finit par causer sa chute.

Plus son usage a été rare et plus les précautions que l'on a prises ont été justes. On a cherché à ménager les parties douées d'un sentiment exquis ou susceptibles d'une grande irritation. On l'a éloigné de certaines parties; comme des sutures du crâne, des os mous, spongieux; on a usé de plus de circonspection suivant l'âge, le sexe, le tempérament du malade, la nature, la cause et les symptômes du mal, et on a éteint

(1) Liv. I.er, chap. 16, pag. 17.
(2) Chap. XII, pag. 343.
(3) Chap. XII, pag. 359.
(4) Pag. 134.

et calmé la douleur lorsque le mal a été produit.

Il y a des maladies où le système nerveux a besoin d'être ébranlé, où les solides doivent être secoués, où leur tissu doit être resserré, où les sérosités doivent être absorbées ou évacuées, et le mouvement des solides augmenté. Le cautère actuel seul peut quelquefois produire ces grands effets. Mais il faut prendre garde que le feu ne produise des effets trop sensibles sur le corps humain, de manière qu'ils surpassent beaucoup la chaleur naturelle.

Il ne faut pas par une irruption trop subite, qu'il heurte, ébranle, brûle tout, ce qu'il rencontre, qu'il dégage trop brusquement l'air intérieur en augmentant son ressort, qui en sortant avec rapidité souffre une collision violente, et brise les cellules qui le renferment.

Il ne faut jamais perdre de vue, que le feu appliqué sur une partie, la roidit, la contracte, la resserre, fortifie les fibres, leur rend leur force tonique et leur contractilité, lorsqu'elles en sont dépourvues ; secoue et irrite les nerfs, dissipe extravase, coagule les fluides, forme enfin escarre ou le sphacèle de la partie ; qu'il produit ces effets successifs séparément, ou tous ensemble.

Fabrice de Hilden, dit : « *in igno secretum omnibus vitus expugnandis maximum. Ibid. omnibus* » *affectionum generibus abolendis satisfacere ignem* » *posse. Bartholin, Maggius* (1). *Nullum remedium* » *præstantius est igne* ». Un des principaux effets du feu, est donc de corroborer et fortifier les parties voisines de celles que son action immédiate détruit La chaleur actuelle du feu est dessicative, lorsqu'elle est communiquée par un corps solide. Le feu est un si grand remède, que lors même

_____

(1) *De vulner.* sclop. curat.

qu'il ne produirait que de la chaleur, sans brûlure, il peut s'en suivre encore des effets très-
utiles. L'augmentation de la chaleur dans une
seule partie du corps, suffit souvent pour opérer
le dégorgement d'un tissu sans ressort où les
humeurs sont épanchées et même épaissies; car,
d'une part les humeurs deviennent plus fluides;
et de l'autre les solides acquièrent plus de ton.
Les nerfs stimulés par la chaleur, réagissent sur
les fibres contractiles, et de là, une irritabilité
plus grande, surtout dans la région où la chaleur
a été excitée.

Les cautères actuels sont surtout recommandés
dans les fluxions ou congestions croniques, lorsqu'on veut les déplacer et les guérir en évacuant
la matière qui les forme. Ils conviennent aux
personnes d'un tempérament pituiteux, dans les
fluxions résultant des causes froides, où les
solides énervés languissent, lorsque le mouvement
et la chaleur du corps menacent de s'éteindre. Ils
sont bien placés dans les maladies où le système
nerveux a besoin d'être ébranlé, les solides secoués,
leur tissu tâche de reprendre son ressort, les sérosités absorbées, le mouvement augmenté, et
la fièvre devenue nécessaire.

Le cautère, par une émanation subite de ca-
lorique peut procurer tous ces effets, qui sont
presque toujours au dessus de tous les autres
remèdes.

L'on emploie, par exemple, le cautère actuel
pour faire passer une maladie d'un organe précieux qu'elle occupe, ou qu'elle menace d'occuper,
sur une partie, qui est en quelque sorte de peu
de conséquence relativement au danger. Cet
agent brille par ses effets indirects ou sympathiques, qui s'opèrent surtout dans les parties
éloignées de la maladie et dont le mécanisme

est aussi obscur que l'effet est souvent très-réel.

Hippocrate a fait une remarque qui a été trouvée véritable sur l'effet du feu ; c'est que les escarres tombent d'autant plutôt que la brûlure a été plus forte et plus profonde ; que les croûtes ont été plus larges. C'est une observation qui est utile pour la pratique, quand on est obligé d'obtenir un prompt écoulement d'humeurs.

Aurelianus dit que *Themison* ne brûlait qu'un peu de la peau de la tête. *Séverin* et *Heurnius* ont guéri de céphalées et de céphalalgies invétérées avec le cautère appliqué sur la suture sagitale ; *Humbert* a vu une céphalalgie rebelle, céder par un accident qui avait mis le feu aux cheveux de la malade.

Les Turcs et les Arabes, d'après les voyages de *Thevenot* et d'après *Prosper Alpin*, l'appliquent sur presque toutes les parties du corps, sans recourir aux gens de l'art.

César Mache, *Fernandez*, *Rivière* et *Cordon* le conseillent sur la suture coronale dans la manie.

Rivière, *Lusitanus*, *Lancisi*, recommandent qu'on l'applique dans les affections vaporeuses et apoplectiques. *Platerus*, *Lambsverde*, *Parman*, *Willis*, *Montanus*, *Hilden*, *Paré*, *Hollier*, *Craton*, *Mercatus*, *Mulren*, *Pison*, *Puzatti*, *Kaw*, *Boerhaave*, l'ordonnent dans l'épilepsie, et je ne sais pas pourquoi on n'a pas plus souvent recours à ce remède dans cette maladie qui est l'opprobre de la médecine.

Dans les maladies des yeux, telles que les gouttes séreines, les fluxions invétérées, surtout dans les pituiteuses, *Celse* et *Hoffmann* le recommandent fortement.

Pour les fluxions de poïtrine surtout contre la phthisie, l'asthme, *Hippocrate*, *Sorbait*, la jour. de méd. Juin 1775. *Dominicus a Rege* qui se l'appliqua à lui-même dans un cas désespéré avec tout le succès possible; mais notre *Barthez* conseille qu'alors on l'applique aux jambes, à raison de la sympathie singulière qu'on a observée entre la poitrine et les extrémités inférieures.

Dans les douleurs rhumatismales, et la sciatique, qui ont résisté aux remèdes ordinaires, le cautère triomphe souvent d'elles. Voyez à ce sujet *Prosper Alpin*, *Celse*, *Severin*, *Fréderic Hoffmann*, *Roderic a Castro*, *Pringle*, *Pouteau*.

Pour la cure de la goutte, *Hippocrate*, *Sydenham*, *Taupré*, *Lusitanus* et *Hilden* en sont très-partisans.

Dans les douleurs des dents cariées, cautérisés jusqu'au nerf et la douleur la plus atroce cesse tout de suite. *Hippocrate.*

Dans les écrouelles, *Severin*, *Rivière*, *Mead*, *Undervood* et *Pouteau*, le conseillent.

Le feu trouve son application rationelle dans la gangrène. Voyez *Hildanus*, *Albucasis*, *Petit de Lyon.*

Contre la rage, voyez *Celse*, *Dioscoride*, *Ætius*, *Hilden*, *Dekers*, *Morgagni*, *Cullen*, *Andry* et un grand nombre d'ouvrages modernes.

Dans le tétanos traumatique, voyez *Hurteloup*, après *Mercurialis Boques.*

Pour combattre les affections du foie et de la rate, *Hippocrate* et *Prosper Alpin.*

Dans l'hydropisie, *v. Jul. Cæs. Claud. consultat. medic.* Hydrocéphale, *Hilden*, cent. III.

Contre la surdité, *Hippocrate*, *Mercatus* et *Roger.*

Dans les hémorroïdes, *Albucasis*, *Rulland.*

Dans les coliques, *Zaculus*, *Silvat.*

Dans la peste, *Heurnius*, *Pouteau.*

Desault vit et calma par le feu les plus horribles convulsions, survenues après avoir irrité le méat urinaire.

Albucasis regardait le cautère actuel, comme un remède universel pour guérir presque toutes les maladies. *Marc-Aurelle Severin*, paraphrase avec complaisance la première période du livre d'*Albucasis* sur la *pyrotechnie*; après quoi *M.-A. Severin* se plaint du peu de cas qu'on fait du feu, et fait tous ses efforts pour rétablir cette chirurgie, qu'il qualifie de *généreuse* et d'*Herculienne*. Il a, à n'en pas douter, le défaut de tous les panégyristes zélés, il outre son sujet.

Une chose intéressante à observer sur l'effet des cautères *actuels*, ou *potentiels*; c'est que dans l'application du *premier*, les liqueurs animales diminuent toujours d'activité et qu'elles se dissipent en fumée; tandis que l'activité des humeurs, augmente par l'action du cautère *potentiel.* On dirige et on borne comme on veut la brûlure occasionnée par *le feu*, et l'on n'a pas ces avantages dans les caustiques *potentiels*.

Je vais indiquer d'une manière rapide les cas pratiques dans lesquels il convient de recourir au feu, comme moyen curatoire préférable à tous les autres.

En général, en appliquant *le cautère actuel* sur les personnes d'un tempérament pituiteux et phlegmatique, on a moins à craindre et plus à espérer de son action. Les solides sont abreuvés de sérosités, leur force est moindre; les solides n'en reçoivent pas une réaction assez forte, la circulation languit, les sécrétions diminuent, les sensations sont moins vives, la chaleur est affaiblie et le principe vital est sans énergie.

Dans la cure des fluxions lentes et chroniques, il surpasse tous les autres secours de l'art. Aussi

Paracelse (1) l'appliquait dans presque toutes les maladies de cause froide, formées par un dépôt d'humeurs. *Lanfranc* (2) guérit une femme qui à la suite d'un catarrhe, avait depuis huit ans une extinction de voix, par le cautère actuel.

Fabrice de Hilden (3) rapporte l'observation d'un hydrocéphale guéri par ce même remède.

Lorsque des os ne sont maintenus dans les articulations que par des ligamens lâches, ou trop abreuvés par une sérosité abondante, la moindre impulsion les luxe et les déplace. Le taxis en est aisé, on l'opère sans de grands efforts, mais après avoir réduit les os, on voit tous les jours, qu'avec de bons bandages et des topiques fortifians et spiritueux, le membre est prêt à tomber et ces luxations se renouvellent facilement sans chutes et sans contractions des muscles du membre. Telles sont celles que le célèbre *Petit* (4) a vues se récidiver. *Hippocrate* (5) n'en parle qu'en se plaignant du très-grand nombre de boiteux, devenus tels par cette espèce de luxation, et n'a trouvé que le cautère qui fût le moyen propre pour les maintenir réduites.

Paré (6) le loue, et *Van-Swieten* (7) qui ne voit en lui rien que de favorable, le conseille.

Dans la cure des hernies le cautère agit de même que dans les luxations spontanées.

Dans la carie humide, pour que le feu agisse efficacement, il faut préalablement emporter avec la rugine, une bonne partie des lames des

(1) Lib. II, pag. 122.
(2) Pag. 204.
(3) Obs. chirurg., c. 3.
(4) Mem. de l'Acad. des Scien., ann. 1722, pag. 177.
(5) Art. text. 41, pag. 312 320.
(6) Chap. 24, pag. 576.
(7) Comment. de Boerhaave; tom. I, pag. 604.

os altérées qui doivent s'exfolier, autrement les effets du feu dans une partie aussi malade, ou presque morte, ne s'étendraient point jusqu'à la partie saine; il faudrait y revenir plusieurs fois, et le plus léger inconvénient serait peut-être que l'exfoliation fût tardive.

Dans la cure des ulcères, accompagnés de chairs baveuses, rien n'équivaut au cautère actuel, tant pour les cautériser, que pour ranimer le mouvement des solides dans tous les parois de ces sortes d'ulcérations.

Dans les maladies cancéreuses, dans l'opération du cancer et immédiatement après son amputation, le cautère peut concourir à obtenir une guérison radicale. C'est l'avis de l'illustre *Paré* (1) afin, dit-il, d'absorber l'humeur cancéreuse ou canchroïde qui a pu s'infiltrer dans le voisinage et à la base du cancer, surtout dans ceux de la langue, des lèvres et des mamelles.

Dans les hémorragies, voyez *Holstius*, *Van-Swieten*, *Desault*; il faut recourir au cautère actuel, lorsque tous les autres moyens d'arrêter le sang, tels que la compression, les astringens, les stiptiques et la ligature, ont été insuffisans. C'est surtout dans les hémorragies de la langue, des amygdales, dans celles des carotides internes, dans celles des corps caverneux de la verge, qu'il est convenable de l'employer d'emblée et préférament à tout ce qui a été inventé jusqu'à aujourd'hui.

Je ne puis me défendre de rapporter ici une observation, insérée dans un ouvrage de mon illustre maître et ami *Goulard* (2) « *Baranci*

_____

(1) OEuvres de chir. in-f.º, pag. 275, édit. de Paris.
(2) Remarq. et obs. pratiq. sur les malad. vénér., tom. II, pag. 44, § XXXIII, obs. 6.º,

» traitait chez lui avec *Chirac* et *Barbeirac*, pro-
» fesseurs en médecine, un homme de condition,
» de la vérole. Comme on était dans l'usage
» alors (c'était vers la fin du 17.ᵉ siécle) de
» rapprocher beaucoup les frictions mercurielles,
» dans la vue d'exciter la salivation qu'on cro-
» yait nécessaire à la guérison des maladies
» vénériennes, suivant le préjugé du temps, le
» malade eut bientôt sa bouche dans un très-
» mauvais état ; mais ce qu'il y eut de pire, ce
» fut *une hémorragie* qu'il ne fut point possible
» d'arrêter par tous les gargarismes dont on put
» s'aviser, et qui mit en peu de temps la vie
» du malade dans un si grand danger que MM.
» les médecins, qui le croyaient sans ressource,
» le livrèrent à *Baranci* et ne retournèrent plus
» chez lui. *Baranci* lui ayant représenté le dan-
» ger de sa situation, lui ayant dit enfin qu'il
» ne voyait qu'un moyen de le sauver, qui était
» de porter un bouton de feu sur l'embouchure
» du vaisseau ouvert, à la faveur d'un speculum
» oris, à quoi le malade consentit. Le cautère
» arrêta tout de suite l'hémorragie qui venait
» du fond de la bouche, près de la dernière
» dent molaire, et ce malade fut redevable de
» la vie à l'heureuse hardiesse de son chirurgien.
» MM les médecins avertis de cet événement,
» donnèrent à *Baranci* les éloges qu'il méritait
» et se réjoignirent à lui pour achever la cure ».
Astruc (1) rapporte une observation à-peu-près
semblable.

On regardait autrefois le cautère actuel comme
le seul moyen d'arrêter l'hémorragie de l'artère
interosseuse de la jambe. Cependant, je dois

_____

(1) Liv. IV, chap. VIII,

dire sans abandonner mon sujet, que cette artère peut être liée assez facilement sur plusieurs points avec l'aiguille courbe et à manche de *Goulard*, la même que ce célèbre chirurgien avait inventée pour lier l'artère intercostale; qu'on peut passer cette aiguille sous l'artère dont nous parlons, quoique située très-profondément et entre deux os.

Paul Sorbait arrêta une hémorragie très-forte, après l'extraction d'une dent, puisque le malade perdit en très-peu de temps, vingt-quatre poëlettes de sang. Il appliqua le cautère actuel et arrêta l'hémorragie.

Que l'on n'aille pas croire qu'il est indifférent de se servir indistinctement du cautère actuel, ou du potentiel. Le premier a de très-grands avantages sur le second; il dissipe promptement l'humidité excédente des fluides, il augmente la force des solides. Si l'on peut préciser des cas où ses effets surpassent tous ceux des autres remèdes, il n'y a qu'à dire, qu'appliqué dans l'imminence de l'accès épileptique, non-seulement il peut prévenir l'accès, mais encore qu'il peut détruire (ainsi qu'il l'a eu fait) jusqu'au germe de cette maladie.

Il n'y a rien au dessus du feu dans les plaies vénéneuses. C'est d'après *Hippocrate*, le moyen extrême et le supérieur à tous les autres. Il ne faut pas balancer à s'en servir, avant que le virus hydrophobique ait pu être absorbé et introduit dans le sang; il en est de même de la morsure de la vipère et des autres vénins.

C'est dans les bubons pestilentiels, dans les eutrax et charbons malins, dans les parotides malignes, dans la gangrène humide, dépendante de faiblesse et de relâchement; ainsi que dans les hémorroïdes ulcérées qui paraissent vouloir prendre une tournure cancéreuse, que le cautère actuel exerce son empire avec le plus de succès. On s'en est servi avec grand avantage pour arrêter ou tout au moins pour modérer le flux hémorroïdal, lorsqu'il est trop considérable, de manière à faire craindre que le malade ne tombe dans la cachexie, ou dans l'hydropisie.

Il ne faut pas douter que dans d'autres affections morbifiques, le cautère ne puisse jouer un très-grand rôle dans la curation, telles sont par exemple, les exostoses malignes, surtout si elles sont sous la dépendance d'un vice purement local, quand bien même elles seraient compliquées de caries humides ; les tumeurs et les gangrènes dépendantes d'un vice local ; les tumeurs froides et lymphatiques, surtout celles des grandes articulations, et où il faut augmenter l'action et l'intensité de la chaleur ; les tumeurs concrètes, les molles, les fongueuses, les polypeuses ou sarcomateuses, etc.

C'est dans les rélâchemens des ligamens articulaires ; dans les caries avec vermoulure ; dans les ulcères (1) baveux, calleux, fongueux et cacoètes rongeans non cancereux, inaccessible à l'action de l'instrument tranchant ; dans les fistules avec carie. Dans ces luxations spontanées ou consécutives ; celles avec paralysie des muscles, dans les rhumatismes fixes et invétérés, etc.

Prosper-Alpin, assure que chez les Egyptiens, on raffermit les parties environnantes des articulations, qui sont faibles et relâchées, avec le cautère. Il en est de même de ces luxations appelées de cause interne, ainsi que de celles qui étant survenues par cause externe, récidivent 15 ou 20 jours après la réduction, parce que

(1) Chap. XXIV pag. 536.

les ligamens relâchés et la synovie épanchée, chassent la tête de l'os de sa cavité naturelle.

Paré (1) le loue fort. *Van-Swieten (2)* le conseille. Il ne faut pas douter qu'on ne soit parvenu à dissiper avec ce grand moyen des anchiloses rebelles aux remèdes invétérés, qui avaient résisté à tous les secours de l'art.

Le cautère convient spécialement dans ces inflammations, qu'à juste titre on appelle malignes, quoique souvent la cause qui les a suscitées soit externe; je veux dire, celles qui viennent des piqûres des bêtes vénimeuses, d'un contact impur, d'un bubon pestilentiel, ou vénérien. Le *cautère potentiel* que la majeure partie des praticiens modernes employent dans ce cas, n'équivaut certainement point au cautère *actuel.* La bonne pratique veut, que sur les affections morbides, on porte les foudres de l'art, puisqu'elles ont la puissance d'absorber ou de disperser de suite et brusquement jusqu'aux dernières molécules de ces amas de contagions.

Le feu triomphe aussi de ces tumeurs inflammatoires, bâtardes, froides et lymphatiques, en donnant à la partie affectée, cette chaleur nécessaire qui manque pour en opérer la terminaison par résolution.

Les Égyptiens plaçaient le feu (non le fer ardent; mais le moxa) d'une manière dérivative sur la tête, à la nuque, derrière les oreilles, dans diverses maladies opiniâtres de la tête. Ils étaient d'avis aussi de l'appliquer à l'extérieur de la cavité toracique, comme dans l'asthme, l'œdème du poumon, les épanchemens séreux et purulens de cette capacité; mais *Pouteau* est

---

(1) Chap. 24, pag. 576.
(2) Tom. I, pag. 624.

d'avis de n'appliquer absolument le cautère actuel sur la tête dans toutes les maladies qui affectent cette première capacité, soit intérieurement ou extérieurement, attendu que quoique on ne les applique que sur les parties contenantes, ils ne laissent point que de faire une impression trop forte et souvent funeste sur les membranes du cerveau et sur le viscère lui-même, sans doute, à raison de la communication de l'extérieur à l'intérieur par le péricrâne et la dure-mère, à travers les sutures des os du crâne.

Cependant, il y a des praticiens, qui ne laissent point, malgré toutes ces craintes, de les conseiller dans les maux de tête continuels et insupportables.

Celse n'ayant sans doute pas eu à s'en plaindre et redoutant peu les craintes survenues depuis lors à *Pouteau*, veut, pour guérir l'épilepsie, qu'on fasse deux brûlures sur l'occiput. C'est son dernier moyen, *ultimum est.*

Celse voulait qu'on essayât, pour dernière ressource, l'application de plusieurs cautères actuels sur la poitrine, dans la phthisie pulmonaire. Cet auteur, ainsi que beaucoup d'autres anciens, voulaient, ainsi que je l'ai déjà dit, qu'avant d'abandonner un malade à son malheureux sort, on fît usage de l'aphorisme d'*Hippocrate* (1). « *Quœ* » *medicamenta non sanant ea ferrum sanat. Quœ* » *ferrum non sanat ea ignis sanat. Quœ vero ignis* » *non sanat ea insanabilea existimare opportet* ».

On a vu le cautère actuel, appliqué derrière chaque oreille, dissiper des ophtalmies où l'on ne distinguait pas les cornées, et rendre par-là aux yeux leur bonté et leur beauté. Si, en effet, le cautère est un puissant résolutif des humeurs

---

(1) Sect. VIII, aphor. 6.

stagnantes ou fluxionnaires sur les yeux, appliqué
à une certaine distance, pourquoi ne le serait-il
pas dans les cas des tumeurs hémorroïdaires internes ou externes, appliqué à l'os sacrum, au
haut des cuisses, aux aines, etc. ?

Pouteau a appliqué le cautère sur des douleurs
anciennes et fixées, sur le centre même de la
partie qu'occupait la douleur, et il a réussi. Mais
si la douleur a été déplacée et se trouve occuper
un nouveau siége, il faut brûler sur le lieu où
elle existait primitivement, et non pas sur celui
où elle se fait sentir.

Le même auteur *(Pouteau)*, avait eu calmé
par le feu des douleurs horribles causées par
l'euphorbe appliquée sur les os. *De Haen* (1)
veut absolument exclure le cautère actuel dans
toutes les maladies de la tête, à raison du mal
qu'ils produisent dans son intérieur.

Pouteau, œuvres posthumes, tom. II, pag. 61
et suivantes, cite la guérison d'une paralysie par
l'application du cautère actuel sur la suture sagitale.

Scultet (1) a fait l'amputation du pénis gangrené,
dans la mortification même, près du vif, et
il appliqua le cautère actuel, pour consommer
ce qui restait de chairs pourries, jusqu'à ce
que le malade sentit l'action du feu. Cette
manière d'opérer le mit à l'abri de toute crainte
sur l'hémorragie, et donna sans doute une certaine activité, une augmentation de vie à la
partie du membre malade, et non gangrenée.
Néanmoins *Weidmann*, dans une notice en seize
pages, donnée en 1797, ayant pour titre « *de*
» *abusu ferri caudentis ad separanda*, *partes*

---

(1) *Ratio medendi*, tom. III, pag. 171 et 204.
(2) Arcenal de chirurg. obs. LX.

» *ossium mortuus annotatis ulterior* », cherche à prouver par des observations que la cautérisation n'est indiquée que dans le cas de mortification ; que dans toute autre circonstance elle est inutile. « *Ou l'os est vivant ou il ne l'est pas.* S'il jouit » de la vie pourquoi l'en priver ? S'il est nécrosé, » le cautère ne produira rien ».

Le dilemme de *Weidmann* exige que l'on fasse une distinction entre l'os en vie et sain, et l'os en vie, mais malade. C'est dans ce cas-ci, non énuméré par cet auteur, que le cautère convient, pour en procurer la guérison.

Également éloigné d'indiquer ce moyen quelquefois douloureux, et même terrible, dans des cas où il pourrait être de nul effet, et ennemi de l'abus qu'un praticien mal habile pourrait en faire, il faudrait pouvoir préciser avec la sagacité du génie non-seulement les règles de détail qui doivent diriger la cautérisation suivant la diversité des maladies, et la nature des parties du corps où cette opération est jugée absolument nécessaire, mais encore entrer dans des développemens propres à diriger ceux qui sont forcés de recourir à la pyrotechnie. C'est aux ouvrages *ex professo*, imprimés sur cette matière, qu'il faut recourir. C'est à la médecine efficace de M. *A. Severin* ; c'est aux mémoires de *Moublet*, insérés dans le journal de médecine de *Vandermonde* (1), c'est aux ouvrages d'*Abucasis*. *Abucasis* appliquait encore le feu au creux de l'estomac, au-dessous du cartilage xiphoïde, pour dessécher l'humidité qui gênait l'action de l'estomac ; au-dessus de l'ombilic, pour guérir l'hydropisie ; sur le pubis, pour guérir les maladies catarrhales de la vessie, et la rétention d'urine qui procède de cette

_____

(1) Tom. XV, pages 239, 349, 442, et 527.

cause; au scrotum, pour dissiper l'hydrocèle, ou le pneumatocèle; à l'épine, pour la paralysie, la gibbosité; car, qu'on n'aille pas croire que *Percival Pott* l'ait proposé le premier, pour guérir le mal vertébral; à la cuisse, pour la sciatique; à la partie interne des cuisses, pour les ulcères des parties de la génération; enfin *pour donner de l'ardeur à l'acte de la génération, à ceux qui en manquaient;* c'est aux auteurs qui ont été couronnés dans le temps, par l'Académie royale de chirurgie; c'est spécialement à l'ouvrage de M. le Professeur *Percy*, couronné l'année 179? par cette Académie, comme le meilleur ouvrage qui ait été écrit jusqu'à aujourd'hui sur le cautère actuel.

Néanmoins, en me résumant, je suis forcé de dire, que ce moyen, tout à la fois cruel et bienfaisant, est toujours judicieusement employé, lorsqu'il ne l'est que sur des parties propres à recevoir l'impression du feu, et à en favoriser l'effet, sans que la fonction qu'elle remplit en soit lésée. Il faut toujours s'éloigner des gros vaisseaux et les épargner. Il faut éloigner, tant que possible, le feu des parties ligamenteuses, tendineuses et nerveuses, ainsi que de toutes celles qui, par leur finesse, sont douées d'un sentiment trop exquis. On doit, ainsi que nous l'avons déjà fait pressentir, d'après l'avis de *Pouteau*, l'éloigner des sutures du crâne, du *sternum*. Il faut de la circonspection relativement à l'âge, aux forces, au sexe, et surtout au tempérament du malade.

Cautères, Issues et Ulcères artificiels.

La nature trace souvent la voie la plus courte et la plus sûre pour guérir les maladies. Elle indique souvent les parties du corps par lesquelles les humeurs nuisibles peuvent être chassées, en ouvrant des issues dans des endroits les plus convenables.

L'usage des cautères actuels et potentiels, paraît n'être qu'une imitation de la nature, et les anciens médecins qui en avaient judicieusement apprécié les bons effets, les appliquaient indifféremment à toutes les parties du corps, même à la région de l'estomac, du foie, de la matrice, etc. On trouve (1) deux observations de *Cæson Gramm*, sur des cautères naturels au bas-ventre et à la poitrine. Dans la première, la nature ouvrit trois cautères naturels au bas-ventre. On voulut travailler à les cicatriser, mais le malade éprouvait divers accidens, qui ne se calmaient que par l'ouverture de ces ulcères, de manière qu'on ne pensa plus à arrêter cette évacuation naturelle. La seconde, d'un homme qui ayant une tumeur suppurée à la mamelle gauche, le chirurgien n'étant parvenu qu'après beaucoup de peine à cicatriser l'ulcère, le malade fut aussitôt saisi d'oppression et d'une grande difficulté de respirer; de sorte qu'on fut obligé de rouvrir l'ulcère, et par ce cautère naturel, la santé du malade fut rétablie.

L'établissement des cautères, issues, ou ulcères artificiels, ont de tout temps été recommandés, surtout dans les maladies chroniques qui ne sont que trop souvent l'opprobre de l'art. Ils le sont encore aujourd'hui de manière à pouvoir avancer hardiment que leur usage a dégénéré en abus. Dans les grandes villes surtout, les Dames qui désirent conserver long-temps leur beauté, s'en font appliquer, qu'elles appellent leur joujou.

Les égouts artificiels conviennent, quand

---

(1) Ephémér. des cur. de la natur., ann. 1671, obs. 257.

bien même la nature n'aurait pas indiqué d'avance leur place, lorsqu'on veut détourner une
humeur qui forme une fluxion congestive chronique sur une partie, et pour en évacuer la matière.

Ils conviennent éminemment dans les affections ulcéreuses du poumon, des seins, de la
matrice, etc. Il faut s'attacher surtout pour les
appliquer convenablement, d'observer les règles
sévères que nous avons déjà établies, pag. 17 et
suivantes, sur la doctrine des fluxions et surtout
d'après celles de l'art. 7.

Quand on a passé l'âge de 40 ans, et qu'on
porte un cautère depuis plus de dix ans, il est
prudent de le conserver toute la vie comme
une rélique, si on ne veut pas tomber dans
quelque maladie grave et dangereuse.

L'on doit, autant que possible, appliquer les
cautères sur une partie voisine de l'organe primitivement affecté, il faut aussi qu'il soit situé
dans la moitié lattérale du corps, d'après la
connaissance que le célèbre *Bordeu* nous a transmis sur le tissu muqueux ou organe cellulaire.

Dans la cure de la sciatique, provenant de
cause externe, par exemple, il faut l'appliquer
près du genou du même côté, à la tête du
péroné, d'après *Cotunius*.

Dans l'épilepsie et dans d'autres maladies de
la tête, surtout si elles sont produites par la
sympathie des organes contenus dans le bas-
ventre, par celle qui chez le sexe émane de
l'utérus, il faut appliquer les cautères aux jambes;
c'est là où il dérive les mouvemens sympathiques et les humeurs de la matrice primitivement
affectée et produit la révulsion de la tête. Lorsque l'épilepsie dépend de la suppression, ou de
la répercussion de quelques maladies cutanées,
il faut en faire autant.

Bordenave lut un mémoire à la ci-devant
Académie Royale de chirurgie, en 1754, qui,
malheureusement n'a pas été imprimé, je ne
sais pourquoi dans ses recueils, sur l'utilité du
cautère pour la guérison de l'épilepsie, dans
lesquels il a déterminé les cas dans lesquels il
est nécessaire pour évacuer une humeur morbifique. Et *Celse*, ainsi que nous l'avons déjà
dit, en fait son *nec plus ultrà* dans cette maladie. *Celse* met aussi le cautère au rang des
dernières ressources de la médecine, dans la cure
de la timpanite, et il veut que les ulcères qui
en résultent, soient entretenus long-temps : « *fer-*
» *ramentis caudentibus pluribus locis venter exul-*
» *cerandus est, servanda ulcera diutius* ».

Lorsqu'un flux des règles, d'hémorroïdes ou
de quelque ancien ulcère vient à se supprimer,
il faut se hâter d'établir un cautère ; non auprès
de ces organes, ou de ces ulcères habituels ;
mais auprès de la partie où était l'ancien flux.

Russel (1) parle de plusieurs enfans attaqués
de différentes affections du bas-ventre, de vomissemens, des spasmes, des tranchées, des
flactuosités, qu'il guérit par un cautère à la
nuque. *Vandermonde* (2) cite l'observation d'une
diarrhée guérie par des glandes au cou, qui
s'obsédèrent. *Vialez* (3) guérit aussi une diarrhée
par l'application d'un cautère, dans un enfant
attaqué de la teigne. Ce praticien se détermina
à former un cautère à ce malade d'après deux
observations qu'il venait de lire dans le tom. IV.ᵉ
du même journal, sur des dyssenteries habitu

(1) Traité sur les maladies des glandes.
(2) Jour. de med., tom. IV, pag. 373.
(3) *Idem*, tom. XXXIV, pag. 281.

elles, guéries par des coups d'épée, et une troisième guérie par le dépôt de plusieurs glandes du cou, qui s'abscédèrent.

Un exutoire appliqué à l'extérieur, n'est pas un remède dont l'effet soit borné à la partie locale sur laquelle il est appliqué ; car, sans pouvoir expliquer comment cela se fait, il appelle et attire dans la partie où l'on l'applique, les humeurs hétérogènes répandues dans tout le corps, et sert de purificateur.

On l'a vu devenir le préservatif des maladies épidémiques, en épurant le corps, et en attirant vers le salutaire émonctoire artificiel qu'il procure, le venin subtil et caché qui infectait toute la constitution. *Hildamus (1)* cite une observation précieuse à l'appui de ce que nous avançons.

Sa femme et quatre de ses enfans étaient atteints de la peste. Pour s'en préserver lui-même, il ne trouva pas de remède plus assuré que de se faire appliquer un cautère. Il en fit l'essai, et fut préservé de la peste.

On se sert de plusieurs substances pour établir les cautères *potentiels.* La plus commune est celle qu'on nomme, à l'unanimité, pierre à cautère, et qui se compose de cendres gravelées et de la chaux vive.

Les autres sortes de cautères sont : l'*eau-forte* (acide nitrique dilué), le *beurre d'antimoine* (muriate d'antimoine sublimé) le *nitrate d'argent* (senié oxide fondu). Ils agissent tous d'une même manière sur le corps humain, c'est-à-dire, qu'ils brûlent et font escarre comme le cautère actuel.

Il n'en est cependant pas de même de tous les cautères *potentiels.* Par exemple, l'action de l'*oxide*

_____

(1) Centur. IV, obs. 33.

blanc d'arsenic, ne borne pas ses effets comme paraissent faire les autres caustiques, du moins dans le temps même de son action, à la partie extérieure où il fait brûlure et escarre, puisqu'il produit souvent, même très-promptement, les syncopes, des nausées, des vomissemens, des fièvres ardentes, le délire, et la mort même, Voy. *Hildanus (1).*

Le sublimé corrosif (muriate oxigéné de mercure) appliqué à l'extérieur, et surtout sur les parties ulcérées, produit aussi quelquefois des accidens terribles.

D'autre part, on compte trop sur l'application du beurre d'antimoine, sur les plaies faites par des animaux enragés. *Leroux (2)* dit « que les » frères *Rebière* traitèrent *dix-sept* personnes mordues séparément par un loup enragé, et qu'il » en périt *dix* sur le nombre, quoique les » morsures de tous eussent été cautérisées avec » le beurre d'antimoine ». Il prétend, et je le crois très-fondé, que l'on ne peut pas assez maîtriser son action pour qu'il pénètre assez, sans agir trop, ou trop peu, suivant la contexture des solides du sujet, et qu'il agit tantôt trop superficiellement, et tantôt trop profondément sur la morsure, de manière qu'on n'est point assuré si le venin a été pompé, absorbé ou détruit, comme on pourrait l'être par le cautère actuel.

De l'Acupuncture.

L'acupuncture n'appartient sous aucun rapport aux évacuations. Elle peut seulement aider quelquefois à en établir les indications.

---

(1) Centur. VI, obs. 8.e
(2) Mém. de la Société Roy. de méd., ann. 1783, pag. 1, 208 et suivantes.

Acupuncture, s. f. *acupunctura*, piqûre d'ai-guille, du latin *acus*, aiguille, et de *punctura* piqûre. C'est une façon particulière de tirer du sang, par un grand nombre de petites ouvertures que l'on fait avec un instrument pointu *d'os ou d'argent*. Cette opération est, dit-on, fort commune à Siam, au Japon et chez les autres nations Orientales; elle se pratique sur toutes les parties du corps. Il parait que l'acupuncture était inconnue des médecins Grecs, Latins et Arabes. Les Chinois passent pour en être les inventeurs.

C'est dans l'épigastre que les peuples du Japon plongent l'aiguille pour se guérir de la colique convulsive qu'ils appellent senki. Ils font alors neuf ponctions rangées sur trois lignes. On laisse deux travers de doigt de distance entre chaque piqûre.

Les Japonais n'ont encore transmis ce remède à personne, ils l'appliquent à la tête, dans toutes les affections comateuses, et même dans d'autres maladies de cette capacité.

C'est surtout dans les maladies graves du bas-ventre, aiguës ou opiniâtres qu'ils l'appliquent le plus souvent. Ils ne respectent pas même l'utérus dans la grossesse.

Cette opération, selon mon honoré et esti-mable ami et confrère, M. *Mérard*, n'est suivie d'aucun succès, lorsque la maladie pour laquelle on la pratique reconnait pour cause une tur-gescence sanguine ou une inflammation.

Freteau la regarde, comme un excitant ex-térieur qui, en appelant une affluence d'hu-meurs vers le lieu de la piqûre de l'acupuncture, peut dans quelques circonstances faire une heu-reuse diversion.

Berlioz, traitant de l'acupuncture, dit que les

éloges donnés. à ce remède par *Kemfer* et *Then-Rine* sont justes et mérités. Il est fâcheux que les Européens n'aient pas cherché à tirer un bon parti, en commençant à en faire l'essai sur des maladies désespérées. Dans la première observation, il cite l'exemple d'une jeune personne de vingt-quatre ans, maigre et à cheveux blonds, qui éprouvait, depuis deux ans, une fièvre nerveuse, survenue à l'occasion d'une frayeur vive et prolongée. Les accès se déclaraient à deux heures après-midi, et à neuf heures du soir.

Cette fièvre était caractérisée par le froid des parties inférieures, sécheresse de tout le corps, couleur violette des joues, éclat brillant des yeux ; douleur de tête et de l'épigastre, forces musculaires affaissées, pouls petit et fréquent. L'accès du matin durait trois heures, l'accès du soir était moins intense et durait moins.

Elle avait peu d'appétit, était maigre, insensible sur son état, sommeil tranquille, trouble et malaise au réveil, menstruation irrégulière. L'Hiver lui était plus favorable que l'Été. Beaucoup de remèdes avaient été employés sans succès; le quinquina avait paru nuisible; le zinc n'avait rien produit, les bains de siège l'avaient seulement soulagée.

Les douleurs de tête et de la région épigastrique fixèrent l'attention du praticien, et le déterminèrent, dans l'Hiver de 1810, à appliquer la glace, qui calma les accidens, et améliora un peu l'état de la malade ; mais ce moyen manquant on eut recours à l'eau fraîche, à l'acide carbonique, à l'opium ; l'acupuncture fut proposée et appliquée tous les trois jours. Elle fut faite avec une aiguille à coudre, enduite de cire d'Espagne vers son œil, placée par la malade elle-même perpendiculairement, d'abord et ensuite parallèlement

aux parois abdominales, pour éviter la douleur.
Ce moyen n'ayant fait que suspendre la maladie,
et les accès reparaissant, on recourut aux aiguilles,
une ou deux fois par jour, qui, avec l'opium,
guérirent la malade dans six mois. La maladie
reparut en 1814 ; mais une aiguille courte, non
armée de cire, ayant resté dans la piqûre de l'épigastre, et s'y étant perdue pendant neuf mois,
la malade fut trouvée guérie.

2.ᵉ Observ. Un paysan, âgé de quarante ans,
atteint d'une toux convulsive avec une douleur à
l'épigastre; l'introduction d'une aiguille dans la région épigastrique jusqu'à l'estomac, laissée en place
pendant trois minutes, le guérit subitement.

L'auteur prétend que les contusions sans ec-
chymose, en reçoivent un grand soulagement; les
efforts des muscles, le rhumatisme vague qui se
porte sur les muscles extérieurs; les douleurs nerveuses, celles qui ont lieu lors de l'accès des fièvres
intermittentes. L'auteur donne pour conseil de laisser l'aiguille en place, pendant quelques minutes.

Les auteurs les plus recommandables en médecine, n'ayant jamais appliqué l'acupuncture;
ceux qui en ont déjà fait usage n'ayant agi
qu'empiriquement et d'une manière peu rationnelle; n'ayant jamais fait, ni vu faire cette petite
opération sur aucun malade, je reste dans le
septicisme sur ces effets médicinaux, et en conséquence, je ne la conseille que dans le cas où
l'on aurait employé infructueusement les remèdes
que la science médicale a mis en pratique jusqu'à
présent.

L'acupuncture doit être rangée parmi les moyens
médicinaux irritans et stimulans. Elle peut, par
son moyen, calmer les spasmes violens; et rappeler
la sensibilité dans les organes qui l'ont perdue,
ou du moins l'exciter dans ceux qui sont affaiblis.

SUPPLÉMENT

AU

TRAITÉ

DE

MATIÈRE MÉDICALE-

THÉRAPEUTIQUE.

CONTENANT

Un Exposé des Remèdes nouveaux et de leurs effets.

L<small>A</small> matière médicale-thérapeutique a fait tant de progrès depuis le milieu du dernier siècle jusqu'à présent, surtout depuis les découvertes dues à la chimie pneumatique; on a introduit dans la médecine une si grande quantité de remèdes, qu'elle fournirait seule la matière d'un ouvrage dix fois plus considérable que celui que nous publions aujourd'hui. Nous nous sommes proposés de ne parler que de ceux que nous avons eu occasion d'employer nous-mêmes.

L'histoire des arts et des sciences n'offre point dans la même proportion et dans une période de temps aussi courte, une aussi grande quantité de découvertes. Ces progrès sont dus, en partie à l'évidence et à la simplicité des objets sur lesquels la matière médicale s'exerce.

La méthode iatraleptique sur l'administration des remèdes à l'extérieur, dans le traitement des maladies internes, fort employée par les anciens, avait été singulièrement négligée pendant un grand nombre de siècles, et surtout par les médecins modernes.

Cette méthode iatraleptique a été non-seulement remise en scène par *Brera*, et surtout par M. *Chrestien*, médecin et praticien distingué de notre Faculté; mais elle a eu des succès incontestables sous leur direction et sous celle de ceux qui ont voulu les imiter. Je me plais à les citer en faveur de l'humanité, quoique le dernier n'ait jamais été mon ami.

Néanmoins, c'est à tort que M. *Chrestien* a dit que les anciens, dont il cite même les noms de quelques-uns, n'employaient la méthode iatraleptique que comme un moyen de *gymnastique*, et non dans le dessein de traiter des maladies. *Perdicus*, disciple d'*Esculape*, *Dictus*, *Galien*, ont non-seulement cherché à guérir les maladies internes par des topiques et des remèdes extérieurs, mais encore ils ont eu beaucoup d'imitateurs. C'est sans doute aussi pourquoi on appelait iatraleptique, cette partie de la médecine, qui s'attachait à guérir les malades par les bains, par les frictions, par les onctions, par les linimens, les onguens, etc. etc.

Personne ne peut nier, ainsi que le dit M. *Chrestien*, les rapports des viscères abdominaux et de la région épigastrique, surtout avec la peau; ainsi que celle de la peau avec tous les organes internes; mais tous ceux qui s'en sont servis ne l'ont souvent fait qu'empiriquement, tandis que M. *Chrestien* établit des principes plus ou moins rigoureux, une théorie raisonnée, qui l'ont souvent conduit à une pratique heureuse. Il avoue

cependant que c'est en profitant des expériences
de *Brera*, de *Chiarenti*, de MM. *Alibert* et *Du-
meril*, qu'en ayant fait lui-même, il a ensuite
cherché à faire revivre une branche essentielle
de la thérapeutique, qui avait été, depuis bien
long-temps, abandonnée. Il a prouvé par un petit
recueil d'observations, que les remèdes appliqués
sur la peau agissent intérieurement de deux
manières, **par sympathie nerveuse et par absorption**, et quelquefois par l'une et l'autre en même
temps. Comme la médecine est une science d'observation, je conseille la lecture de l'ouvrage de
M. *Chrestien* (1).

Les bornes que nous avons été obligés de nous
prescrire, ne nous ont pas permis de donner à
toutes les découvertes, un aussi grand développement que nous l'aurions désiré. il est impossible
que plusieurs, même des plus essentielles ne nous
aient échappé. Mais nous croyons du moins avoir
recueilli les plus importantes.

Pour donner au lecteur une idée des richesses
que ce supplément renferme, nous donnerons à
la fin un tableau, qui tiendra lieu de table.

Arnica montana. Arnique s., f.

Cette plante suivant *Fehr* a des vertus incontestables. Elle est indigène des parties septentrio-
nales de l'Europe.

A l'exception d'un petit nombre de médicamens,
dont une expérience longue et soutenue a constaté les effets, une sorte d'incertitude est encore
répandue sur les propriétés d'une foule de remèdes

_____

(1) De la méthode iatraleptique, ou observations pratiques
sur l'administration des remèdes à l'extérieur, dans le traitement des maladies internes. Montpellier an XII (1804).

et il y a même apparence qu'elle se soutiendra long-temps.

Beaucoup d'auteurs ont célébré les vertus de l'arnique, ou *arnica montana;* mais les observations de *Collin,* ont servi de fondement à sa célébrité. Il en obtint des succès dans les fièvres intermittentes, dans les adynamiques, dans la paralysie, l'hémiplégie, l'amaurosis, etc., mais *Vacca Berlinghieri* a publié des expériences, qui ne sont point favorables à ce remède. Un médecin Danois *Raskow,* guérissait les fièvres intermittentes, en donnant quelques tasses, d'une forte infusion de cette plante avant le paroxysme.

Cependant, on ne conteste point à l'*arnica* des propriétés très-énergiques. *Stoll* l'a donnée avec un grand succès dans les fièvres muqueuses et adynamiques, dans les dyssenteries compliquées avec ces dernières fièvres, et assure que ses effets ont souvent surpassé son attente. Mais *Stoll* ne plaçait ce remède qu'à la suite des évacuations par le vomissement et par les selles. *Stoll* comptait beaucoup sur l'effet secondaire de cette plante, lorsqu'elle produisait des cardialgies, des nausées et des vomissemens.

Dans les paralysies, cependant, l'arnique ne peut et ne doit être employé que comme secours auxiliaire. *Stoll* donnait la préférence aux fleurs sur toutes les autres parties de cette plante; car, avec deux onces et demi de fleurs, il faisait deux livres de décoction (1).

L'arnique a des propriétés vulnéraires qui ne sont plus contestées.

Néanmoins, elle a été donnée dans des maladies et dans des causes différentes; ce qui

_____

(1) Un antidote qu'on dit être assuré contre l'action de l'arnica, c'est le vinaigre.

semble prouver qu'elle a souvent été employée empiriquement. D'après cela, il est convenable dans des maladies graves, de préférer les remèdes dont l'efficacité est mieux connue que celle de l'arnica, en ne le faisant concourir à la curation, que comme un secours auxiliaire.

Stoll employait les fleurs en décoction. La racine demande une décoction plus légère. D'autres la donnent en poudre dans un électuaire, ou dans du miel. Je l'ai souvent employée seule et combiné avec d'autres remèdes dans le premier cas, je n'ai rien a dire sur ses effets; dans le second je ne puis attribuer le succès que j'ai obtenus qu'à la formule entière.

Belladona.

Cette plante est connue de temps immémorial par ses effets vénéneux et narcotiques, émanés de ses baies et de ses feuilles. Il n'y a pas long-temps que l'on a donné cette plante comme médicament.

Il y a des gens crédules qui n'ont pu s'empêcher d'observer que la plupart des plantes malfaisantes annoncent leurs qualités malignes, tant par leur odeur insupportable, que par leur air sombre, et surtout par les couleurs ternes, pâles, ou livides de leurs fleurs. Je n'ai jamais écouté mes soupçons et mes craintes, lorsque j'ai examiné le règne végétal et surtout les plantes. Si les observations sont justes, pourquoi les hommes méchans ne portent-ils pas sur leur front, des caractères qui puissent les faire connaître !... Mais, la difficulté est là : ils sont presque toujours au physique, le contraire des plantes vénéneuses ; ils sont doux, insinuans, perfides, fourbissimes et intrigans au dernier point. Il est même très-rare de les voir manquer de broder toutes ces aimables qualités par un certain esprit; et d'ordinaire, ils ont appris de bonne heure, *qu'avec l'art de louer, commença l'art de plaire.* J'ai pour mon malheur et celui de ma famille connu de ces êtres, de ces plantes mortifères, de ces hommes vénéneux. Un champignon surtout plus vénéneux que les autres, sorti du fumier de la révolution, qui ne cesse d'infecter toute ma famille; il est si âcre, que je n'ai encore trouvé, ni un correctif, ni un puissant antidote pour le neutraliser, à sa mort les intrigans le prendront pour leur patron, sans attendre sa canonisation. Je parlerai de lui sous peu dans un dernier écrit et son nom y figurera en gros caractères.

Buchanau (1) raconte que les Écossais dans une trève avec les Danois, mêlèrent du jus de la *belladona* avec la boisson qu'ils s'étaient engagés de leur fournir; que ces derniers, plongés dans un sommeil léthargique, furent presque tous massacrés, et qu'à peine il en réchappa un nombre suffisant pour escorter leur Roi.

Depuis quelque temps, la médecine enhardie semble tremper son poignard dans le suc des plantes vénéneuses; mais entre les mains de ses enfans ces sucs produisent des effets contraires. On dit que la belladona porte une impression marquée sur le fond du grand cul-de-sac de l'estomac, et que le rein gauche en est aussi affecté.

On lit dans les (2) que les enfans ayant mangé des fruits de la belladona, eurent une fièvre violente avec des convulsions et des battemens

(1) Histoire de l'Ecosse.
(2) Mém. de l'Acad. Roy. des Scien., ann. 1703.

de cœur terribles; ils perdirent connaissance et les sens, et tombèrent dans une aliénation d'esprit. Un petit garçon de quatre ans en mourut le lendemain. A l'ouverture du cadavre, on lui trouva deux plaies dans l'estomac avec des grains de solanum écrasés, et de pépins renfermés dans les plaies; le cœur livide, nulle sérosité dans le péricarde. *Boulduc.*

Les fruits de la *belladona* appliqués à l'extérieur, sont adoucissans et résolutifs. On s'en sert sur les hémorroïdes et sur le cancer ulcéré.

Michel Alberti, *Lambergen*, *Juncker*, *Cullen* et autres, ont guéri avec l'infusion, ou la poudre de cette plante, des squirrhes des mamelles, des intestins et de la matrice. Mais *Heister*, *De Haen* et *De Haller*, l'ont regardée, non-seulement comme inutile, mais encore, comme essentiellement nuisible à l'homme.

D'après cela, il resterait une grande incertitude sur l'effet de ce remède, si *Hufeland* et *Schaeffer*, ne l'eussent presque regardée comme un spécifique dans la coqueluche.

Wetzler donne la poudre de la *belladona* à un quart de grain; mêlée avec le sucre, matin et soir. On l'augmente par degrés, jusqu'à ce que la dose soit portée à demi-grain pour les plus jeunes et à un grain, pour les plus âgés.

Quarin (1) dit que, C.-L. *Greding* donnait des pilules de *belladona* matin et soir, dans le traitement de l'ictère, que les pilules produisaient d'abord une chaleur insigne du corps, suivie d'une augmentation dans le battement des artères et surtout des temporales sur lesquelles les malades semblaient ressentir des coups; de-

---

(1) *Animadversiones practicæ in diversos morbos*, pag. 154.

là, il passait comme dans un état d'ivresse, et finissait par rendre quantité d'urine, de matières fécales vertes et une sueur abondante.

Rhus radicans, ou Toxicodendron.

Les anciens connaissaient imparfaitement le *rhus radicans*. Ils croyaient que la vertu vénéneuse de cette plante résidait dans son suc laiteux; mais il est démontré aujourd'hui que ses effets malfaisans sont dus aux gaz qui se dégagent de la plante, lorsqu'on l'approche, ou qu'on la casse.

On a remarqué que tout le temps que cette plante est fortement frappée par les rayons solaires, l'action de son gaz vénéneux est presque nulle; tandis qu'il est actif la nuit, dans un temps couvert, ou seulement lorsqu'elle est à l'ombre, ou exposée à la pluie.

Ce gaz vénéneux produit des gonflemens de la peau des mains, des avant-bras, du cou, de la tête; des démangaisons cuisantes et des ampoules.

C'est *Dufrenoi*, qui découvrit l'efficacité du *rhus radicans* contre la paralysie et les dartres. Aujourd'hui on en a fait un si grand usage à Londres, à Édimbourg, à Bruxelles, à Valencienne et surtout à Montpellier, que l'on pourrait faire un grand ouvrage, si l'on recueillait toutes les observations et les cures que ce remède a effectuées.

S'il faut en croire *Van-Mons*, l'extrait de cette plante n'est point vénéneux. On était autrefois très-timides sur les doses, puisqu'on ne donnait pas plus de trois pilules de cinq grains chacune par jour. Maintenant, on en donne en plusieurs prises, jusqu'à une once par jour.

Dufrenoi a joint à l'usage intérieur du *rhus radicans* dans le traitement des paralysies, des frictions extérieures sur les parties affectées d'une huile de la plante, faites trois fois par jour.

Il paraît que les frictions dont s'agit, pourraient être plus efficaces, faites à la nuque, à l'épine du dos et aux endroits correspondans à l'origine des nerfs qui se rendent aux extrémités du corps paralysé.

Dufrenoi préfère l'extrait préparé par les feuilles récentes et *Van-Mons*, par les feuilles séchées. Ce dernier (1) donne le détail de dix-sept cures de paralysie des extrémités inférieures et d'hémiplégies opérées par l'usage du *rhus toxicodendron ;* ainsi que l'heureuse terminaison d'une maladie du foie, et d'une maladie convulsive.

C'est donc à *Dufrenoi*, docteur de notre école, que la médecine doit la découverte et les premières observations sur les effets avantageux du *rhus radicans*, dans la paralysie et dans les dartres. Mais comme ce remède n'est point un spécifique, qu'il ne triomphe pas dans tous les cas, et que jusqu'à présent il n'a presque toujours été administré qu'empiriquement, il est à désirer que quelque praticien savant et judicieux, cherche à déterminer quels sont les cas où il faut l'employer, et quels sont ceux où il faut s'en abstenir, pour recourir alors à des remèdes plus utiles et plus efficaces.

J'ai cru m'apercevoir par expérience et par ce qui avait résulté de celle de mon ami et illustre confrère *Poutingon*, que cette plante réussissait mieux dans le traitement des paralysies

_____

(1) Actes de la soc. de méd. de Bruxelles.

par cause externe, que dans celles qui prove-
naient d'une cause intérieure. Outre l'observation
de feu M. *Poutingon*, insérée dans une notice (1)
par M. *Gouan*, dont la cure s'opéra dans vingt-
cinq jours; j'ai vu une autre paralysie des parties
inférieures, qui ne s'opéra que dans cinq ou
six mois; encore, faut il avouer que le *rhus
radicans* fut secondé par de larges vésicatoires
au dessus de l'os sacrum, pour l'application du
cautère actuel sur l'endroit correspondant à
l'échancrure et au nerf sciatique sur le côté le
plus faible et le plus malade, qu'on eut soin
de faire suppurer long-temps.

Des trois observations qui me sont particulières, la première eut lieu sur un jeune homme
de dix-huit ans, qui était tombé de la hauteur
d'un premier étage sur la plante des pieds,
éprouva un contre-coup qui détermina une paralysie incomplète. Ses cuisses et ses genoux
fléchirent; ses extrémités inférieures s'affaiblirent
et il tomba comme affaissé par une commotion.

L'extrait du *rhus radicans* porté dans les
premiers jours du traitement, par degrés, jusqu'à
demi-gros, fut continuée à cette dose pendant
près de quatre mois. Les frictions faites à la
partie inférieure de l'épine du dos et tout au
tour du bassin, tous les jours, avec l'huile de
rhus radicans terminèrent la cure. Néanmoins,
lorsqu'il y a de grandes variations dans l'atmosphère, que le temps reste humide pendant plusieurs semaines, la personne sent les extrémités
inférieures faibles et un peu engourdies.

Dans la seconde observation, faite sur un

---

(1) Journ. de méd. chir. de Paris, tom. XVII, pag. 69,
par *Sedillot*.

jeune homme pléthorique, qui étant tombé d'un
arbre sur ses deux talons, et de-là, par une
seconde chute sur l'os sacrum, il n'y eut point
de paralysie; mais seulement une crampe, un
sentiment d'embarras, d'engourdissement et de
pesanteur dans les parties inférieures, plus du
côté gauche que du côté droit. Une saignée du
bras, l'extrait de rhus radicans donné intérieurement à la dose de vingt grains par jour,
pendant trente-cinq jours de suite, conjointement
avec les frictions d'huile de la même plante sur
l'épine du dos, le sacrum et le coccix, terminèrent la curation.

La troisième observation fut faite par mon
respectable confrère *Poutingon* et moi sur le
nommé *Souriés*, cardeur de laine, entré à l'Hôpital S.t-Éloi, le 30 Nivose de l'an 9 *(1802)*, paralytique des extrémités inférieures, par suite d'un
coup violent porté sur la région lombaire, divers
remèdes furent tentés inutilement; tels que les
émétiques, les purgatifs, les sudorifiques, le
moxa, etc. Il ne trouva sa guérison que dans le
rhus radicans, donné à la dose de douze grains
par jour, qui fut augmentée tous les quatre jours
du double, jusqu'à parfaite guérison.

Je me suis aperçu que le *rhus radicans*
n'agissait sur les dartres et ne concourait quelquefois à leur guérison, qu'en agissant comme
irritant et comme vésicant, et à la manière des
vésicatoires où entrent les cantharides. Il est
généralement certain, que la curation des dartres
est si longue et qu'elle ne s'éternise quelquefois,
que parce que, après avoir employé long-temps
les remèdes internes pour les combattre, d'après
la cause qui les a produits, on ne s'empresse
pas de les attaquer localement, surtout par les
vésicatoires et en les faisant suppurer long-temps,

Il y a des dartres et même d'autres maladies de la peau accompagnées de démangeaisons incommodes et de pustules tenaces, qui ayant résisté à une longue série de remèdes internes, et même à l'application de divers topiques très-recommandés, ne peuvent trouver leur guérison qu'en les rajeunissant (les dartres surtout) au moyen du simple contact des feuilles de cet arbuste avec la partie malade. Pourquoi cela ne serait-il point ? Ne sait-on pas que les feuilles de clématite brûlante, produisent aussi des inflammations, des vessies, des pustules, et que même en les continuant déterminent des ulcérations profondes ?

Digitale pourprée (digitalis purpurea). Linnœi.
Grande digitale.

C'est *Léonard Feuhs*, botaniste du 16.ᵉ siècle, qui donna les caractères de cette plante ; et ce furent les Anglais qui en vantèrent beaucoup les qualités, qu'avant eux, on ne connaissait guère ; mais pourtant qu'on disait être absorbante et diurétique. Ce furent ensuite les Anglais qui par leurs expériences, découvrirent les effets précieux qu'elle produit sur l'économie animale. S'il faut s'en rapporter à leurs observations, elle a la propriété de ralentir le pouls, de diminuer le nombre des pulsations des artères, d'arrêter les hémorragies actives, telles que l'hémoptysie, la ménorragie, de fixer les progrès de la phthisie pulmonaire commençante et de guérir celles qui en sont confirmées, en cicatrisant les ulcères des poumons.

On a observé que les qualités de cette plante sont plus ou moins actives selon la saison ou l'âge.

On trouve dans le dictionnaire des sciences médicales que quatre onces de fleurs desséchées de la digitale pourprée, ont donné à M. *Destouches*, par l'action de l'eau bouillante, deux onces d'un extrait brun très-lisse et de consistance pilulaire; et à l'aide de l'alcool, on a obtenu un gros d'extrait.

Il paraît que les principales propriétés de cette plante résident dans les feuilles cenilies dans l'année et sechées à l'ombre. *Darwin*, (1) *Fowler*, (2) préferent l'infusion, ou la décoction des feuilles fraiches. Voici les compositions du premier. ℞ Feuilles fraiches de digitale pourprée ℥ jv ; eau commune ℔ ij , faites bouillir jusqu'à la réduction d'une livre : donnez ℥ ß , toutes les deux heures, quatre doses de suite tout au plus. *Fowler* a fini par préférer de la donner en substance réduite en poudre, à la décoction : autre formule du même. ℞ feuilles de digitale pourprée sêches et pulvérisées, ℥ ij , eau , ℔ jv ; esprit de vin rectifié, ℥ jv ; faites infuser près du feu 24 heures; coulez et filtrez cette teinture. La dose est de 3o gouttes dans une once d'eau de menthe, deux ou trois fois par jour.

Merz prétend que la digitale pourprée exhale une odeur narcotique et nauséabonde, et *Murray* la regarde comme inodore.

La digitale est amère. *Boerhaave* a soutenu qu'elle est accompagnée d'une telle acrimonie, que la bouche, la gorge, l'œsophage et l'estomac en sont corrodés, brûlés, ulcérés. Les observateurs survenus après ce grand homme, n'ont pas confirmé ces dangers.

Charles Darwin, fils de l'auteur de la zoono-

(1) *Zoonomie*, tom. II, pag. 570, traduit par *Kluiskens*.
(2) Annal. de littér. méd. étrangère.

mie, publia en 1780, les heureux résultats de la
décoction alcoolisée des feuilles de digitale.
Wetering, dans sa monographie déclare l'avoir
employée avec succès. *Warré* substitue aux préparations usitées jusqu'à lui, la teinture alcoolique. *Drake* (1) préfère aussi la teinture. Il en
a porté la dose jusqu'à cent vingt gouttes dans
vingt-quatre heures. Il dit à cette occasion,
que les pulsations des artères, qui étaient avant
de commencer le remède à cent vingt par minute, furent réduites à quatre-vingt-dix et qu'elles
tombèrent même par degrés jusqu'à soixante-huit:
que chez d'autres malades, elles ne s'élevèrent
qu'au nombre de cinquante. *Mossman* ajoute que
de cent vingt à cent vingt-cinq, les pulsations
se réduisirent à soixante-dix.

Mais voici des observations contradictoires.
Fowler dit avoir vu le pouls conserver son
rhythme accoutumé; et *Beddoès*, a vu les pulsations des artères, au contraire, s'élever de soi-
xante-seize à cent vingt, avec chaleur de tout
le corps et mal de tête. L'aurait-il administrée
intempestivement? Serait-ce dans le commencement d'un accès fébrile?

Ferrier, qui paraît être un des médecins qui
ont le mieux apprécié les effets de la digitale,
surtout dans la cure des hémorragies actives,
la phthisie commençante et pour diminuer la
fréquence du pouls, prétend que la dose de
cette plante ne peut être réglée par une dénomination numérique; que la bonne dose est
celle qui produit l'effet désiré; que demi-grain
de la poudre des feuilles, peut suffire à un
malade, tandis qu'il en faut six ou huit grains

_____

(1) Annal. de littér. méd. étrang., tom. III, pag. 509.

à un autre. Mais il observe très-judicieusement qu'il faut toujours commencer par de petites doses et ne les augmenter qu'avec la plus scrupuleuse attention.

Withering (1) dit qu'elle ne fait effet qu'en agissant sur le système sanguin et ralentissant le pouls; qu'elle doit être utile, comme on l'assure, dans les fièvres lentes hectiques, et *Mangonius*, dans le même recueil, donne une liste de soixante-douze malades phthisiques, auxquels il a donné ce remède; que quarante furent guéris, d'autres soulagés, et qu'enfin il y en eut d'autres sur lesquels le remède ne fit rien.

Macleau et *Maud* désirent que les feuilles de digitale soient choisies sur des plantes vigoureuses, venues sur un sol élevé, non cultivé et exposées au rayons du soleil; ils préfèrent encore celles qui ont une teinture brunâtre et qu'on a ceuillies en Automne. *Mossman* a observé que la digitale en poudre, prise à quatre grains par jour et en quatre prises, remplissait parfaitement ses vues.

L'administration de la digitale pourprée bien dirigée, peut produire les meilleurs effets. Les plus remarquables, donnée un peu brusquement et à des doses entières, sont de produire des vertiges, des douleurs et des pesanteurs au fond des orbites et le délire. La vue se trouble, il survient des illusions d'optique, comme si une image était placée devant les yeux. Elle provoque des nausées et quelquefois des vomissemens, et devient même quelquefois purgative. Le pouls devient lent et irrégulier. On ne la réduit au dessous de cinquante pulsations par minute,

---

(1) Annal. de littér. méd. étrang., tom. I, pag. 56.

sans que l'estomac et la tète en soient affectés,
La fonction du sommeil varie chez divers sujets; les opérations intellectuelles sont dérangées,
et finalement les faiblesses d'estomac arrivent.

Ferriat affirme qu'elle est un moyen excellent
pour régler le pouls, pour ainsi dire, à volonté.
Presque tous les médecins qui l'ont employée la
regardent comme un remède direct dans les
hémorragies actives, par la vertu qu'elle a de
retarder la circulation. Ajoutez à cela qu'en diminuant la fréquence du pouls, elle augmente la
sécrétion de l'urine.

Nous avons déjà parlé de sa vertu diurétique (1),
parce que son usage est ordinairement suivi d'un
flux copieux d'urine.

Suivant *Cullen*, il est difficile de se persuader
que de très-petites doses puissent porter sur les
reins au point de stimuler beaucoup ces organes;
mais si ce grand homme s'était alors rappelé
combien il faut peu de poudre de mouches cantharides pour exciter le flux d'urine et même le
pissement de sang, sa surprise aurait cessé. C'est
aussi, sans doute, la raison pourquoi elle est très-
utile dans le traitement des œdématies, des
hydropisies, et spécialement dans celles de l'hydrothorax. Elle convient dans la phthisie précédée
par des hémoptysies ou par des tubercules dans
les poumons.

Cunning (2) rapporte des observations sur
l'usage de la digitale pourprée dans le traitement
de la péripneumonie, dans l'asthme, dans toutes
les maladies inflammatoires exquises des poumons,
administrée immédiatement après les premières

---

(1) Tom. 1.er de cet ouvrage.
(2) Annal. de lit. méd. étrang. tom. II, pag. 279.

saignées; ce remède, selon lui, peut empêcher qu'on soit obligé de les multiplier.

Darwin la propose pour produire l'observation du pus formé dans les poumons, à la suite des inflammations et des ulcérations. Comme dans la phthisie et dans les fièvres hectiques, il est nécessaire de ralentir le mouvement du sang dans les poumons, et de diminuer l'orgasme de ce viscère, ce remède ne peut être que d'une très-grande utilité. Il y a à cet égard des praticiens qui ont porté leur enthousiasme pour la digitale, jusqu'à lui attribuer des vertus spécifiques contre la consomption. Si heureusement cela était il y a tout lieu de croire, vu le grand usage qu'on en fait en Angleterre, qu'il y aurait moins de malades attaqués de la consomption.

Il paraît que l'administration de la digitale bien dirigée, peut produire les meilleurs effets, en ce qu'elle est d'une part un stimulant énergique, et que, comme l'opium, elle paraît avoir un double effet, celui d'exciter (c'est le premier), et celui de calmer, comme sédatif (c'est le second). Aussi associe-t-on très-utilement l'opium à la digitale. C'est au moyen de cette réunion qu'on empèche quelquefois cette dernière de provoquer les nausées et les vomissemens, et que cette combinaison est extrêmement utile tant dans la toux chronique que dans l'asthme humide.

Si la digitale n'était pas douée d'une propriété excitante, comment, d'après *Mongiardini*, accroîtrait-elle l'énergie du système lymphatique, et conviendrait-elle si éminemment dans la cure des écrouelles humides, ainsi que dans les maladies dues à l'épaississement de la lymphe et à l'obstruction des glandes? comment conviendrait-elle autant dans la phthisie tuberculeuse ?

Hielding l'a employée contre la toux convulsive

des enfans à une dose très-faible, mais qu'il a soin d'augmenter graduellement jusqu'à ce que ce remède ait rallenti le pouls. Parvenu à ce point, il a continué de la donner à cette dose quatre fois par jour, jusqu'à guérison.

Hufeland et *Gebel* l'ont donnée dans des hernies étranglées à un grain toutes les trois heures dans une émulsion. Au bout de vingt-quatre heures, la hernie se laissa facilement réduire par le taxis, ce qu'on avait en vain tenté de faire auparavant. Il n'y a nul doute, selon *Gebel*, que la digitale ne soit très-utile dans les étranglemens herniaires spasmodiques, ainsi que dans ceux accompagnés d'inflammation.

Cline a guéri en quinze jours une tumeur lymphatique considérable à un genou, par l'usage interne de la digitale. Cette plante, sans doute, ainsi que nous l'avons déjà dit, est un stimulant, puisqu'elle accroit l'énergie de certains organes; mais aussi, comme les autres stimulans, cette excitation est suivie de relâchement ou de faiblesse indirecte. C'est pourquoi, sans doute, *Courcy Laffon* prétend qu'elle agit par son second effet comme sédatif, effet plus grand qu'on ne devrait l'attendre de son excitation première.

Warré préfère la teinture alcoolique de la digitale à toute autre préparation. *Vassal* rejette toutes les préparations de la digitale et se borne à l'emploi des feuilles desséchées et pulvérisées.

A quelle dose et sous quelle forme qu'on commence à la donner, il faut l'augment jusqu'à ce que toute la constitution commence à se ressentir de son action. *Warré* n'est pas des derniers à prétendre qu'employée dans les hydropisies, elle augmente le flux des urines, dans cinq à six jours, d'une manière sensible; que s'il n'en est point ainsi, elle doit être regardée comme nulle dans ce cas, et on doit recourir à d'autres remèdes.

Dans l'ascite, par exemple, l'on voit par son action, le ventre s'affaisser peu à peu; et dans l'hydrothorax, la respiration commencer à devenir libre. Les hydropisies du cerveau, le spina bifida, les hydropisies enkistées n'éprouvent aucun bon effet de la digitale.

Notre M. *Chrestien* rapporte des observations sur les bons effets de la digitale, dans l'ascite compliquée d'anasarque, par des frictions faites à la partie interne des bras, des cuisses et des jambes; la même pratique lui a réussi dans une menace d'hydrothorax, dans une ascite survenue à la suite d'une fièvre scarlatine. Quoique d'après les observations qu'il rapporte sur les cures opérées par les frictions, soit avec la teinture ou avec la décoction; cependant il me paraît, comme le conseillent *Drake* et *Darwin*, qu'il vaut mieux se servir des feuilles sèches et pulvérisées, incorporées dans la salive, le suc pancréatique, ou la graisse, que de toute autre préparation.

Malgré toute la confiance que ce remède doit inspirer, d'après les observations multipliées, rapportées en sa faveur, il est prudent de douter quelquefois. *Macleau* ne regarde pas la digitale comme infaillible; il avoue avoir vu pendant quelque temps, que les malades avançaient d'un pas rapide vers la guérison (selon l'expression de *Beddoës*); mais qu'à la longue, ce pas devenait plus lent, et enfin finissait par ne plus faire des progrès en bien; bien plus, la maladie après avoir été stationnaire pendant un certain temps, tous les symptômes reparaissaient graduellement comme ils avaient disparu, et les malades terminaient leur fatale carrière, en dépit des efforts de ce grand remède. Cependant, ajoute-t-il, chez quelques malades, lorsque la digitale avait fait disparaître les symptômes de la phthisie, et qu'il ne restait que la débilité, les toniques complétaient la cure. Enfin, *Beddoès*, dans la phthisie, compare la digitale au quinquina dans les fièvres intermittentes, et au mercure dans la syphilis.

On a enfin observé que la digitale vivifiait les surfaces des parties ulcérées, blafardes, qu'elle donnait au moral des malades ce caractère particulier qui leur tient lieu de forces, en attendant qu'elles arrivent.

Les éloges donnés à la digitale pourprée par des autorités respectables, doivent avoir nécessairement beaucoup d'influence sur les jeunes praticiens, pour les engager à en tenter l'essai sur les maladies du système pulmonaire, ainsi que dans les œdématies et les hydropisies, qui sont si souvent l'opprobre de l'art. Le succès de la digitale, comme celui de tout autre remède, doit sans doute dépendre de la cause morbifique, et être proportionnée au temps précis de son administration; et c'est ce qui n'a pas été jusqu'à présent déterminé (1).

La Ciguë. Cicuta major. Cicuta vera de Gesner.

La grande *ciguë* est une plante fameuse par le bien et le mal que l'on en a dit de tout temps. On a distingué trois espèces de ciguë, la *grande*, la *petite* et l'*aquatique*. La grande se trouve très-communément dans presque toute l'Europe. Elle croit à l'ombre dans les lieux humides, le long des haies et des fossés.

_____

(1) Voyez dict. des scienc. méd. art. rédigé par M. *Chaumeton.*

La ciguë était le poison avec lequel on punissait de mort à *Athènes* ceux qui étaient condamnés à la peine capitale. *Socrate*, mourut empoisonné par cette plante, à la suite d'un jugement injuste. Il paraît qu'elle est moins vénéneuse en Europe qu'en Grèce.

Hippocrate (1), met la ciguë au nombre des médicamens internes, qui conviennent dans les maladies de matrice. Prenez, dit-il, une pincée de ciguë et faites la boire avec de l'eau.

Pline avait avancé, qu'il y avait des gens qui en mangeaient impunément. *Rai* (2) dit qu'un charlatan donnait la racine à la dose d'un scrupule dans les fièvres malignes et quartes.

Les grandes maladies, pour guérir, demandent quelquefois des remèdes qui produisent de grands effets et de grands changemens. Aussi, peut-on dire que si les remèdes actifs, s'ils ne sont pas bien appliqués, font des ravages considérables et deviennent poisons; tandis qu'administrés avec prudence, ils produisent des effets salutaires.

On lit (3) qu'un cheval avait été guéri du farcin, en mangeant les feuilles et les tiges de la grande ciguë. *Reneaulme* l'avait employée avec succès, à la même dose dans le traitement des squirrhes du foie, de la rate et du pancréas. Notre *Fouquet*, qui maniait les poisons avec tant de sagacité dans sa pratique médicale, a guéri des engorgemens et des squirrhes extraordinaires de tous les viscères du bas-ventre et spécialement de la matrice. *Galien*, *Andromaque*, *Musa*, *Mercurialis*, *Astruc*, *Reneaulme* l'avaient

---

(1) *De natura muliebri*, edit. *Linden*, tom. *II*, pag. 379, § 71.

(2) *Sinopsis plantarum*.

(3) Transact. philos. de Londres.

recommandée dans les maladies de matrice et surtout dans la fureur utérine.

On s'était convaincu que la ciguë appliquée extérieurement, formait un excellent résolutif et tous les gens de l'art convenaient qu'elle dissipait souvent très-complètement les gouttemens non-inflammatoires, les tumeurs froides et même squirrheuses et qu'elle modérait et appaisait même quelquefois les douleurs lancinantes des cancers.

Le célèbre *Baron Stork*, premier médecin de sa Majesté l'Empereur, et conseiller aulique, commença à l'appliquer extérieurement, et il dit être parvenu, par ces applications, à arrêter les progrès de la gangrène, à calmer les douleurs de goutte, à ramollir les nodus, à adoucir les rhumatismes. Il lui vit produire des effets manifestes et réels dans les squirrhes scrophuleux, les duretés des glandes, des mamelles, et même dans les cancers du plus mauvais caractère ; ce qui lui fit soupçonner que ce n'était pas sans fondement que *Vanhelmont* (1) avait dit « *ad majores et her-* » *vicos medeatum usus venena tam horrida ser-* » *vantur* ».

De pareils succès firent soupçonner à *Stork* que la vertu calmante et résolutive résidait dans le suc de la ciguë. Il en exprima, après l'avoir écrasée, le fit évaporer, le mit à consistance d'extrait; en fit prendre à un chien ; il en prit lui-même un grain le matin et un grain le soir, pendant huit jours, et il en augmenta même la dose sans accident. Après cela il composa les pilules suivantes : Prenez ciguë fraîche, écrasez-là et exprimez le suc ; faites évaporer à un feu doux, en ayant soin de remuer. Lorsque le suc est

---

(1) *Pharmacologium ac dispensatorium modernum.*

parvenu à consistance d'extrait, retirez-le du feu, et avec des feuilles de ciguë en poudre séchées et pulvérisées, vous en ferez une masse, dont vous formerez des pilules du poids de deux grains chacune.

L'usage de ces pilules, pendant un an de suite, suivant *Stork*, n'a jamais nui à personne. Cet auteur rapporte dix-neuf observations en faveur de ce remède.

La 1.re un squirrhe à la mamelle, fut guéri dans six semaines; la 2.e cancer à la mamelle gauche et tumeur squirrheuse à la droite, guéries dans un an; la 3.e et la 4.e squirrhes qui s'abcédèrent, et qui guérirent dans trois mois; la 5.e relative à une tumeur rénitente et dure, à la mamelle d'une femme; six semaines après ses couches, fut guérie dans un mois; la 6.e d'un homme qui, attaqué d'un cancer, qui s'étendait depuis l'angle de la bouche jusqu'à l'oreille, dont l'état fut amélioré, et qui malgré cela s'étant mis entre les mains d'un empirique, succomba; la 7.e d'une Dame qui portait un tubercule à la mamelle, qui dans deux mois diminua de la moitié; la 8.e d'une Dame atteinte d'un grand cancer ulcéré, qui se trouvait déjà mieux par la ciguë, qui s'enivra et mourut apoplectique; la 9.e avait toutes les glandes du cou squirrheuses, ulcérées, rendant une humeur ichoreuse très-puante, fut guérie en six semaines de temps; la 10.e fut guérie dans trois mois de deux squirrhes qu'elle avait aux glandes sublinguales; la 11.e, la 12.e et la 13.e furent guéries de cancers ulcérés aux seins; la 14.e fut guérie d'un cancer à la mamelle, à la vérité, dit-il, très-récent. La 15.e d'un homme guéri comme par enchantement, au bout d'un mois, d'un cancer ulcéré au testicule gauche et à la verge. La 16.e concerne une femme, qui avait deux fistules à la langue, au sternum, entre l'œsophage et la trachée artère, fut guérie en trois semaines. La 17.ᵉ sur des tumeurs à l'abdomen, survenues à la suite d'une fièvre quarte. La 18.ᵉ et la 19.ᵉ sur la guérison de deux cataractes. La 20.ᵉ sur d'écrouelles squirrheuses et d'un ulcère de la même nature à la cuisse gauche. D'autres médecins de Vienne, donnèrent aussi des observations également concluantes en faveur de la ciguë.

1.º Il résulte de ces observations qu'on peut donner la ciguë dans tous les tempéramens, à tout âge, et à l'un et à l'autre sexe. 2.º Que ce remède ne dérange aucune fonction, aucune sécrétion, ni aucune excrétion. 3.º Qu'il agit d'une manière insensible et n'augmente point les sécrétions. 4.º Qu'il résout les squirrhes et les duretés qui résistent aux autres remèdes. 5.º Qu'il fait suppurer les tumeurs irrésolubles. 6.º Qu'il arrête toujours les progrès des cancers et les guérit quelquefois. 7.º Qu'il en adoucit l'acrimonie et la puanteur lors même qu'il ne les guérit point. 8.º Il change la matière ichoreuse qui sort des cancers en un pus louable. 9.º Il appaise les douleurs et en guérit même, etc. etc.

La candeur avec laquelle *Storck* paraît avoir exposé ses observations, l'autorité de *Van-Swieten* qui en a été souvent le témoin, semblent ne devoir laisser aucun doute, sur l'exactitude et la sincérité avec lesquelles elles ont été faites. *Storck*, dont l'autorité ne pouvait qu'être entraînante, avait déjà dit dans sa préface placée à la tète de ses *observations nouvelles sur l'usage de la ciguë*, « plus je fais usage de la ciguë aux » malades, plus aussi je reconnais des vertus dans » cette plante, et j'admire son efficacité constante. » Les maladies dans lesquelles elle est très-utile,

» sont presque innombrables; mais, il n'est pas
» nécessaire de faire ici un long usage de la ciguë,
» puisque des expériences faites avec la plus grande
» exactitude, parlent si fort en sa faveur ».

» Je me suis souvent félicité, et j'ai ressenti
» beaucoup de satisfaction en voyant que des
» malades regardés comme incurables, et aban-
» donnés à leur triste destinée, étaient rappelés
» à la vie et rétablis en parfaite santé par mon
» extrait de ciguë ».

Néanmoins, il s'en faut de beaucoup, qu'en
France, la ciguë employée d'après les préceptes
de *Storck* et de toute autre manière, ait rempli
l'attente des praticiens. C'est ce qui a sans doute
fait dire à *Cullen*, que la matière médicale offre
beaucoup d'exemples de fausseté de l'expérience;
mais, il n'y en a pas de plus frappant, que
celui que présente l'histoire du sujet dont nous
nous occupons présentement (la ciguë). Depuis
que *Storck* a recommandé la ciguë, d'après sa
propre expérience; comme un remède très-efficace
dans les maladies, un grand nombre de médecins
et de chirurgiens en ont fait usage dans chaque
partie de l'Europe. Après avoir examiné tout ce
qu'on a écrit sur ce sujet, je suis fort embarassé
de déterminer quelles sont réellement les puis-
sances et les vertus anticancéreuses de cette plante.
Je suis disposé à croire d'après ma propre pratique que le *Baron Storck*, par partialité pour
sa découverte et par les rapports absolument
faux qu'on lui a faits pour lui complaire et le
flatter, en raison du rang qu'il tenait, à répré-
senté les vertus de la ciguë, comme beaucoup
plus grandes qu'elles n'ont jamais été, ou qu'on
ne les trouvera jamais.

Tous les médecins et chirurgiens Français
ont observé, que la ciguë, ce remède tant vanté

par *Stork* et autres, irrite les cancers lorsqu'ils sont formés, ulcérés et manifestés ; qu'il accélère quelquefois leur développement, comme dans la mélancolie atrabilaire, la dégénération des cancers occultes.

Cullen dit : « quant aux cancers en particulier,
» nous avons les expériences de *Pierre af. Bierken*,
» qui assure, comme le rapporte *Bergius*, que la
» ciguë non-seulement ne guérit pas les cancers,
» mais aggrave même la maladie, et accélère l'évé-
» nement fatal.... Je puis assurer que les tentatives
» que j'ai faites souvent ne m'ont pas réussi...,
» Lorsque les médecins d'Edimbourg veulent faire
» usage de cette plante, ils en prescrivent toujours
» la poudre, et on doit communément y compter
» davantage que sur l'extrait.

Cependant les plus grands antagonistes de la ciguë sont forcés de convenir que c'est un ex-cellent fondant administré à l'intérieur, et en même-temps appliqué extérieurement dans les obstructions, les endurcissemens et les squirrhes. Les médecins et chirurgiens français ont encore observé qu'autant elle pouvait faire du bien pour résoudre et désopiler les tumeurs froides et dures, autant elle pouvait faire du mal lorsque les élancemens et les douleurs lancinantes étaient venues aggraver les squirrhes, et provoquait la formation des cancers commençans. De sorte que, sous ce point de vue, la ciguë ne doit être re-gardée que comme un remède prophilactique.

La ciguë porte une impression profonde sur l'estomac et sur le rein gauche.

Il ne faut rien négliger quand à la préparation de l'extrait, et pour cela, on peut consulter non-seu-lement l'ouvrage de *Stork*, médecin à Vienne (1)

_____

(1) Journ. de méd. ann. 1760, Sept. t. XIII, p. 265, 269.

Mais encore une lettre qui fut adressée par *Demaché* (1), la réponse de *Storck*, etc. etc.

La ciguë est d'une grande efficacité contre les écrouelles. *Thuessing* et *Flotte* s'en sont servis avec le plus grand succès, lorsqu'ils la combinaient avec l'éther. On prend de l'*éther* dans lequel on fait digérer des feuilles de' ciguë; et alors elle réussit, principalement dans la phthisie catarrhale, dans la scrophuleuse, beaucoup plus que dans la tuberculeuse avancée.

Fothergill donne quelques observations sur l'effet de la ciguë, desquelles il résulte, que, lorsque ce remède est bien préparé, il agit comme calmant, dans le cas seulement de douleurs rhumatismales et des cancers dont il retarde les progrès; mais en général, elle ne convient point aux enfans, chez lesquels elle excite des mouvemens convulsifs. Cet auteur ajoute, qu'on doit s'en abstenir, ou tout au moins agir avec prudence, lorsque ce remède produit le spasme ou la soif. Dans le dictionnaire portatif de santé (2), on trouve une observation sur les bons effets de la ciguë dans les maladies scrophuleuses, par M. *Marteau*, médecin à Aumale.

Je crois devoir placer ici une observation qui m'est particulière, sur la cure des écrouelles, faite par un traitement combiné de la ciguë et du mercure.

Le fils *Daudoui dit Clausel*, ménuisier de la ville d'Agde, âgé de 16 ans, avait depuis son sevrage les écrouelles. Elles étaient caractérisées par des tumeurs squirrheuses aux glandes du cou, de la gorge, des aisselles du côté droit. Un très-grand nombre étaient ulcérées. Il avait deux

---

(1) Journ. de méd., ann. 1778, Avril, tom. XLIX.
(2) Tom. I, pag 267, au mot écrouelles.

ophtalmies, la lèvre supérieure gonflée. Il avait une enflure aux articulations du bras, de l'avant-bras et du carpe droit, avec des ulcères profonds qui pénétraient jusques dans les articulations. Les glandes du mésentère étaient affectées du même vice, et l'articulation du pied droit avec les os de la jambe, était affectée dans tout son contour, d'un gonflement extraordinaire avec ulcérations profondes. Ayant questionné les parens et m'étant assuré que le père avait eu plusieurs maladies vénériennes avant son mariage, dont il avait été traité très imparfaitement, je résolus de traiter la maladie par la ciguë et par le mercure. En conséquence, après de légères préparations, je donnai l'extrait de ciguë à la dose d'un grain par jour; j'augmentai la dose tous les quatre ou cinq jours d'un grain, jusqu'à ce que parvenu à la dose de quarante grains; je m'arrêtai là. Dans le même temps, je fis donner des frictions avec deux gros d'onguent mercuriel fait au tiers, tantôt sur les parties saines et tantôt sur les parties malades non ulcérées, tous les cinq ou six jours. Le mercure ne porta jamais ses effets sur les gencives, il ne survint point de diarrhées. Les ulcères furent lavés et pansés deux fois par jour avec l'eau de Barèges artificielle. Sa tisane était faite avec une once de tiges de douce-amère et demi-once de racines de reglisse par pinte. A ses repas seulement il buvait de l'eau sur laquelle il mettait un quart de vin. Dans six mois la guérison fut complette.

L'aconit (pomme épineuse).

L'aconit, aconitum, tue-loup. Il y a plusieurs espèces d'aconit; cependant il n'y en a qu'un seul qui soit employé jusqu'à présent en médecine, et c'est le *napel, aconitum cœruleum, seu napellas.*

On a regardé cette plante comme un des poisons les plus dangereux ; les enflures, les inflammations, les gangrènes, les convulsions et la mort, sont très-souvent les suites de ceux qui en ont usé.

Mathiole dit qu'avec l'aconit napel, donné à un criminel condamné à mort, ce misérable fut saisi de vertiges et de violentes commotions du cerveau ; son visage devint livide, son corps s'enfla, ses yeux sortirent presque des orbites, et il mourut dans des convulsions horribles.

Schenkius (1) rapporte qu'un criminel ayant mangé à jeun, une dragme de racine de napel, se plaignit d'une dureté continuelle dans l'estomac, comme s'il y eut eu une pierre, accompagnée d'un sentiment de froid. Il vomit, alla à la selle, prit cinq grains de pierre bésoardique et se crut guéri. Néanmoins, il éprouva de fâcheux symptômes ; mais, on ne dit pas s'il en mourut.

Les anciens empoisonnaient leurs flèches avec le suc de l'aconit napel, lorsqu'ils allaient à la guerre.

Cette plante a donné lieu à une dissertation savante, insérée dans la collection de *Baldinger.* On y trouve les expériences de *Storck*, confirmées par les praticiens de Strasbourg.

De ce que l'aconit napel a des qualités pernicieuses, il ne faut pas croire pour cela qu'il ne puisse en avoir de très-bonnes ; car tout le monde médecin sait qu'une même plante, suivant les différentes parties qui la composent, suivant ses différentes préparations pharmaceutiques ou

(1) *Lib.* 7, *obs.* 7.ᵉ

chimiques, peut avoir de bons et de mauvais effets, et qu'un remède pris en certaine quantité est salutaire, tandis qu'il eût à coup sûr causé la mort, si on l'eût donné à une dose beaucoup plus forte.

Avicenne dit que la racine de napel, séchée et incorporée avec le miel, est un bon aliment contre la gratelle.

Bernhard de *Bernis* connaissait un homme qui donnait la racine d'*aconit napel* pulvérisée à la dose d'un gros, dans les fièvres intermittentes, tierces et quartes, et cela avec succès.

S'il faut en croire *Storck* et *Portal*, des petites doses d'extrait d'aconit, ont produit la guérison des squirrhes, de carcinomes et d'engorgemens des glandes, à la suite d'un vice scrophuleux; enfin, on dit qu'il fait merveilles dans la phthisie provenant d'humeur rhumatique. On a pensé qu'elle pouvait encore dissiper l'inflammation occulte et chronique de la membrane qui tapisse intérieurement la trachée artère, les bronches et les vésicules pulmonaires.

Pour en obtenir un effet marqué, il suffit d'user de feuilles en poudre à haute dose, dans la première période de la maladie, ou l'on administrera *un décigramme* (deux grains) de deux heures en deux heures, jusqu'à ce que le mal diminue, ce qui tarde rarement. Les prises d'un jour s'élèvent jusqu'à quatre grammes (un gros).

S'il survenait un fourmillement à la pointe de la langue, dans le nez et dans les doigts, accompagnés d'un sentiment de froid et d'engourdissement dans ces parties, des vertiges, des maux de tête, il ne faut pas augmenter la dose.

On dit l'aconit utile contre les morsures des animaux vénimeux. On le donne alors en poudre, dans du vin blanc.

On l'ordonne pour préserver les humeurs de la corruption, dans le temps où il y a des maladies épidémiques régnantes. Si cette vertu parvient à être évidemment prouvée, il conviendra de le placer au premier rang, puisque jusqu'à présent on n'a pas de remèdes prophilactiques pour se préserver des épidémies, lorsqu'elles sont bien établies dans un pays.

Coquerau et *Sédillot* firent des essais de ce remède (de l'extrait); il n'en résulta aucun effet remarquable. De pareils essais étant faits à l'hospice de la pitié, eurent les mêmes résultats. Ces observateurs eurent encore recours aux expériences et ils virent survenir des accidens effrayans; des défaillances, des vertiges, des tremblemens, lesquels désordres persistèrent pendant plusieurs semaines.

On observa que l'élève en pharmacie qui avait formé les pilules, éprouva des vertiges et un malaise pendant plusieurs jours.

L'affection écrouelleuse n'éprouva, dans tous ces essais, aucun changement, malgré l'assertion qui a été donnée par M. le Professeur *Fages* (1).

Quant au contre-poison de cette plante, dit le continuateur de la matière médicale de *Geoffroy*, on commence ce traitement par donner l'émétique, auquel on fait succéder le lait bouilli avec du beurre. On finit le traitement par quelques bols de thériaque, d'orviétan ou de mithridate, auxquels on peut joindre les sels volatils de corne de cerf, ou de sel ammoniac.

Huile de Ricin, ou de Palma Christi.

En Angleterre on appelle l'huile de ricin, huile de Castor. C'est des grains de ricin ordi-

(1) Recueil périodique de la soc. de méd. de Paris, tom. VI, pag. 161.

naire qu'on l'exprime. C'est une huile grasse, exprimée des avelines que produisent les palma-christi à tiges vertes.

Le nom de palma-christi donné à cette plante, vient de ce que ses feuilles offrent, dit-on, la figure d'une main ouverte.

L'huile de ricin était déjà connue, lorsque *Canvane* donna l'histoire de l'origine, des qualités et des vertus médicinales de cette plante.

Cette huile, aujourd'hui d'une très-grande utilité en médecine, quoique considérée par la majeure partie des praticiens, comme un purgatif doux, doit néanmoins être classée parmi les cathartiques ; il n'est pas douteux qu'elle ne surpasse en vertu et en force les minoratifs. D'après cela, elle ne peut que tenir un rang distingué dans la matière médicale thérapeutique, parmi les purgatifs les plus faciles à prendre, et en même-temps tenir lieu des plus doux qu'elle possède, relativement à son action; quoique cependant, elle agisse avec assez de promptitude.

L'on a observé que l'huile de palma christi vieille, était âcre, rance, acrimonieuse et qu'elle formait alors un purgatif violent, irritant, qui produisait des tranchées vives, des douleurs du ventre tant que son action durait; mais, l'on a observé aussi, que quand elle était récente et douce, elle était très convenable dans les cas de tension du ventre, et qu'au lieu d'exciter de tranchées et des douleurs, elle les calmait, si elles existaient avant. On a vu même de tensions abdominales, convulsives et même inflammatoires, calmées et adoucies par cette huile.

Il y a même des médecins qui ont prétendu que ce purgatif pouvait être utilement employé dans les hémorragies internes et externes, à l'égard des enfans faibles, nerveux, ainsi qu'aux femmes délicates et mobiles, même dans le temps de la grossesse.

Aujourd'hui, il est plus facile qu'autrefois d'avoir de l'huile récente de ricin. Autrefois elle ne nous venait que de l'Amérique et de l'Angleterre, où elle avait été fabriquée; mais maintenant, cette plante se cultive en France, elle y est très-abondante, et l'huile s'y fabrique journellement, et pour ainsi-dire, à mesure que l'on en a besoin. D'après cela, il est très-facile de l'avoir de bonne qualité et nouvelle.

Si par événement on n'en pouvait avoir que d'ancienne, il est un moyen de l'adoucir, et ce moyen consiste à la faire bouillir quelque temps dans de l'eau.

Cette huile seule, sans addition d'aucun autre remède, forme un purgatif assuré. Son action est non seulement assez prompte; mais encore, comme je l'ai déjà dit, non douloureuse. Donnée à la dose de quelques gros, jusqu'à deux onces, elle purge convenablement.

L'expérience constante a prouvé qu'elle surpassait le bon effet des autres purgatifs, dans les coliques des plombiers, ainsi que dans le traitement de l'asthme, lorsqu'il était occasioné par les émanations de plomb; par la raison sans doute, qu'elle lâche le ventre sans occasioner de nouveaux spasmes, n'étant pas irritante mais agissant plutôt alors comme linicente, anodine et purgative.

Il y a des médecins qui cherchent à s'assurer, si l'huile de ricin, n'a pas été fabriquée et exprimée avec quelques graines âcres, telles que les graines de tilli (*grana tigliæ*) dont quelques gouttes suffisent pour purger assez fortement, et une grande dose pourrait entraîner des suites fâcheuses.

Il y a des praticiens qui ne prescrivent l'huile de ricin, qu'à cuillerées à bouche, d'heure à heure, jusqu'à ce qu'elle soit devenue purgative. D'autres, la donnent à deux, trois et même à quatre onces en une seule prise, seule, ou mêlée dans un bouillon de viande; d'autres, dans un bouillon de jaunes d'œufs.

Les personnes qui ont l'estomac et les intestins sensibles; celles qui sont d'un tempérament irritable, et comme on dit, évidemment nerveuses, sont bien purgées avec l'huile de ricin, qui, d'ailleurs, n'est pas d'une odeur désagréable, ni nauséabonde, et son effet ne saurait être mieux comparé qu'à ceux de la manne, ou de la casse.

Muchmahon, médecin de Paris, faisait un grand cas de la formule suivante. ℞ Huile de palma christi, ℥j. mêlez avec jaunes d'œufs n.º 1, ajoutez eau commune, verres n.º 1; eau de fleur d'orange, ʒij. sirop de capillaire, ℥j. battez le tout ensemble et faites le avaler en une seule prise au malade. J'ai expérimenté plusieurs fois cette formule, en ayant eu le soin d'augmenter ou de diminuer la dose de l'huile, suivant les circonstances, et j'en ai été content pour l'effet, et les malades l'ont été, l'ayant pris sans répugnance.

Il est certain que l'huile de ricin donnée généralement comme purgative, évacue sans fatiguer les malades; et comme vermifuge, elle opère sur les vers en les étouffant, en les tuant et en les évacuant (même le ténia), en lui bouchant les pores et les trachées, les suffocant et les expulsant par l'anus au moyen de sa vertu purgative.

Il n'est pas douteux que de toutes les huiles, celle de ricin ne soit celle qui possède la vertu anthelmintique au plus haut degré; surtout, quand on la fait précéder de quelques grains de poudre de racine de fougère, et qu'on fait avaler deux heures après l'huile de ricin.

Quoique *Lecamus* (1) ait donné des raisons bien fortes sur l'abus que l'on peut faire des huiles dans le traitement des maladies, nous ne laisserons pas de recommander fortement l'huile récente de ricin, spécialement dans les maladies produites par les vers.

MM. *Odier* et *Dumont*, médecins du collége de Genève, disent qu'un avantage bien constaté que présente cette huile végétale, c'est que seule et sans la poudre de fougère, expulse très-promptement le ver plat, et que d'ailleurs elle convient à tous les tempéramens. On la masque pour ceux qui la craignent, avec le vin, ou avec une eau distillée aromatique, comme celle de menthe, de fleurs d'oranger, de fleurs de tilleul ou de mélisse.

Les observations de M. *Odier*, prouvent que l'huile de ricin est un purgatif plus convenable dans le traitement des maladies vermineuses, et surtout dans celles qui sont produites par le ténia, surtout après l'administration de la fougère, que le bol de Madame *Nouffre*, lequel est certainement loin de calmer les angoisses et les maux de cœur que les vers ont excités, et que le bol aurait augmentés au lieu de les diminuer. L'action de l'huile de ricin prouve aussi de plus, que les maladies qui dépendent du ver solitaire, peuvent cesser dès que le spécifique a agi sur lui, même avant qu'il soit expulsé; car la diarrhée cesse quelquefois avant l'effet de la purgation.

_____

(1) Mémoire sur divers sujets de médecine, pag. 122.

Paul Herman la recommande comme un spécifique dans l'hydropisie, la leuco-phlegmatie et dans plusieurs autres maladies chroniques. Les avantages que l'huile de ricin possède alors sur les autres purgatifs, c'est qu'elle nettoie plus complètement les premières voies, et qu'elle entraîne les matières les plus dures.

Comment se fait-il que cet excellent remède polychreste, possède d'aussi brillantes vertus, conduit par la main prudente des médecins européens, et qu'il ait produit d'aussi funestes effets chez les Indiens ? car, *Rolfincius* voyant que des Indiens étaient morts en usant de ce remède, pour se purger, conseille aux médecins de ne point faire usage des graines de ricin.

Les graines, en effet, purgent violemment, dit-on, même depuis un grain jusqu'à six. C'est cependant de ces graines qu'on tire l'huile par expression. Cette huile, assure-t-on, est utile dans les maladies de la peau; mais je n'affirme rien à cet égard, ne l'ayant jamais employée à l'extérieur.

On rend, dit-on encore, le ventre libre lorsqu'il ne l'est pas naturellement, lorsqu'on le frotte avec le liniment suivant : ℞ huile par expression des graines de tilli (quatrième espèce de ricin) g.^t xij, huile de coloquinte ʒ j ß ; onguent d'arthanita ʒ j. faites un liniment selon l'art.

L'huile de ricin est tellement à la mode dans Montpellier, qu'il y a aujourd'hui des praticiens qui en font constamment usage comme purgatif, et regardent cette huile comme un des plus agréables ou des moins dégoûtans que l'on puisse employer, lorsque l'estomac peut s'en accommoder. Il est certain que généralement, elle agit plus promptement qu'aucun des purgatifs que l'on connaisse ; car, donné à une dose convenable, elle produit son effet dans moins de deux ou trois heures, d'une manière modérée, suffisante, et sans superpurgations; elle n'occasione point de tenesme, et sous ce dernier point de vue, c'est un purgatif à préférer; pour les hémorroïdaires, pour les dyssentériques, pour ceux qui ont déjà le tenesme, à raison des vertus linicentes et anodines que cette huile possède.

Néanmoins, il ne faut pas perdre de vue, en faisant usage des huiles, quelle que soit leur nature, que ce sont des corps gras que l'homme ne digère point, lorsqu'il en prend une trop grande quantité (comme on en prend pour purger). L'extrême répugnance que beaucoup de personnes ont pour les corps gras, serait un induction qui tendrait à prouver qu'ils ne leur conviennent point, si elles ne faisaient qu'écouter la voix de la nature. Que l'on surmonte cette répugnance et qu'on avale une grande quantité d'huile; les fibres de l'estomac en seront relâchés, ses pupilles nerveuses, celles de l'œsophage, de la langue seront empâtées; la langue deviendra blanche et chargée d'une croûte épaisse; on aura de rapports nidoreux, des maux de cœur, des envies de vomir; on ne pourra rien souffrir, on sera dégoûté de toutes les boissons; en un mot, ou en aura même quelquefois une véritable indigestion; mal qui n'existait pas auparavant, mais qu'on aura provoqué par un médicament, dans l'intention de détruire d'autres maux.

Cela ne doit pas nous empêcher de convenir que les huiles, et surtout celle de ricin, ne tuent très-efficacement les vers contenus dans l'estomac et les intestins. Il paraît que plusieurs médicamens ne doivent leur effet qu'à l'huile fétide, ou amère, qu'ils contiennent. Les amendes amères font mourir les oiseaux, les petits chiens, et plusieurs autres animaux, auxquels elles causent des convulsions mortelles. Quoiqu'il en soit, nous restreignons les huiles, même celle de ricin, aux usages qui leur sont propres.

Dubois de Rochefort donnait l'huile de ricin avec l'éther et la décoction de fougère contre le tenia.

Douce-amère, Solanum scandeus.

La douce-amère est encore un remède qui a été mis à la mode. Il produit, lorsqu'on le met dans la bouche, et à mesure que la salive l'humecte, une saveur d'abord sucrée, et bientôt amère, surtout si on la mâche, ce qui lui a fait donner le nom de douce-amère. Après l'avoir mâchée, la saveur amère se dissipe à son tour, et est remplacée par une nouvelle saveur sucrée, comme celle de la réglisse, à moins que ce ne soit pas la première saveur sucrée qui prend le dessus.

Il y a beaucoup de malades à qui on l'administre, même à assez haute dose, et qui semblent n'en éprouver aucun effet sensible, et dont l'état maladif ne laisse pas que de s'améliorer.

On a beaucoup préconisé la douce-amère dans la curation des dartres, et autres maladies cutanées, ainsi que pour les rhumatismales; mais en examinant très-attentivement les observations expérimentales qui ont été faites sur les propriétés spécifiques de ce remède, on peut dire qu'il a été employé plutôt empiriquement que d'après une méthode rationnelle, puisqu'on la donne dans des maladies qui, dépendant des causes différentes, ne peuvent être guéries par le seul et même remède. Cependant, les mémoires de *Carrère* et les observations qu'il a faites sur les vertus de cette plante, ont tendu à perfectionner la méthode de l'administrer.

Il est néanmoins prouvé que la douce-amère produit d'abord l'insomnie, quoiqu'elle soit un solanum; qu'elle irrite les nerfs, qu'elle donne lieu à des anxiétés, à des nausées, à des vomiturations, à des picotemens et à des démangeaisons de la peau, qui parviennent par degrés à un prurit général, quelquefois à un prurit particulier seulement, sur les organes de la génération. La décoction de cette plante, donnée à haute dose, a eu produit des crampes et même des convulsions. Dans d'autres circonstances, elle a mis les malades dans un sentiment d'ivresse, de pesanteur de tête, et même dans un léger délire.

On peut affirmer que dans le plus grand nombre de cas, la douce-amère favorise les sécrétions, tant des selles, des urines, que de la transpiration; voilà sans doute pourquoi on en a fait un si grand emploi dans les maladies cutanées. On assure même qu'elle augmente souvent la sécrétion des humeurs qui s'exhalent des membranes muqueuses.

Sans doute, cependant, qu'il faut choisir le temps propice pour l'administrer, afin de favoriser l'une ou l'autre de ces sécrétions, et pour qu'elle agisse sur telle ou telle voie, sur tel ou tel organe, ce qui rentre indubitablement dans la doctrine qu'*Hippocrate* et d'autres après lui, ont donnée sur les crises, auxquelles nous nous faisons honneur de croire, ainsi qu'on a dû le voir dans le cours de cet ouvrage. Bien éloignés en cela de *Volpini*(1), médecin d'Asti, et de ses sectateurs, lequel auteur donna un nouveau système de médecine, où il ne connaît pas d'autres maladies

_____

(1) Auteur déjà connu par son apologie sur *Erasistrate*, imprimée en 1710 ou 1711.

que le spasme ou la convulsion des nerfs. Il veut du moins qu'on regarde ce fâcheux accident comme le fond, comme la cause principale de toutes les maladies.

D'un principe si singulier, *Volpini* tire des règles de pratique aussi singulières. Il traite de superstition l'observation des jours critiques; l'examen des urines et des excrémens lui paraît indigne d'un médecin, et il prétend qu'on n'en peut tirer que de fausses conjectures. Il retranche toutes les purgations comme des remèdes absolument inutiles. Enfin, il soutient que la bile cause moins de délire au malade qu'au médecin qui en fait la cause des maladies. Le titre de son singulier livre, est, *Joannis Baptista Vulpini spasmologia, sive clinice inaudita brevi, facili incruentâque methodo saniorum genio adornata.*

Notre illustre *Fouquet*, qui maniait si habilement les poisons, ne manqua point de faire usage de la douce-amère. Je sais qu'il la donnait à haute dose; mais le fruit de ses expériences n'est pas parvenu jusqu'à moi.

M. *Bertrand Lagresie*, dans le commencement de certaines maladies, l'administrait aux adultes, à la dose d'un gros d'extrait, avec une ou deux onces de tiges en décoction, sans que les malades en éprouvassent aucun inconvénient.

Poupart (1) s'est bien trouvé de l'extrait de la douce-amère, mêlé avec le soufre; M. *Fages*, mon confrère, le combinait avec le tartrite de potasse antimonié, de la manière suivante. ℞. extrait de douce-amère grains x, tartrite de potasse antimonié (tartre stibié) grains ß. mêlez. Il augmentait progressivement la dose, jusqu'à porter celle de la douce-amère à quatre onces, et celle

---

(1) Traité des dartres.

de tartrite de potasse antimonié à trente-deux grains; en la divisant cependant en deux prises, l'une pour le matin, et l'autre pour le soir. De cette manière il prétend que les effets en ont été plus prompts et plus sûrs.

L'on voit, d'après les observations de M. le Professeur *Fages*, que l'extrait de la douce-amère peut être considéré comme un très-bon anti-émétique, dans le cas où le tartre stibié agirait trop énergiquement; cet effet doit surpasser de beaucoup ceux des autres anti-émétiques, sans en excepter même celui de notre *Lazare Rivière*.

Les applications extérieures de la douce amère sont aussi communes dans le traitement des maladies, et surtout celles des cataplasmes, que son usage interne est rare.

Donnée intérieurement, elle est considérée dans ses vertus comme diaphorétique, dépurative, résolutive, incisive, diurétique et calmante.

Lobel la recommande dans l'hydropisie; mais, sa manière de l'administrer et de la louer, sent l'empirisme.

Boerhaave la conseille d'une manière plus rationelle, en disant qu'elle convient dans les fluxions et les inflammations de poitrine muqueuses, humorales et fausses, préférablement même à la squine et à la salsepareille. *Juncker*, *Blair* et *Wiltichius* paraissent être fortement de l'avis de *Boerhaave*, puisqu'ils prescrivent la douce-amère dans le traitement des catarrhes, de l'asthme humide, etc.

Razoux, médecin, praticien distingué de Nîmes, envoya à *Bourdelin* une observation si intéressante sur les grands effets de la douce-amère, que l'académie Royale des Sciences jugea à propos de la faire publier dans le plus grand détail. Il paraît d'après les symptômes et l'avis de notre grand *De Sauvage* qui fut consulté, qu'il était question d'une maladie scorbutique très grave, peut-être même compliquée du virus vénérien; maladie mal à propos qualifiée de cancéreuse par *Razoux*. Je m'empresse de la donner ici par extrait.

« En 1759, une Dame âgée de 22 ans, avait
» un chancre des plus malins à la lèvre supé-
» rieure; lichor qui en découlait était très-fétide
» et cette lèvre avait plus d'un pouce d'épaisseur.
» Un second chancre occupait la lèvre inférieure,
» les gencives étaient molasses, pâles, livides
» et saignantes. Trois dents étaient échappées
» de leurs alvéoles; il y avait plusieurs ulcères
» dans la bouche et au gosier; l'habitude du
» corps était parsemée de taches violettes, rouges
» et brunes. Bientôt après, des douleurs violentes
» survinrent et s'accompagnèrent d'exostoses à
» la crête du tibia, aux os de l'avant-bras. Les
» remèdes anti-scorbutiques les plus héroïques,
» ainsi que les frictions mercurielles furent em-
» ployées non-seulement sans succès, mais encore,
» le mal empira, au point que la malade ne reposait
» ni la nuit ni le jour, malgré le sirop de pavot
» et les autres narcotiques. *De Sauvages*, passant
» par Nîmes, conseilla à *Razoux* d'administrer
» à sa malade le *solanum scandens dulcamara*,
» qui lui avait été indiqué par *Linnæus* contre
» ces sortes de maladies scorbutiques. Elle en
» commença l'usage le six Juillet. Les symptô-
» mes au lieu de diminuer s'aggravèrent les
» premiers quinze jours. Le premier Août, ils
» commencèrent à s'affaiblir et de diminuer par
» degrés, et de l'état le plus désespéré, la ma-
» lade passa à une entière guérison, sans autre
» remède que les amples boissons avec la dé-
» coction des tiges de la douce-amère ».

Muriate de Barite.

Il se forme du muriate de glucine et du sulfate de barite.

Le muriate de barite ne s'est jamais rencontré dans la nature à l'état solide.

On l'obtient par la décomposition des carbonates ou des sulfates natifs de barite. D'après *Crawfort*, celui qu'on retire d'Anglesarek, a des propriétés différentes, et on peut s'en servir dans les usages pharmaceutiques et médicinaux.

Le muriate de barite est soluble dans cinq ou six parties d'eau froide et dans un peu moins d'eau bouillante.

Le muriate de barite, à la dose de demi-gros, fait périr les chiens, et à un gros, les chevaux.

Crawfort, en 1774, fit des expériences sur le muriate de barite, qui lui firent croire qu'il était un excellent fondant.

Ce fut par le rapprochement d'un goût amer presque semblable au muriate de soude, que *Crawfort* imagina que le muriate de barite pouvait avoir les mêmes vertus. Les propriétés du muriate de barite sont, qu'une petite quantité de ce sel produit une sensation agréable dans l'estomac.

Crawfort reprit ses expériences en 1788 sur les maladies scrophuleuses et cancéreuses.

La première observation eut lieu sur un homme atteint d'un cancer à la verge. En conséquence de ses idées, il lui prescrivit depuis deux gouttes jusqu'à six, de dissolution de terre pesante de l'acide muriatique, à prendre dans une tasse d'eau pure, deux fois par jour.

Les douleurs du cancer, ainsi que les hémorragies qui y survenaient souvent, diminuèrent,

mais il n'est cependant pas dit que le malade
guérit.

La seconde observation regarde un matelot de
trente-cinq ans, attaqué de douleurs à la hanche
et au genou (sans doute d'une sciatique), au
sein duquel il parut tout à coup une tumeur
glanduleuse, comme une noisette, sans rougeur
ni inflammation, mais accompagnée d'une douleur aiguë. Huit gouttes d'une dissolution de
muriate de barite firent disparaître la maladie
dans quinze jours. Une seconde tumeur se forma
à l'autre sein ; huit gouttes, deux fois par jour,
guérirent encore le malade dans quinze ou vingt
jours. Le malade dont on parle avait des cica-
trices au cou qui annonçaient que dans sa jeunesse, il avait eu le scrophule, ou du moins un
épaississement de la lymphe, qui avaient donné
lieu à l'engorgement des glandes qui la perfec-
tionnent.

La troisième observation a été faite sur un
jeune-homme de dix-huit ans, qui avait un ulcère
de mauvaise qualité à la partie antérieure et
inférieure de la narine gauche, lequel s'agran-
dissait malgré tous les remèdes. On donna quatre
gouttes, deux fois par jour, et on augmenta
progressivement la dose jusqu'à vingt gouttes
par jour, et il fut guéri dans trois mois radicalement.

La quatrième observation est une fistule à la
grande articulation du pied, survenue à la suite
d'une entorse. Le malde fut guéri dans huit mois.

La cinquième observation d'un malade atteint
d'une fistule à l'anus, et d'une tumeur à la maléole interne du pied gauche. La dissolution du muriate de barite, à dix gouttes, deux fois par jour,
le guérirent, dans deux mois, de ces deux maladies complètement. Il est à remarquer que les

fistules à l'anus ne se guérissent guère que par l'opération chirurgicale.

La sixième observation concerne un engorgement des glandes du cou. La septième dans une éruption générale suivie d'une tumeur sous l'oreille. La huitième, dans un ulcère à la main, et un engorgement des glandes du cou. La neuvième, dans un gonflement de l'articulation du genou. La dixième, dans un soulagement d'un ulcère placé sous le gros orteil. La onzième, dans une enflure des maléoles avec des croûtes. La douzième; dans une enflure du genou et des maléoles. La treizième observation, l'auteur combine le traitement, en donnant le muriate de barite avec le mercure, et par ce traitement mixte, il guérit un ulcère vénérien au coude. Enfin, la quatorzième observation est relative à une tumeur considérable du genou, guérie par ce moyen nouveau.

Crawfort s'est assuré que le muriate de barite augmente singulièrement la sécrétion des urines. D'après cette propriété, il peut être considéré comme diurétique. Il augmente aussi l'appétit. Néanmoins, il déclare que son usage n'a pas réussi, lorsqu'il y avait irritabilité et surtout inflammation; qu'il ne produisait même aucun soulagement dans le dernier degré du cancer et de la phthisie. Il recommande de le donner, d'abord à petite dose, et de ne l'augmenter que du moment qu'il commence à causer des nausées, des vertiges, ou quelque autre symptôme désagréable.

Il n'est pas douteux d'après ce que l'on rapporte, que le muriate de barite ne soit un excellent fondant de la lymphe, qu'il ne convienne lorsqu'elle est épaissie, lorsque les glandes lymphatiques sont obstruées, gonflées, squirrheuses supurées, etc., ainsi que lorsque le tissu cellulaire qui les environne est dans le même cas.

Pour bien juger de la manière d'agir de ce remède, ainsi que des grands avantages qu'on en peut retirer en médecine, il est bon de consulter l'ouvrage de *Van-Mous* (1) dans lequel cet auteur a rassemblé les différentes maladies où l'on peut l'employer avec succès, et parmi lesquelles, il en est d'opiniâtres et de refractaires aux remèdes connus et qui souvent sont devenues l'opprobre de la médecine.

Le succès que *Crawfort* en avait obtenu, engagèrent *Hufeland*, *Bernirgav*, *Althof* et autres à l'employer, et les succès qu'ils en obtinrent firent qu'ils en étendirent l'administration sur d'autres maladies. Malheureusement le succès n'a pas toujours répondu aux espérances; le bien que ce remède paraît produire au commencement dans bien des cas ne se soutient point et il s'en faut bien qu'il guérisse toujours, même les maladies signalées par *Crawfort*.

Il ne faut jamais perdre de vue que le muriate de barite est un irritant des plus violens. On peut aussi l'employer en forme de pilules, comme en dissolution aqueuse. On préfère de le dissoudre dans de l'eau distilée et de jeter cette eau dans quelque sirop, ou dans quelque infusion théiforme bien sucrée.

Ce remède occasionne d'abord un sentiment de chaleur dans l'estomac, qui se dirige de cette partie vers le thorax et vers la tête. Il donne lieu chez certains sujets à des coliques et à des déjections alvines. L'on voit aussi, ainsi que je l'ai déjà dit, que dans d'autres cas, il augmente

---

(1) *Dissertat. de præparat. et usu chimico muriatis baritæ.*

les urines. J'ajoute qu'il provoque la diaphorèse.
Il constitue chez certains individus une espèce
d'état fébrile, durant lequel la soif augmente,
l'appétit se perd, la langue et la bouche se
sèchent, la déglutition devient difficile, le pouls
devient plus plein et plus fréquant, la chaleur
s'élève, la face rougit, le malade éprouve des
lassitudes, et l'on voit quelquefois durer cet état
environ sept jours.

Il n'est pas douteux que ce remède n'ait la
propriété d'exciter le systeme lymphatique, d'augmenter son action, de diminuer la tuméfaction
morbifique des glandes qui élaborent cette humeur.
Voila sans doute aussi, pourquoi on assure qu'il
convient dans le traitement des scrophules,
dans le carreau, les squirrhes, les cancers commençans, les maladies tuberculeuses, les maladies
anciennes et rebelles de la peau, ainsi que celles
des viscères abdominaux.

L'usage du muriate de barite en dissolution
a été souvent suivi de l'expulsion des vers de
différens genres et surtout des ascarides lom-
bricoïdes.

Pour prévenir les mauvais effets du muriate
de barite, on doit ajouter à la dissolution de
ce sel, quelques gouttes d'eau distillée de laurier-
cérise; car, c'est, dit-on, son véritable correctif.

Jusquiame blanche. Hyoscyamus albus.

La jusquiame blanche croit naturellement dans
les chemins aux environs de tous les villages
et surtout dans les endroits où l'on a jeté des
ruines.

Beaucoup d'auteurs défendent de donner
intérieurement la jusquiame. Cependant elle
entre dans plusieurs compositions de remèdes

galeniques, en extrait, mais à si petite dose qu'il n'est pas possible qu'elle puisse produire des effets marqués.

Le premier essai conséquent de la jusquiame fut fait par *Storck*, sur un chien. Tant que ce ne fut qu'à petite dose à dix grains d'extrait dans un véhicule, l'animal n'en parut rien ressentit ; mais à plus forte dose, il commença à boire et à manger avec avidité, puis il devint craintif et languissant ; il avait les yeux menaçans, sa marche était chancelante, il heurtait tout ce qu'il rencontrait comme s'il ne voyait point ; à cela succéda le sommeil, un vomissement, un tremblement, défaillance et des selles liquides. Tous ces symptômes étaient à-peu-près semblables à ceux qu'avaient éprouvés le 26 Mars 1749, les bénédictins du couvent de *Rhinow*, qui en avaient mangé une salade. Les accidens du chien se calmèrent et il continua à se bien porter..

Storck l'essaya sur lui-même en extrait et à un grain par jour pendant huit jours. Son ventre fut plus libre et il eut plus d'appétit. Cet auteur a opéré plusieurs guérisons dont on trouve le détail dans un petit corps d'observations, qui se vendait chez *Didot* le jeune, à Paris. On y remarque, que ce remède peut convenir aux personnes qui ont des tremblemens convulsifs, des soubresauts involontaires, des frissons, des syncopes spasmodiques, des terreurs subites.

Notre professeur *Fouquet*, donnait l'extrait de jusquiame très-fréquemment dans les maladies nerveuses et spasmodiques, surtout dans les chroniques, en le mêlant le plus souvent avec d'autres remèdes de même nature. Il avait même, par des degrés lents et successifs, donné cet extrait à la plus haute dose, sans en avoir jamais vu naître aucuns fâcheux accidens.

L'extrait de jusquiame, suivant *Vitet*, ne possède pas les vertus qu'on lui attribue, dans les maladies convulsives.

Il n'y a pas de doutes à supposer sur les observations que notre *Fouquet* a faites sur ce remède, dont il disait avoir éprouvé les mêmes effets que *Storck*. J'en ai confirmé quelques-unes, et je m'en rapporte à ce savant, jusqu'à ce qu'on ait prouvé le contraire par des expériences multipliées.

Boyle se servait des graines ou semences pour arrêter les hémorragies *Cullen*, de l'extrait et des feuilles; mais tout bien considéré, il me paraît que ce remède doit être nuisible, à moins que l'hémorragie ne dépende d'une irritation particulière.

Ce fut donc *Storck* qui mit la jusquiame en vogue. Mais ce qui l'a ralentie, ce sont les expériences de *Greding*, sur les effets contradictoires de cette plante.

Les personnes qui supportent difficilement l'opium, trouvent souvent que la jusquiame est un anodin et un narcotique plus agréable. *Cullen* n'en a retiré des effets marqués comme calmant et laxatif, que lorsqu'elle a été donnée à grandes doses, c'est-à-dire, à 10, 12 et jusqu'à 15 grains.

C'est par des observations intéressantes, faites avec soin, dans des maladies graves et rebelles, dans lesquelles la jusquiame blanche a triomphé, que nous pouvons parvenir à inspirer quelque confiance en faveur de ce remède.

La 1.re observation rapportée par *Storck*, citée dans son ouvrage sur la jusquiame, il est question d'une femme de 37 ans, qui avait presque tous les jours, depuis plus de six mois, d'horribles convulsions, accompagnées de grandes douleurs, avec perte d'appétit, de forces, de sommeil, et qui avait des vomissemens abondans d'une bile verdâtre, et une constipation extrême. Les convulsions du ventre lui avaient si fortement resserré le rectum, que par tous les efforts possibles on ne put introduire la canulle d'une seringue à lavemens. Tous les remèdes avaient été inutiles, il n'y avait que l'opium à haute dose qui calmât, les douleurs et les convulsions, encore n'était-ce que palliativement et pour quelques instans.

L'extrait de jusquiame blanche donné trois fois par jour, à la dose d'un grain par prise, pendant quatre jours, calmèrent les convulsions de la malade, la firent dormir et la fortifièrent. La dose de cet extrait fut portée par degrés jusqu'à neuf grains par jour, donné également en trois prises, et la malade fut radicalement guérie dans deux mois.

La 2.e observation a été faite sur une fille de 24 ans, qui depuis cinq semaines avait au pied droit un mouvement convulsif qui l'empêchait d'être assise et de marcher. Le cinquième jour mise à l'usage de l'extrait de jusquiame, à la dose de trois grains par jour, dissipa la maladie dans trois semaines. Une remarque essentielle à faire en faveur de ce remède, c'est que demi-heure après chaque prise de pilules, elle sentait un frisson partout le corps, auquel succédaient des anxiétés, une sueur froide, la vue s'affaiblissait, et la malade éprouvait des sensations, des syncopes, et cependant elle guérit promptement et parfaitement par ce traitement.

La 3.e eut lieu sur un sexagénaire qui éprouvait depuis six mois des soubresauts des tendons et des convulsions dans les tendons des deux pieds, qui, au moyen de l'extrait de jusquiame, porté par degrés jusqu'à douze grains par jour, rétablirent parfaitement le malade.

La 4.e concerne la palpitation de cœur qu'éprouvait une fille de quinze ans, qui depuis cinq semaines avait au pied droit un mouvement convulsif, qui l'empêchait d'être assise et de marcher, et qui fut guérie dans quelques mois, au moyen de quatre grains d'extrait de jusquiame par jour.

La 5.e fut faite sur un mélancolique âgé de trente ans, qui fut atteint de la folie phrénétique avec délire, chez lequel les saignées, les purgatifs, l'opium, n'avaient rien produit. L'extrait de jusquiame porté par degrés après le sixième jour jusqu'à neuf grains le soulagèrent considérablement. Il continua ensuite pendant trois semaines de prendre chaque jour quinze grains de cet extrait, et il fut guéri.

La 6.e et la 7.e observations sont relatives à des crâchemens de sang, menace de phthisie, qui furent guéris par l'extrait de jusquiame.

Storck cite aussi avec complaisance à la fin de ce petit recueil, sept observations qui lui avaient été communiquées par *M. Colin*, savant médecin, son collègue à l'hôpital S.te Marie, que le lecteur ne lira pas sans intérêt dans l'ouvrage cité.

Noix vomique, nux vomica.

Les noix ou amendes des vomiques, se trouvent d'ordinaire au nombre de quinze dans un fruit rond, qui tire son origine et croît sur un arbre, dont le tronc a jusqu'à dix ou onze pieds de grosseur, lequel naît à Madagascar et sur toute la côte de Coromandel.

L'expérience avait prouvé que tous les animaux qui périssaient par l'effet de la noix vomique, éprouvaient auparavant des spasmes tétaniques violens, suivis de convulsions affreuses et de la mort.

Ainsi que tous les médicamens amers, les noix vomiques secouent l'estomac, mais plus violemment que les autres et occasionnent des mouvemens convulsifs à tous les animaux, sans en excepter l'homme, et les font périr.

La dissection des animaux à qui on en avait fait manger, a appris qu'elle n'agit point par voie de coagulation dans le sang, car il n'a paru aucun engorgement semblable à ceux qu'occasionnent les poisons coagulans. Ce poison ne corrode point les membranes de l'estomac, mais il irrite les fibres nerveuses, de ce viscère, dont il détruit l'action uniforme.

Dès que les sucs de l'estomac ont commencé a dissoudre la noix vomique, les effets de cette substance commencent à se faire sentir.

On lit dans l'encyclopédie (1, qu'on peut sauver la vie des oiseaux qui auraient avalé de ce poison, en leur faisant boire de l'eau par force et qu'on sauve pareillement les chiens en leur faisant avaler beaucoup de vinaigre.

D'autre part, *Hippocrate*, *Rivière*, *Lieutaud*, avaient observé que les douleurs, les simples fourmillemens, les crampes et les picotemens qui survenaient aux membres paralysés étaient de bon augure et présageaient la guérison de la paralysie.

Muray assurait aussi que des malades attaqués du tetanos, guérissaient de la paralysie, qui est un état morbide diamétralement opposé. Ces faits firent sans doute naître l'idée à des médecins judicieux de tenter, par induction, l'administration de la noix vomique, qui pou-

---

(1) Volum. IV, pag. 251, colonne 2.

vait par sa vertu fortement excitante, mettre
les paralytiques sur la voie de la guérison ; y
eut-il même quelque danger à tenter ce mode
de traitement, vu que jusqu'alors la paralysie
était si souvent l'opprobre de l'art. On résolut
incontestablement de faire l'application du conseil d'*Hippocrate*, qui dit : » *ad extrémos morbos
œxacta extremœ, curationis optimœsunt.* » ou
bien de suivre l'axiome de *Celse:* » *satius est
anceps experire remedium quam nullam.* »

Paul Herman (1) avait essayé ce remède dans
la curation des fièvres intermittentes, en donnant de l'esprit de vin dans lequel il avait fait
infuser un gros de noix vomique. D'autres pra-
ciens l'avaient conseillée dans les maladies de
l'estomac, et finalement il y en avait qui pré-
tendaient qu'elle détruisait le venin des serpens
à sonnettes.

M. *Foulquier*, médecin de haute réputation, à
Paris, publia ses premiers essais sur la noix vomique, en 1817. Il donna un second travail dans
le bulletin de la Faculté de médecine de Paris (2);
voyez les annales cliniques (3), MM.*Alibert* et
Montegre à Paris, et M. *Dugas* à Marseille, ont
guéri des paralysies par la vertu de la noix vomique. Le journal universel des sciences médicales (4), contient plusieurs observations sur les
bons effets de ce remède. Les annales de la société de médecine-pratique de Montpellier, (5)
en contiennent aussi.

On a généralement observé que la noix vomique

---

(1) *Mater. medic.*, *cap. V*, *pag.* 337.
(2) Dans ses N.ᵒˢ 1, 2, 3, du tome I.
(3) Cahier d'Avril, année 1811.
(4) Tome V, Janvier, 1817.
(5) Tome XLIV.

sous quelle forme qu'on l'administre à l'intérieur agit plus promptement et plus puissamment sur les habitans du Midi, que sur ceux du Nord : sur les hommes doués d'un tempérament nerveux et sensible, ainsi que ceux d'un tempérament sanguin, que sur les phlegmatiques et pituiteux.

Aujourd'hui, on donne la noix vomique aux malades non en substance soit en poudre ou en bol, mais en extraits. L'extrait alcoolique ou résineux, qui est le produit de l'alcool rectifié, contenant une partie de gomme. L'extrait gommo-résineux qui contient beaucoup plus de gomme et qui est préparé à l'eau de vie à 22 degrés.

L'extrait résineux est plus actif que l'extrait gommo-résineux. L'extrait résineux ne doit être donné en commençant, qu'à la dose d'un grain, un grain et demi, ou tout au plus à deux grains aux adultes. Il est prudent de commencer par demi-grain, deux tiers de grain aux pubères; mais aux enfans, on ne le donne qu'à un tiers de grain ou à demi-grain, et on augmente la dose tous les cinq à six jours, jusqu'à ce qu'on soit arrivé à 10, 12, 15 ou 20 grains pour chaque vingt quatre heures.

En 1816, M. le docteur *Étienne S.te-Marie*, médecin à Lyon, donna l'extrait alcoolique à un grain, et porta par degrés la dose à quarante grains sans accidens et sans effet sensible. Ce remède fut examiné, et il fut démontré qu'il était charbonné, et que le malade n'en prenait qu'un grain par jour.

M. *Assilin* s'en est servi en lavement dans la paralysie, et sa tentative a été couronnée de succès.

Suivant mon ami, M. le docteur *Lescure*, l'extrait gommo-résineux doit toujours être préféré à l'extrait alcoolique, parce qu'il est moins actif, agit plus lentement, stimule les solides moins orageusement.

Le docteur *Lescure* prétend encore que l'extrait résineux alcoolique, ne peut convenir qu'aux malades qui ont besoin d'une grande et prompte excitation, pour ébranler fortement les systèmes nerveux et musculeux.

M. le docteur *Lavit* fils, a combiné l'extrait gommeux avec l'opium, et son malade s'en est bien trouvé.

Si le malade fait usage pendant quarante ou cinquante jours de ce remède, en augmentant graduellement la dose, sans provoquer des secousses, il faut y renoncer. Et à cette occasion M. *Lescure* assure avoir eu des malades qui avaient été secoués dans cinq à six jours, à la dose de 5 à 6 grains par jour.

Lorsque le remède a commencé à agir un peu sur les systèmes nerveux et musculaires, il agit bientôt après sur l'estomac, sur le diaphragme et sur la vessie urinaire. Le hocquet survient, ainsi qu'un sentiment de chaleur brûlante à l'épigastre et bientôt après le système urinaire est affecté et la rétention d'urine suit de près, etc.

La noix vomique ne borne pas ses effets médicamenteux donnée à l'intérieur, elle agit à l'extérieur du corps, par des frictions faites avec ce remède sur l'épigastre, aux lombes, à la partie interne des bras, des jambes et des cuisses. A l'extérieur la teinture alcoolique est à préférer.

Mon estimable ami *Lescure* m'a permis d'extraire de son journal plusieurs observations très-intéressantes sur l'usage de la noix vomique et de les insérer dans mon ouvrage. Je l'ai fait avec d'autant plus de plaisir que je connais sa candeur et sa sincérité.

M. **Lescure**. Observation 1.re, Fabre âgé de 17 ans; idiot, paralytique des extrémités inférieures par un excès de la masturbation, prit, matin et soir une pilule d'un grain d'extrait gommo-résineux de noix vomique. Le soir, il but sur la seconde prise, un verre de lait d'anesse, avec une cuillerée de teinture aqueuse de quinquina. Le 5o.e jour, la dose était portée à douze grains d'extrait de noix vomique. À cette époque il survint des tremoussemens dans le système musculaire, suivis de saccades convulsives, avec irritation à la vessie qui détermina l'ischurie. Le remède discontinué, les accidens cessèrent dans deux jours. À la fin du troisième mois, il fut guéri radicalement.

2.e Obs *Baptiste Martin*, âgé de 32 ans, épileptique depuis l'âge de 20. à la suite d'une frayeur, fut attaqué de la paraplégie. Les secours ordinaires de la médecine lui furent donnés plusieurs mois de suite, par de gens de l'art, sans aucun succès. Mis à l'usage de l'extrait gommo-résineux, à deux grains par jour, et tous les huit jours l'augmentant d'un grain; le malade ne voulut pas le continuer, à raison d'une grande sensation de chaleur dans l'estomac, et d'une difficulté d'uriner. Le remède fut suspendu une semaine, et repris ensuite à la dose de six grains. Trois semaines après, la rétention d'urine reparut avec des saccades très-fortes dans les membres paralysés. Suspension du remède. Ces accidens calmés, le malade marcha. Le remède fut repris à 8 grains par jour pendant trois semaines, que le tétanos survint, et la cure de la paralysie fut complète, ainsi que celle de l'épilepsie.

3.e Obs. M.lle *Caroline P....*, âgée de 32 ans, d'un tempérament sec et sanguin, sujette à l'histéricie, à la suite d'une violente passion d'âme,

fut attaquée de paraplégie. La malade prit deux
pilules par jour, faites avec trois grains d'extrait
gommo-résineux, et un quart de grain d'opium.
La dose fut augmentée graduellement. Le remède fut suspendu pendant une semaine et repris.
Quinze jours après, rétention d'urine, contraction à l'estomac, resserrement du gosier, hoquet,
fortes saccades dans les membres inférieurs. Les
remèdes continués emmenèrent les mouvemens
convulsifs, et ensuite le tétanos. Tous ces accidens
durèrent cinq jours, après quoi la malade commença à marcher. Cette observation est connue
de M. *Lavit*, docteur en médecine de la faculté
de Montpellier, et médecin du Roi.

4.ᵉ Obs. La nommée Colon, âgée de 45 ans,
époque où ses menstrues cessèrent, devint paralytique des extrémités inférieures, avec incontinence d'urine et amaurose. Le remède fut
donné à 4 grains par jour. Elle prenait immédiatement après, de la tisane faite avec la valériane et les feuilles d'oranger. Le remède fut
augmenté de deux grains tous les 8 jours. Après
32 jours de traitement, trémoussement dans les
jambes, chaleur à l'épigastre, resserrement des
mâchoires; la force et la sensibilité reparurent
dans les parties affectées; la malade commença
à y voir, à marcher. Après deux mois de traitement et à la suite d'une seconde secousse,
produite par le remède, elle se trouva guérie.

5.ᵉ Obs. La femme Bertrand, âgée de 35 ans,
mère de 3 enfans, paralysée de presque tout
le corps, perte d'appétit, amaigrissement, faiblesse, œdématie, coup d'œil cachectique. L'extrait gommo-résineux de noix vomique à un
grain par jour en deux prises, augmentation
d'un grain tous les six jours, après un mois de
traitement on vit survenir une excitation subite.

Suspension du remède. Reprise du remède six jours après à la même dose, qui, continuée encore trois semaines, provoquât le tétanos et une guérison complète.

6.ᵉ Obs. Le 1.ᵉʳ Mars 1817. Bestieu, âgé de 50 ans, faible et pusillanime, était attaqué de paralysie ou de parésie au bras droit depuis deux ans et demi. Il fut traité par le même remède en commençant par la dose de quatre grains par jour, en deux prises. Cette dose fut portée par gradation à huit grains. Il survint des saccades aux membres inférieurs et au bras faible, difficulté d'uriner, chaleur importune à l'épigastre, soif inextinguible. Suspension des remèdes pendant 48 heures, d'où résulta un calme parfait, amélioration dans l'état du malade, au point qu'il commençait à se soutenir sur ses jambes. Reprise du traitement. Quinze jours après, tremblement convulsif, tétanos, suivis d'une guérison radicale.

7.ᵉ Obs. Pierre Morel, âgé de 23 ans, attaqué de paralysie et d'attrophie au bras droit depuis 4 ans, à la suite d'une colère. Trois grains du remède en deux pilules le guérirent.

8.ᵉ Obs. M.ᵉ de B.... fit appeler M. le docteur *Lescure* pour un enfant de 4 ans, paralytique depuis quatre mois. Même remède. Frictions sur l'épigastre avec le liniment spiritueux de *Rosen*. guérison après 30 jours.

On peut aider l'action de l'extrait gommo-résineux donné à l'intérieur, en donnant des frictions sur l'épigastre, sur les lombes à la partie interne des bras et des cuisses, avec la teinture alcoolique de la noix vomique.

Mon intéressant ami *Lescure* est loin de prétendre que la noix vomique guérit indistinctement tous les malades. Il rapporte dans ce même journal, deux cas qui prouvent le contraire. Le premier, est relatif à une paralysie avec attrophie du bras. Le malade fut mis à l'usage du remède, en commençant par deux grains, la dose fut portée par degrés à dix-huit grains, sans rien produire. Le second cas, était une paralysie des extrémités inférieures, suite d'une commotion du cerveau. Le malade fit usage du remède pendant quatre mois inutilement.

Acide Nitrique (Limonade nitrique)

Il paraît que l'usage de la *limonade nitrique concentrée*, ou *l'oxide d'hydrogène azoté*, est dû à M. *Alyon*, savant chimiste et pharmacien, qui l'a employée le premier comme remède anti-syphilitique dans l'Hôpital militaire de S.t-Dénis, près Paris, où il avait été chargé par le conseil de santé du gouvernement d'alors, de faire les expériences sur ce remède; que c'est à la suite de ces expériences qu'il publia en l'an 6 (1798) *un essai sur les propriétés médicinales de l'oxigène et sur l'application de ce principe dans les maladies vénériennes, psoriques et dartreuses* (1).

Bientôt après, M. *Fabar* chirurgien major de la 3.e demi brigade légère, docteur de l'école de Montpellier, correspondant de la société de médecine pratique de la même ville, donna un essai sur le traitement des maladies vénériennes, au moyen de la limonade nitrique, qui fut inséré dans les annales de la société de médecine-pratique (2). Bientôt après, parut un *recueil d'observations sur l'emploi de la limonade nitrique,*

(1) Un vol. in-8.°, à Paris, chez Carioux, libraire, quai des Augustins, n° 28.
(2) Tom. II; pag. 193.

dans le traitement des maladies vénériennes, par J.-F. Seneaux, mon fils ainé (1).

Ce troisième ouvrage que je connaisse, sur ce nouveau remède, fut livré à l'impression par feu mon malheureux fils, dans un temps où j'étais à la Capitale, occupé de faire imprimer *l'histoire naturelle des molusques terrestres et fluviatiles de la France*, ouvrage inedit de feu *R. Draparnaud*, mon gendre, et à réclamer justice des persécutions inouïes, suscitées à ce fils et à ce gendre, par un vicieux personnage, devenu puissant, et surtout très-riche, par l'effet de l'intrigue et de la révolution.

Voici ce que mon fils a imprimé, page 5, « ce » n'est pas que nous blâmions absolument la » prédilection que quelques praticiens ont pour » des méthodes spéciales ; la facilité qu'ils peuvent » avoir pour leur emploi, la plus grande fréquence » des succès peuvent avoir décidé leur opinion, » comme elles ont décidé la nôtre pour l'emploi » de la *limonade nitrique* ; mais nous croyons » dignes de blâme ceux qui, en abusant de ce » droit de prédilection, font, comme l'on dit » vulgairement, de leur méthode, une selle à » tous chevaux.

» Depuis que nous avons eu connaissance du » traitement des maladies vénériennes par la » *limonade nitrique*, et qu'il nous a été possible » de nous procurer cette liqueur *dans sa plus* » *grande pureté*, nous nous en sommes servis, » et nous n'avons eu qu'à nous louer de son » emploi. Il est vrai que nous avons été quel- » quefois obligés de combiner cette méthode avec

---

(1) Qu'on trouve chez *Renaud* et *Delmas*, libraires, à Montpellier.

» d'autres qui en rendaient l'effet plus ou moins
» actif, mais c'est dans un très-petit nombre de
» cas, etc. »

Voici sa méthode d'administrer la limonade
nitrique, c'est lui qui parle :

« L'état du sujet que j'ai à traiter me décide
» sur la dose *d'oxide d'hydrogène azoté* (c'est
» la limonade nitrique concentrée) que je dois
» lui faire prendre chaque jour. Ainsi, si c'est
» un homme robuste, je lui fais prendre une
» bouteille de pinte d'oxide d'hydrogène azoté,
» en douze jours. La seconde bouteille en dix
» jours, la troisième en huit jours; et la quatrième
» en six ; s'il a besoin de prendre encore une
» bouteille, je lui ordonne de l'employer en cinq
» jours ; mais s'il en fallait davantage je n'aug-
» menterais plus la dose, et chaque bouteille
» devrait au moins durer cinq jours.

» Si le sujet est un vieillard valétudinaire, une
» femme affaiblie, enceinte, un enfant, etc., la
» première bouteille dure vingt jours, la seconde,
» seize jours, la troisième, douze jours, et la qua-
» trième dix jours ; s'il en fallait une cinquième
» elle serait prise en huit jours, etc.

Il joint à la page 9 de son ouvrage le tableau
suivant :

	1.re bouteille	2.e	3.e	4.e	5e et 6e
A un adulte.. ?	12 jour.	10 j,	8 j.	6 j.	6 j.
Adulte malade,.	15	12	10	8	6
Vieillard					
Femme	16	14	11	8	8
» Enfant de quinze ans					
Vieillard infirme. . . .					
Femme enceinte	20	16	12	10	8
Femme malade.					
Enfans					

Mon fils, dans l'ouvrage cité, page 9, dit « que
» dans le commencement de l'usage de la *limo-*
» *nade nitrique*, c'est-à-dire, pendant l'emploi de

» la première, et même quelquefois de la deuxième
» bouteille, la violence des symptômes vénériens
» augmente » (cela doit être, surtout, si alors
l'action du remède coïncide avec le premier
stade ou le premier temps de la maladie, qui
est un temps d'irritation); « il résulte de cette
» action première du remède, administrée après
» l'infection, que si les symptômes de la syphilis
» ne se sont pas manifestés, la *limonade nitrique*
» est un moyen propre à les faire déclarer, et
» qu'il en fait paraître plutôt les symptômes,
» lorsque le malade est réellement infecté, de la
» même manière qu'il développe et déploie ceux
» qui existent déjà ».

Mon fils, pour encourager les maîtres de l'art,
à administrer ce remède, et leur inspirer la confiance qu'il mérite, a eu le soin, dans l'ouvrage
cité, de rapporter dix-neuf observations intéressantes, sur des vérolés guéris radicalement, et
parmi lesquelles il y en a trois sur des gonorrhées,
cinq sur des bubons seuls ou compliqués de
chancres. La neuvième observation est une gonorrhée avec chancres, phymosis. La dixième,
un phymosis. La onzième, sur une fistule avec
des crêtes à la marge de l'anus. La douzième,
sur une fistule à l'anus. La treizième concerne une
fistule au périné. Les quatorzième et quinzième,
gonorrhées et chancres. La seizième, des douleurs
rhumatismales vénériennes. La dix-septième,
douleurs et exostoses; la dix-huitième est relative
à une gonorrhée à la mère et à son nourrisson,
et chancres à la mère. Enfin, la dix-neuvième,
sur des dartres vénériennes et galleuses.

Cet ouvrage est terminé par les corollaires
suivans :

Corollaires.

» Il consiste, d'après tous les faits que je viens
» de rapporter ;

» 1.° Que la *limonade nitrique* guérit la syphilis.

» 2.° Qu'elle la fait déclarer lorsqu'elle est
» latente dans la masse des humeurs et dans le
» tissu des solides.

» 3.° Que le traitement de la syphilis par cette
» méthode laisse la liberté au malade de vaquer
» à ses occupations.

» 4.° Que l'usage d'aucun aliment, soit solide,
» soit liquide, ne dérange en rien la marche de
» la guérison.

» 5.° Que l'on n'a d'autre défense à faire au
» malade que l'usage des femmes, et ensuite à
» lui recommander de ne point sucrer la limonade.

» 6.° Que la limonade *nitrique* fond les duretés
» et callosités des ulcères et des fistules.

» 7.° Enfin, que je n'ai eu que très-rarement be-
» soin d'employer l'instrument tranchant où les
» caustiques; parce que le même moyen qui détruit
» le vice général, guérit aussi la maladie locale.

» Je terminerai en ajoutant un fait que j'avais
» oublié de citer, c'est que j'ai eu fait prendre
» *l'oxide d'hydrogène azoté* dans du vin, au lieu
» de l'administrer dans de l'eau, et que deux
» malades que j'ai traités de cette manière ont
» guéri aussi promptement et aussi facilement
» que les autres ».

Muriate d'or.

M. *Chrestien* docteur en médecine et praticien
de Montpellier, dans une nouvelle édition de
*la méthode jatraleptique, ou observations prati-
ques sur l'efficacité des remèdes administrés par
la voie de l'asorption cutanée dans le traitement*

de plusieurs maladies internes et externes : ouvrage imprimé en 1811, *y a ajouté des observations sur un nouveau remède dans le traitement des maladies vénériennes et lymphatiques.* C'est le muriate d'or.

Ce recueil de M. *Chrestien*, depuis la page 334, jusqu'à la page 445, contient *quarante-neuf observations*, sur les succès de l'emploi de l'or dans le traitement des maladies vénériennes et lymphatiques.

A la page 335, il affirme » que *le hazard* a
» le plus souvent présidé aux découvertes les
» plus importantes «. C'est ajoute t-il » au désir
» de satisfaire ma curiosité sur un point, que
» je dois ce remède dont j'ai à parler ; c'est
» l'expérience qui m'en a fait apprécier la valeur.
» Je vais en historien *fidèle*, faire part des cir-
» constances qui me l'ont procuré, et des effets
» que j'en ai obtenus «.

» J'avais lu plusieurs traités sur la vérole et
» j'avais vu que quelques uns de leurs auteurs
» attribuaient à la pesanteur du mercure, la
» propriété qu'à ce minéral de guérir cette ma-
» ladie. Quoique cette opinion me parut peu
» fondée, et que mon respectable maître avec
» qui j'en conférai, en eut une contraire, sans
» m'expliquer néanmoins la manière d'agir du
» mercure, je pensai que, si ce minéral guérit
» par son poids, *l'or* plus pesant que lui, devait
» avoir plus d'efficacité dans les mêmes cas. Je
» fis part à M. *De Lamure* du projet que j'avais
» de faire des essais avec *l'or :* mais il m'en
« dissuada, etc., etc. «.

A l'exemple de M. *Chrestien*, je pense que très-souvent c'est au hazard, que sont dues les plus grandes découvertes, et je ne désespère pas que quelque jour, un heureux *hazard* ne réalise cette proposition du philosophe *Sénèque*,

qui se demandait s'il était possible qu'un grand
nombre de caractères d'imprimerie jetés pèle
mêle et sans choix, puissent se rencontrer, se co-
ordonner de manière à former l'*Énéide de Virgile*.

Divers auteurs avaient parlé de la vertu de
l'or pour guérir les maladies vénériennes et
lymphatiques, et le *hazard* n'avait pas servi
M. *Chrestien* au point de lui faire tomber
aucun de leurs ouvrages dans ses mains.

Le premier auteur que je connaisse avoir
attribué à *l'or* la vertu de guérir les maladies
vénériennes est *Weckerus*. Son ouvrage a pour
titre » *de secretis libri XVII. Ex variis authoribus*
» *collecti methodice que digesti Weckerum Basi-*
» *liensem, medicum colmariensem, etc.*, imprimé
» *en MDLXXXII* «. On trouve (1) *aurum vitæ*
» *cum auro.*

» *Hydrargyri per acetum et salem purgati unc.*
» 11. *Auri orientalis optimi in lamellas tennissimas*
» *redacti dragma, in calino triangulari calido*
» *ad mixturam subiguntur (barbari amalgama*
» *appellât)*: *hæc in aquam frigidam funditur,*
» *et si quid ex hydrargero relyquum fuerit, illud*
» *per corium exprimitur ipsaque exsale, et aceto*
» *lavatur, donec nullæ appareant sordes : cura*
» *interim adhibita, ne hydrargyri quantitas im-*
» *minuatur. Quod si accidat, augeri ea debet ita,*
» *ut ad auri dragmam illius dragme septem vel*
» *octo remaneant : deinde acupulle tuto obducte*
» *induntur, affundanturque aquæ valide uncie*
» *que, et operculo super imposito, eadem rursus*
» *evocatur, per arenam calidam : omnibus refri-*
» *geratis aqua protecta iterum infunditur, distilla-*
» *turque, ut entea; idque repetitur quinquies :*

---

(1) *Cap. III, de secretis auri*, page 525 et 526.

» *atque tunc pulvis rubicundus provenit, quem*
» *aurum vitæ, et aurum precipitatum vulgo nun-*
» *cupant. Postea idem in catillum ponitur, coo-*
» *périturque, et inter carbones candentes finitur*
» *dum excandescat : mox idem eximitur, et ubi*
» *refrixerit ; aqua rosarum humectantur, rursus*
» *que excicatur. Junioribus denarii dimidii : adultes*
» *vero integri pondere datur.* Pesti medetur,
» morborum gallicum curat : *elephantiasim :*
» *aquam inter cutem, alios que morbos difficiles*
» *abigit ; viscerum obstructiones referat : iis qui*
» *venenum hauserunt, opitulatur ; ulcéribus*
» *malignis curandis tum intro sumitur, tum*
» *extrinsecus unguentis, et emplastris quæ pur-*
» *gant, fœliciter ad sordida cavernosàque, non*
» *autem serpentia curanda admiscetur,* Ardenacus
» *et* Paracelso «.

En MDCCLV, parut chez *Dhoury*, imprimeur
à Paris, la chimie médicinale de *Malouin* médecin
ordinaire de la Reine, professeur de pharmacie
en la faculté de médecine (1) en 2 vol. in 12.
On y trouve *par hasard* le passage suivant. »
» Le poids spécifique des remèdes contribue
» beaucoup à leur action mécanique dans le
» corps ; c'est surtout du poids du mercure et de
» son extrême divisibilité, que dépendent les
» effets extraordinaires de ce minéral. *L'or qui*
» *est encore plus pesant* que le mercure, pour-
» rait par cette raison être plus efficace encore,
» que ne l'est le mercure même ; ce qui mérite
» bien qu'on y fasse refléxion, avant que de
» prononcer sur l'efficacité ou l'inefficacité de
» *l'or,* surtout si l'on n'a pas sur cela une expé-
» rience suffisante, ce qu'il est rare d'avoir ».

Il n'est pas douteux qu'un heureux *hasard*

_____

(1) Voyez tom. II, pages 8, 9, 10 et 11.

n'ait donné lieu a un air de famille entre ce qu'avait dit *Malouin* en 1755 et ce qu'à dit M. *Chrestien* en 1811.

Zwelfer, *mantissæ spagiricæ* (1) dit que l'or a la propriété de fortifier le cœur, et de purifier le sang; et qu'il est un bon remede contre la mélancolie.

Zacutus Lusitanus (2) dit » qu'il connaît par » l'expérience qu'il en a fait, que l'or fortifie » les entrailles, purifie le sang, et qu'il est un » bon remède dans les maladies malignes conta-» gieuses, ce qui est autorisé par *Avicenne*, *Sera-» pion*, *Platerus*, et un grand nombre d'autres savans praticiens.

» L'or en feuille entre dans la composition de » plusieurs poudres, confections cordiales, etc. » Tout le monde connaît leur usage pour enve-» lopper les pilules.

» L'or et le mercure, quoique extraordinairement » *pesans*, *sont forts volatils*, et cette propriété » contribue aussi à leur efficacité; c'est pourquoi » il n'est pas inutile dans les préparations de » teintures d'or, de rectifier les digestions et les » distillations.

» L'or horisontal, qu'on nomme autrement *azoth* » *de Heslingius* est un amalgame d'or, préparé » ensuite comme on prépare le mercure pour en » faire le *précipité perse*. *Zwelser* assure que » cette *préparation d'or et de mercure est un bon* » *remède pour guérir les maladies vénériennes* » (effet du hasard).

» *Malouin* (3) parlant de la *teinture d'or*, pré-

_____

(1) Pag. 1, chap. I, *de aura*.
(2) *De medec. princip. hist.* 1, *quæst. et lib*, *de pratic. med. obs.* 136.
(3) Tom. II, chap. 3, pag. 15

» tend qu'elle entretient ou rétablit la chaleur
» naturelle, etc., et dans certains cas elle purifie le
» sang. On l'emploie dans les fièvres contagieuses
» et putrides, dans la petite-vérole, la rougeole,
» l'apoplexie et la paralysie. Je l'ai trouvé utile »,
dit il, « dans l'affaiblissement des viscères, et
» l'appauvrissement des humeurs, et même pour
» la gangrène. »

Lalouette, docteur régent de la Faculté de
Paris, etc. traité des scrophules, vulgairement
appelées écrouelles, ou humeurs froides (1), emploie l'or combiné avec d'autres remèdes. Voyez
aussi les formules des pilules résolutives, laxa-
tives et toniques (2).

Astruc (3) fait connaître « quelques remèdes
» particuliers *qui sont excellens dans les mala-*
» *dies vénériennes*, ou du moins que l'on croit
» tels; décrit la panacée de *la vigne*, ou *entre*
» *l'or et l'argent.* La dose est depuis un ou deux
» grains jusqu'à cinq et même jusqu'à douze,
» *la vigne* a opéré par le moyen de sa panacée,
» des espèces de miracles dans les maladies les
» plus désespérées, voilà le discours d'*Hoffmann*».

Astruc, ajoute « mais il faut bien rabattre
» de ces éloges ».

Astruc, dans le même ouvrage, donne aussi
la composition du précipité solaire de *Gervais
Uçay*, médecin de Toulouse où entre *l'or
purifié.*

La tisane anti-syphilitique de M. *Salletes*
qui a eu quelque vogue dans Montpellier

_____

(1) Imprimé chez Didot le jeune, en MDCCLXXX, part.
2, pag. 201
(2) Part. III, section VI, pag. 134 et suivantes.
(3) Trait. des mal. vénér., 4.ᵉ édit., tom. IV, chap. 12,
pag. 382.

senlement, est tombée dans le plus grand
discrédit, de son vivant. Il est à désirer que
la poudre d'or de M. le docteur *Chrestien*, qui
est maintenant sur le trotoir de la mode, n'é-
prouve pas le même sort.

Feu le Professeur *Dumas*, dont les connais-
sances en médecine n'étaient pas douteuses, *dans
sa doctrine générale des maladies chroniques*,
pour servir de fondement à la connaissance théorique et pratique de ces maladies (1) dit « M.
» *Chrestien* a publié sept observations des heu-
» reux effets que produit l'oxide d'or précipité
» par la potasse dans le squirrhe de la matrice.
» La découverte d'un remède pour détruire les
» engorgemens squirrheux, surpasserait de beau-
» coup l'importance que l'on doit attacher à celle
» d'un nouveau médicament pour guérir les
» maladies lymphatiques et vénériennes, aux-
» quelles ce praticien a le plus communément
» appliqué les préparations d'or (2) ».

M. *Baumes;* notre savant confrère, remporta
le prix en 1788 à la société Royale de médecine de Paris, sur le vice scrophuleux et sur
les maladies qui en proviennent. Cet ouvrage
a déjà reçu deux éditions. La dernière en
1805, à Paris chez *Méquignon* l'aîné, imprimeur
libraire.

A la pag. 333, il parle du traitement des
scrophules par *Laloucie*, et fait voir que dans
ces trois sortes de pilules dont cet auteur donne
la composition, il y fait entrer le savon antimonial solaire et aurifique, qui est composé
d'antimoine de chaux, d'alcali fixe, de *dissolu-*

---

(1) Un vol. in-8° imprimé en 1812 à Paris, pag. 625,
note 1.

(2) Méthod. jatralept. 382 et suivantes.

tion d'or, d'huile d'amandes douces, le tout combiné selon les bons principes de la chimie, il doit en resulter un vrai savon de soufre, du savon ordinaire, de l'huile d'amendes douces, le tout animé par une portion de régule d'antimoine et *d'or*. Ni M. le professeur *Baumes*, ni son ouvrage, ne sont pas aux *antipodes*. Néanmoins l'humanité doit à M. *Chrestien* d'avoir tiré ce remède de l'oubli. C'est toujours un moyen à ajouter à la quantité étonnante de ceux qui ont été proposés pour guérir la vérole.

Ayant été dans l'usage dans une pratique de cinquante ans, d'administrer les mercuriaux *intus et extus* sous toutes les formes, ainsi que tous les autres remèdes anti-syphilitiques, j'ai donné la préférence aux remèdes connus, dont l'efficacité est constatée, reconnue et approuvée par les facultés et écoles de médecine. N'ayant jamais employé la poudre d'or de M. le docteur *Chrestien*, dans le traitement des maladies vénériennes, ni dans les lymphatiques; je reste dans le scepticisme, et je renvoie le lecteur à l'ouvrage de M. *Chrestien*.

Marronier d'inde. Sculus hippocasta.

Le *marronier d'inde* est un grand et bel arbre, originaire des Indes, actuellement cultivé dans toute l'Europe qui nous est venu de Constantinople, il y a près de 300 ans.

De Bon président de la cour des comptes, aides et finances de Montpellier, vers l'année 1718, prétendit que le *Marronier d'inde*, pouvait être mis en usage en médecine; mais encore, qu'il pouvait être spécialement employé, au lieu de quinquina dans la curation des *fièvres inter-*

*mittentes (*1*)*. Plusieurs médecins auxquels il avait indiqué ce nouveau remède, l'ordonnèrent avec succès dans ces sortes de maladies. Suivant cet auteur, l'écorce du marronier d'inde partage cette vertu fébrifuge avec le fruit. Il ajoute « le quin-» quina (dont nous usons depuis 1650) est sans » contredit le premier fébrifuge ; mais il est bon » d'en avoir d'autres que l'on puisse lui associer, » lui substituer même : il ne faut pas d'ailleurs » que les présens du nouveau monde fassent » oublier entièrement les productions de l'ancien ». D'ailleurs, le goût en est beaucoup plus sup-portable que celui du quinquina, et comme celui-ci, il agit le plus souvent sans évacuations sensibles, et quelquefois comme purgatif. *Zani-chetti*, apothicaire de Venise (2), ayant observé que l'écorce de *marronier d'inde* possède comme l'écorce du quinquina une amertume très-dé-cidée, la soumit à l'analyse chimique, et il trouva qu'elle fournissait des parties extractives entière-ment analogues à celles que donne le quinquina; et on peut, dit-il, en retirer comme de ce dernier un *extrait*, dont les vertus ne diffèrent presque pas de celle de l'écorce du quinquina même. Les mêmes résultats furent également obtenus par *Coste* et *Villemet*, qui avaient remporté le prix double de l'académie des sciences, belles-lettres et arts de Lyon, et qui les rendirent publics dans un ouvrage qui a pour titre : Essais botaniques, chimiques et pharmaceutiques sur quelques plantes indigènes, auxquels ils joignirent des observations médicinales (3).

---

(1) Hist de la soc. Roy. des Scien. de Montpellier, tom. II, pag. 57.
(2) Dissert. en Italien publiée en 1732.
(3) On pourrait peut-être aussi, ranger parmi les suppléans

Le *marronier d'inde* d'après *Peiper*, *Terra* et le *Comte de Lagaraye*, présente un sel essentiel, dont les vertus fébrifuges ne sont pas douteuses; et je ne doute point moi-même, que bientôt on n'en retire une *résine* et une *marronine*, comme on a retiré du quinquina la *résine* et la *quinine*.

Les principes constituans de ces deux écorces paraissent être les mêmes, d'après le docteur *Dupont* (1), pourquoi celle du *marronier d'inde* ne serait pas propre à guérir les fièvres intermittentes, ainsi que les autres maladies périodiques sans fièvre, comme celle du quinquina? Pourquoi l'écorce de *marronier* ne serait-elle point comme l'écorce du Pérou, tonique, antiseptique, anti-spasmodique, sternutatoire? Tous ces effets n'ont-ils pas été observés par *Durande*, de la *Vernière*, *Coste* et *Villemet?*

En 1736, *Mœhring* donna une dissertation (2) sur les vertus fébrifuges du *marronier*, comme étant les mêmes que celles du quinquina.

William Peiper fit aussi imprimer à Duisbourg, une dissertation de *cortice hippocastanus*, dans laquelle on trouve plus de vingt observations de guérisons de fièvres intermittentes opérées par son usage.

Tutra, médecin de Vicence (3), assure que

---

du quinquina, outre l'écorce de *marronier d'inde*, les écorces de chêne, de cérisier, de frêne, de saule blanc, du puliet, de l'acacia, du sophora, etc. Les sommités de grande centaurée, de chamœdrix, de gentiane, d'absinthe, etc.

(1) Dans sa lettre qui atteste son érudition physiologique et sa connaissance des succédanées en matière médicale. *Dupont* dit « le quinquina se vend aujourd'hui (1808) 80 fr. » la livre et même plus, et les principes constitutifs du marronier » d'inde sont absolument semblables à ceux du quinquina ».

(2) Commer. litter. de Nuremberg.

(3) Lettres sur les propriétés fébrifuges du marronier d'inde.

l'écorce du *marronier d'inde* est supérieure à celle du quinquina, et qu'elle guérit les fièvres intermittentes avec autant et même plus d'efficacité que lui. Onze fébricitans de divers âges, et de constitutions différentes, furent délivrés de fièvres de toute espèce intermittente dans huit ou dix jours.

Sabarot de la Vernière (1) dans des observations sur ce végétal indigène non moins efficace contre la fièvre intermittente que le quinquina, devint le plus grand panegyriste du marronier d'inde. Il dit « les faits que j'expose, pourraient » être justifiés par les personnes mêmes que j'ai » traitées en Vivarais et à Nismes, où je suis fixé, » si la probité qui doit être inséparable de l'état » du médecin, ne me dispensait ici de les nommer » inutilement. C'est aux maitres de l'art à justifier » ou à improuver mes observations par leur » propre expérience; mais ces expériences mêmes » ne sauraient jamais infirmer en aucune ma- » nière, la certitude des faits détaillés dans ce » mémoire, etc. ».

Néanmoins, *Zulatti* (2) ne lui croit pas autant de vertus qu'au quinquina, et il prétend qu'il ne convient que dans les fièvres simples, tierces et dépuratoires, et qu'il a souvent trompé l'attente des médecins, tant à Bologne, à Vénise, qu'à Parme.

Le 12 Janvier 1788, *Cusson*, docteur en médecine et membre de l'académie des sciences de Montpellier, en séance publique, en présence des états du Languedoc, lu des *observations sur les propriétés fébrifuges de l'écorce du marronier*

---

(1) Journ. de méd., ann. 1777, tom. XLVII, pag. 324.
(2) Journ. de physiq., mois d'Avril 1784.

*d'inde, et sur les avantages que peut retirer de
son emploi la médecine, dans le traitement des
fièvres intermittentes.* Ces observations insérées
dans un ouvrage qui a pour titre, *assemblée publique de la société Royale des sciences, tenue
dans la grande salle de l'Hôtel de ville de Montpellier, en présence des états de la Province de
Languedoc, le 12 Janvier* 1788 (1), firent beaucoup de sensation et néanmoins l'exemple de ce
médecin philantrope ne fut pas imité. La révolution Française durant laquelle le quinquina fut
non-seulement très-rare, mais encore à un prix
si excessif, que les familles nombreuses et pauvres,
n'engagea pas les maitres de l'art, à recourir pour
le remplacer à l'écorce de *marronier d'inde.*

Ce n'est donc point sans raison que *Cusson,*
blâme l'enthousiasme avec lequel on avait recherché jusqu'à lui les végétaux *exotiques* et
l'indifférence des indigènes, par cela seul qu'ils
naissent sur notre sol.

Cusson fut, dit-il, porté à la recherche des
vertus fébrifuges de l'écorce du marronier d'inde,
par les éloges qu'avaient donnés à ce végétal
d'anciens médecins et par le désir louable de
posséder un remède qui pût remplacer le quinquina, lorsque le peuple ne peut en faire usage
à raison de sa cherté, de la difficulté d'en avoir
de bonne qualité, et il pouvait ajouter par l'impossibilité de s'en procurer en temps de guerre,
si ce n'est par un argent extraordinaire qu'il
faudrait faire passer dans les pays étrangers.

Cusson fit donc l'épreuve de l'écorce du marronier. Pour la faire avec fruit, il la fit sècher,
la fit mettre en poudre impalpable, la plaça

_____

(1) Pag. 49.

pour la conserver dans des bocaux pour le besoin. Il commença à l'éprouver dans le mois d'Août 1779, sur un sujet de 30 ans, d'un tempérament bilieux, tourmenté par une fièvre tierce depuis un mois et demi. Douze dragmes (une once et demie) la firent disparaître. Le lecteur voudra bien observer qu'il faut donner cette dose de quinquina pour guérir cette fièvre, laquelle est quelquefois même insuffisante pour en fixer les accès, depuis surtout qu'on ne le trouve que falsifié. *Cusson* désirait qu'on recueillît l'écorce de marronier dans le Printemps, sur des arbres de moyenne grosseur, et au moment de la sève. Il désire aussi qu'on la choisisse saine, sans vermoulure, et bien sèche; qu'on ait le soin de la dépouiller d'une espèce de végétation ou de mousse qui la recouvre quelquefois et qui peut en altérer les propriétés.

Enhardi par le succès, *Cusson* continua à employer la poudre de l'écorce de marronier, avec laquelle il guérit un nombre infini de malades. Il l'administra surtout sur les malades de la charité, dont il était un des médecins, et il se confirma que les propriétés de cette écorce étaient analogues à celles du quinquina, et il la regarda définitivement comme succédanée.

Cusson avoue avec candeur qu'il a vu échouer ce remède sur quelques sujets attaqués de fièvres quartes et des quotidiennes, chez lesquels le quinquina avait échoué aussi, et il a observé qu'elle est moins marquée contre ces fièvres là que contre les intermittentes, *tierces essentielles* et *doubles-tierces*. Il assure que dans celles-ci le remède indigène est rarement infidèle, et qu'il doit être regardé comme spécifique. *Cusson* voudrait qu'on donnât au-*marronier* le nom de *quinquina d'Europe*, et que MM. les pharmaciens en eussent toujours de prêt, afin de mettre les médecins et les chirurgiens dans le cas d'en faire un usage plus étendu.

Il ne se borna pas à donner la poudre de l'écorce de marronier seule, il la combina selon les circonstances, avec le sel ammoniac, le fer, l'élixir de propriété, et avec les opiatiques. Il avertit du soin qu'il avait eu de préparer ses malades par les évacuans et autres remèdes convenables, comme s'il devait donner le quinquina.

Une autre remarque de *Cusson* qui me paraît de nature à être prise dans la plus grande considération, c'est celle de n'administrer la poudre de l'écorce de marronier qu'après que les malades ont éprouvé un certain nombre d'accès, et qu'on est fondé à penser que la matière fébrile, ou si l'on veut, l'élément paroxistique, a été travaillé par la nature. J'ajoute celle d'exiger que le troisième stade de la fièvre (la sueur) ait eu lieu ; car lorsque les accès ne se terminent point par des diaphorèses abondantes , les fébrifuges, tels que le quinquina ou le marronier d'inde, n'opèrent pas si bien.

Il ne faut pas non plus perdre de vue que dans les accès de fièvre intermittente qui s'accompagnent de quelques symptômes malins et dangereux, les principes établis dans le précédent *alinea* ne doivent point être suivis ; qu'il faut au contraire aller vite au devant du danger, administrer brusquement et à haute dose les fébrifuges, afin qu'ils aient le temps d'agir avant l'arrivée de l'accès subséquent, qui pourrait bien enlever le malade, ainsi que cela arrive malheureusement trop souvent. Enfin cette écorce demande, dans son administration les mêmes attentions que le quinquina.

Quoiqu'on puisse donner l'écorce de marronier

d'inde de plusieurs manières, c'est-à-dire en tisanne, en aposème, en électuaire, en opiate, en bol, etc. néanmoins, *Cusson* prétend qu'il vaut mieux la prescrire en substance et en poudre, parce qu'alors elle opère d'une manière plus efficace et plus sûre. Je crois même qu'elle agira avec plus d'énergie délayée dans du bon vin, ainsi que *Sydenham* le recommande pour l'administration du quinquina.

La plupart des auteurs que je viens de citer ont conseillé la poudre de l'écorce de marronier à la même dose que la poudre de quinquina. Je serais d'avis de la porter plus haut; c'est-à-dire, qu'au lieu de l'administrer à une once, une once et demie, dans l'intervalle d'un accès à l'autre, on donnât la poudre de marronier d'une once et demie, deux et même trois onces.

Je ne disconviens pas que la majorité des praticiens qui en ont fait usage ne se soient bornés à la dose d'une once, regardant cette quantité comme suffisante pour guérir les accès de fièvre ordinaires; mais un peu de prodigalité ne doit pas nuire, ce remède agissant d'une manière aussi douce, et on peut ajouter aussi peu malfaisante que le quinquina.

Cusson ajoute que quelques éloges qu'il ait donnés à l'écorce du marronier d'inde comme fébrifuge, il est très-éloigné de le regarder comme le spécifique des fièvres intermittentes, et qu'elle doit être exposée aux mêmes reproches que le quinquina, qui manque quelquefois son effet, attendu qu'il existe certaines fièvres réfractaires et rebelles contre lesquelles le quinquina et les autres fébrifuges sont sans action.

L'écorce de *marronier d'inde* guérit les fièvres intermittentes simples et sans aucune complication, comme l'écorce du Pérou; elle mérite une place distinguée parmi les fébrifuges. Son analogie et sa vertu presqu'en tout semblable à celles du quinquina, méritent qu'on en étende l'usage, qu'on en fournisse les pharmacies, les hôpitaux, les maisons de charité, et qu'on n'aille pas chercher *à grands frais*, dans les pays lointains, un secours que nous avons sous la main et que notre sol nous prodigue.

Lacondamine, ce grand homme, cet illustre voyageur, nous a fait craindre que nous ne soyons un jour privés du *quinquina* par la grande consommation qui s'en fait.

Dans les *Annales cliniques ou Journal des sciences médicales de Montpellier* (1), on met au rang des fébrifuges indigènes l'*écorce de marronier d'inde*, il y est dit : « depuis qu'une crainte, que peut-être on a portée trop loin, de manquer absolument du *quinquina* pour les divers usages de la médecine, a porté les vues des médecins observateurs sur l'*écorce du marronier d'inde*, et sur les avantages qu'on peut en retirer dans les circonstances où le quinquina peut être administré, on a écrit contradictoirement sur le marronier d'inde.

Desessartz, docteur régent de la ci-devant faculté de médecine de Paris, membre de l'institut de France, etc., après avoir lu des observations à l'Académie de Paris, sur la vertu fébrifuge de l'écorce de marronier d'inde, provoque de nouvelles observations propres à fixer définitivement l'opinion incertaine de ce remède ; il paraît que ses vœux n'ont pas été exaucés ; que l'on n'a rien observé ou du moins rien publié depuis *Desessartz* sur ce remède ; que l'on continue à n'em-

_____

(1) Tom. XVIII, pag. 207, ann. 1809.

ployér que le quinquina qui, étant hors de prix, renchérit encore tous les jours, que les pauvres sont hors d'état de l'acheter; que dans les pays où les fièvres intermittentes sont endémiques, et l'on pourrait même dire épidémiques, tous les Étés, à raison du voisinage des eaux dormantes où du dessèchement des marais, où tous les individus des familles nombreuses et pauvres en sont attaqués, il est impossible qu'ils puissent faire un usage convenable et suffisant du quinquina, à raison de sa cherté.

D'après cela il serait convenable que le gouvernement ou les grandes autorités locales des pays où règnent les fièvres intermittentes pernicieuses, ordonnassent que les maîtres de l'art de guérir continuassent les expériences sur les effets de l'écorce du *marronier d'inde*, qu'on en fit de la *résine* et de la *marronine;* il faudrait encore que l'on encourageât l'agriculture européenne, afin qu'elle s'empressât de faire des plantations de *marronier d'inde*, de sorte que là ou règnent endémiquement les fièvres intermittentes, on trouvât aussi, presque sans frais, le remède salutaire pour les guérir.

Je crois utile pour l'économie domestique, quoique ceci soit hors de mon sujet, de répéter ce que le savant *Marie-S.t-Ursin* ne trouva pas hors de propos d'insérer dans la gazette de santé (1), » plusieurs journaux ont publié la recette sui- » vante qui, en ce moment, a le mérite de » l'à-propos.

» Dès que les marrons d'inde tombent, on enlève » l'écorce brune qui les revêt, et on les pile dans » un mortier. Il en résulte une farine dont on

_____

(1) N.° 32, 11 Novembre 1809.

» enduit les taches de linge qu'on lave ensuite.
» Les taches disparaissent comme si on se fût
« servi du savon ».

MM. *Pelletier* et *Caventon* (1) ont donné *des
notes sur la composition chimique des écorces de
saule et de* marronier d'inde. Après avoir terminé
les travaux chimiques sur le quinquina, s'étant
occupés des succédanées de ces écorces, et ayant
recherché s'ils pouvaient retrouver la chinchonine,
la quinine ou quelques substances analogues dans
les végétaux de nos climats qui passent pour
fébrifuges, n'ont rien trouvé de satisfaisant au
bout de plusieurs semaines de travail et de soins
sur divers végétaux, et notamment sur les écorces
de saule (*salix alba*), et de marronier d'inde;
ils ont tout interrompu à ce sujet, et ils ont joint
un essai d'analyse de ces deux écorces, en déclarant qu'ils n'ont pu démontrer dans l'une ni
dans l'autre l'existence des matières analogues
aux bases salifiables du quinquina. En attendant
ils finissent par engager les praticiens qui ont
quelque confiance dans les vertus des écorces de
marronier ou de *saule*, à n'employer ces écorces
que dans les cas où il n'y aurait pas d'urgence.
Ils croient même qu'une écorce bien avérée de
quinquina d'une espèce bien inférieure, ou d'un
genre voisin, doit être toujours préférée à celle
du *saule* ou du *marronier*.

De la Quinine et de ses préparations.

Parmi les obligations que la médecine a con-
tractées envers la chimie, on doit compter celle

---

(1) Journ. de pharm. et des sciences accessoires, n.º III,
7.ᵉ an. Mars 1821, pag. 123.

par laquelle on est parvenu à isoler les principes
fébrifuge et salifiable que contiennent les différentes espèces de quinquina. On était déjà parvenu à séparer de l'opium un alcali, qui paraît
contenir toutes ses propriétés calmantes, la
morphine, et qui forme aussi l'acide acétique,
un sel neutre employé en médecine ; on avait
extrait de l'ipécacuanha, sous le nom d'émétine
la partie émétique de cette racine exotique,
qui, donnée à très-petites doses, produit les mêmes
effets que ceux que l'on obtient de dix fois son
poids de racine de Brésil ; on avait également
retiré de la noix vomique, sous le nom de strich-
nine, une substance qui, administrée en très-
petite quantité, même en fractions de grains,
peut occasionner des mouvemens tétaniques,
que l'on provoque quelquefois pour obtenir des
effets médicamenteux de ce genre de *strchnos*.
Enfin, la chimie s'est exercée depuis quelques
années pour introduire dans la pratique médicale
les parties les plus actives des différentes productions naturelles. Les unes commencent déjà
à occuper une place dans nos formules, et on
attend que l'expérience ait constaté les bons
effets des autres, pour les admettre en médecine.
Ceux que l'on retire du sulfate de quinine dans
les fièvres intermittentes, sont trop satisfaisans
pour que nous ne consacrions point un article
séparé, à ce remède nouveau.

Le *quinquina* est le premier des médicamens
dont les propriétés anti-périodiques ont été aussi
périodiquement soumis à de nouvelles investi-
gations. De nombreux travaux ont été entrepris
sur cette écorce depuis *Buquet* et *Seguin* jusques
à ceux dont M. *Laubert* a enrichi la science.
Fourcroy en avait fait le sujet d'une grande dissertation ; *Vauquelin,* en analysant dix - huit

espèces de cette écorce, avait trouvé un nouvel acide végétal, et avait donné les moyens de reconnaître les caractères de celle qui est véritablement fébrifuge; enfin, M. *Gomés*, de Lisbonne, en suivant les travaux de ses prédécesseurs, a découvert, dans le quinquina, la substance en vertu de laquelle cette écorce agit sur l'économie animale, mais ce chimiste n'a fait que tracer la route que MM. *Pelletier* et *Caventon* viennent de suivre avec d'aussi grands succès, puisque ces derniers ont reconnu que le principe actif du quinquina est une base salifiable organique (1), tandis que le chimiste Portugais ne l'avait cru être *ni acide, ni alcali*.

Je ne suivrai point les deux chimistes français qui ont eu la *quinine* et la *cinchonine* pour le résultat de leurs intéressans travaux, il est inutile de décrire le procédé qu'ils ont suivi dans leur analyse des quinquina, un pareil travail ne me paraît point devoir occuper une place dans mon ouvrage. Je rappellerai seulement que les trois espèces officinales de quinquina, le gris, le jaune et le rouge, ne donnent point pour résultat des bases salifiables qui soient absolument les mêmes, et que par conséquent on peut rigoureusement établir par elles un point de comparaison entre ces trois espèces d'écorces du Pérou.

Le quinquina *gris (cinchona condaminea)* contient une moins grande quantité de principe fébrifuge que le quinquina jaune : la substance alcaline que l'on en retire est cristallisable, et pour le différencier de la matière cristallisable que fournit le quinquina jaune royal (*cinchona cordefalia*), on a nommé la première *chinchonine*

---

(1) Cette remarque n'avait déjà pas échappé à la sagacité de M. *Houton* de la Billardière, neveu.

et la dernière *quinine*. Dans le quinquina rouge
(*chinchona oblongi folia*) se trouvent l'un et
l'autre de ces deux principes actifs, et on les
sépare parce que leurs propriétés ne paraissent
pas être tout-à-fait les mêmes : la vertu anti-périodique de la *chinchonine* paraissant moins grande
que celle de la *quinine*.

Ces deux substances étudiées dans leur nature
et leurs affinités, doivent être classées parmi les
corps alcalescens et combinés avec les acides,
donnent naissance à des sels particuliers ; celui
de ces derniers auquel on a jusqu'ici donné la
préférence, qui est même le seul employé, résulte de l'action de l'acide sulfurique sur la
quinine, *sulfate de quinine*, pour la préparation
duquel M. *Henri* fils a donné un procédé plus
simple et plus économique que celui qu'avaient
d'abord employé MM. *Pelletier* et *Caventon*.

Le sulfate de *quinine* doit être parfaitement
neutre, et alors il cristallise très-facilement ; il
se présente sous forme d'aiguilles allongées,
nacrées et légèrement flexibles, ressemblant à de
l'amiante. Ce sel est plus soluble dans l'eau froide,
il est soluble dans l'alcool, il est décomposé par
les acides gallique, tartarique et oxalique ; il l'est
également par les alcalis fixes et par l'ammoniaque,
aussi on ne doit point le mêler avec ces diverses
substances, lorsqu'on le prescrit magistralement.

Pour employer en médecine le sulfate de
quinine, il était nécessaire de connaître les proportions dans lesquelles sa base se trouve dans
le quinquina et établir ainsi les doses qui cor-
respondent à une quantité déterminée de cette
écorce. Déjà les praticiens de Paris avaient consacré par l'expérience les succès de ce sel, et
indiqué, soit d'après l'analyse, soit d'après les
effets thérapeutiques, les doses auxquelles ils

l'avaient administré ; mais M. *Bories*, pharmacien
de notre ville, dans un mémoire intitulé : *Des*
proportions du principe fébrifuge et salifiable
contenues dans la résine de quinquina et de la
meilleure méthode de le prescrire magistralement,
présenté à la société de médecine-pratique
dont il est membre, vient de fixer les médecins
dans la marche à suivre pour l'administration
de ce nouveau remède. D'après lui, un gros de
résine de quinquina contient neuf grains et demi
de *quinine*, et cette même quantité existe dans
environ une once de quinquina jaune. Mais 100
parties de cette base ayant de la capacité pour
environ 11 parties d'acide sulfurique, 11 grains
du sel qui en résulte, représentent aussi une
once de l'écorce d'où on le retire.

On administrait le sulfate de *quinine* en le
faisant délayer seulement dans une quantité déterminée d'eau distillée, que l'on édulcorait,
pour masquer son amertume ; il résultait de ce
mélange un liquide opaque blanchâtre, désagréable
à la vue, et présentant au palais une matière
légèrement pâteuse. Mon estimable confrère
Bories, a donné les moyens de remédier à cet
inconvénient. Ce médicament étant soluble lorsqu'il est avec un léger excès d'acide, se dissolvant
également dans l'alcool, on n'a qu'à mettre en contact avec quantité suffisante (et quelques gouttes
suffisent) d'eau très-faiblement acidulée avec
l'acide sulfurique. De cette manière, le mélange
devient transparent et ne laisse pas à la bouche
l'arrière goût que produisent quelques particules
de sel non dissoutes.

Ce moyen peut faire employer le sulfate de
quinine dans une boisson agréablement acidulée
et édulcorée, telle que la limonade minérale, dans
laquelle on peut faire entrer une dose de ce sel

correspondant à une quantité déterminée de quinquina. Il est facile encore de remédier à l'insolubilité du sulfate de *quinine*, en faisant ajouter un ou deux gros de l'alcool, ou une teinture alcoolique appropriée dans trois ou quatre onces de liquide. M. *Bories* tire parti de ces différens moyens de rendre le sulfate de *quinine* soluble pour préparer différens remèdes officinaux ; ainsi, en faisant dissoudre 8 grains de ce sel dans une once d'alcool et ajoutant cette dissolution à une pinte de bon vin, on obtient un vin médicamenteux, dont quatre onces contiennent l'équivalent d'environ un gros de quinquina en substance. Ce vin se conserve beaucoup mieux que celui préparé par la teinture alcoolique de quinquina ou par la macération de la poudre dans ce véhicule ; il conserve sa couleur naturelle et ne participe en rien de la saveur que lui communiquent les autres principes constituans de cette écorce. Ses propriétés ne peuvent jamais varier comme par les autres procédés. La solubilité dans un léger excès d'acide, donne également les moyens de préparer avec le sulfate de *quinine* un sirop qui doit être préférable à celui de quinquina proprement dit, fait d'après les formules connues, puisque en faisant infuser seulement, en soumettant même cette écorce à la décoction, on ne peut pas enlever son principe fébrifuge, que d'ailleurs les parties solubles dans l'eau peuvent varier selon la quantité de liquide employé, ou encore, d'après le temps pendant lequel on l'aura soumis à l'infusion ou à la décoction.

Ce sirop ainsi préparé ne doit pas être transparent, la partie résineuse du quinquina que l'eau a pu enlever par une décoction prolongée, se sépare après un temps plus ou moins long, tandis que si on fait dissoudre une quantité

déterminée de sulfate de *quinine* dans un peu
d'eau très-légèrement aiguisée avec l'acide sulfurique, et que l'on ajoute cette dissolution au
sirop simple, on obtient un sirop parfaitement
transparent, et l'on peut déterminer la quantité
du remède que l'on a l'intention d'administrer.
M. *Bories* est parvenu à masquer, au moyen du
café, la saveur du médicament, de telle manière,
qu'une taupette de sirop qu'il appelle fébrifuge,
contient l'équivalent de demi-once de quinquina
en substance, sans que la saveur de cette écorce
(que tant de gens, jeunes et vieux, redoutent)
soit sensible au goût.

La découverte de ce principe anti-périodique
de l'écorce du Pérou, donne encore les moyens
de l'administrer sous beaucoup d'autres formes
qui facilitent le médecin à vaincre et détruire
la répugnance que beaucoup de malades ont
pour le quinquina. On peut le prescrire sous
forme pilulaire, en pastilles, et enfin, on est
parvenu à en composer un chocolat que M. *Bories*
appelle également fébrifuge, dont une tasse
contient la valeur d'un gros de la poudre qui le
fournit. Tous ces avantages feront sans doute
conserver en matière médicale thérapeutique, le
résultat d'une découverte regardée comme précieuse dans l'art de guérir. Ses effets sont déjà
très-bien constatés à Montpellier pour imposer
silence à quelques-uns de ses détracteurs, auxquels on peut opposer les observations pratiques
de mes savans confrères, les Professeurs *Baumes*,
Saisset, MM. les docteurs *Estor*, *Golfin*, *Lescure*,
Masson, et autres membres praticiens distingués
de la société de médecine-pratique, etc., auxquelles
je peux ajouter les miennes, desquelles il résulte,
que le sulfate de *quinine* contient les propriétés
fébrifuges et toniques de l'écorce du Pérou.

J'ai parlé la langue médicale des anciens, parce que je le suis déjà moi-même. Je n'ai pas cru convenable à mon âge, d'étudier ce que je savais déjà d'après les termes anciens et d'exercer ma mémoire, déjà très-ingrate sur des termes nouveaux. J'ai abandonné ce langage à ceux qui ont assez de mémoire pour apprendre de plusieurs manières la même chose.

Le néologisme nous éloignerait à jamais de l'instruction, si l'amour de la science n'en faisait quelquefois supporter les dégoûts. Je n'attaque cependant ici que l'excès et non la méthode; le mauvais goût et non le besoin des termes que les nouvelles découvertes peuvent exiger, lorsque ceux-ci sont d'un choix heureux et analogues au génie de la langue, dans laquelle on écrit; mais d'être obligé pour être entendu de certains lecteurs, de mettre les termes anciens à côté des nouveaux, c'est ce que je suis très-éloigné de faire. Les nouvelles nomenclatures, celles surtout qui ne sont point en rapport avec la langue dans laquelle on écrit, surchargent et tuent la mémoire par le changement quotidien; que loin de concourir aux progrès des sciences, elles ne font que les obscurcir.

Voltaire parlant du néologisme a dit :

» Si vous ne pensez pas, créez de nouveaux mots,
» Donnez du gigantesque, étourdissez les sots ».

Feu mon illustre ami *Faujas de S.t-Fond* (1) a « dit, la science coûte tant de peine à acquérir, » lorsqu'on veut l'appuyer sur des bases solides, » qu'il ne faut la rendre ni rebutante, ni ex- » clusive, par des innovations journalières et

_____

(1) Tom. 2, pag. 397, essai sur la géologie.

» arbitraires dans les mots ». Il ajoute en note:
« Je ne suis qu'un faible copiste de *Bacon*,
» qui, à une époque où le néologisme sorti des
» cloîtres, fut mis à la place de la science, et en
» retarda singulièrement les progrès, indigna ce
» grand philosophe ».

« Les hommes d'une profession oisive, dit
» l'illustre chancelier qui portaient de leurs
» cellules dans l'école, une humeur chagrine et
» quérelleuse, très-peu versés dans la connais-
» sance des temps, encore moins dans l'étude
» de la nature, ont inventé le langage épineux,
» au moyen duquel on s'entend à-peu-près,
» comme si l'on parlait toutes les langues en-
» semble (1) ».

Le célébre *Sage* a donné un ouvrage qui a
pour titre « exposé des effets de la contagion
» nomenclative, et réfutation des paradoxes qui
» dénaturent la physique ». J'y renvoye le lecteur.

En adoptant le néologisme, j'aurais fait du tort
à la mémoire de mon malheureux fils ainé, qui
remporta un prix à la société de médecine,
chirurgie et pharmacie de Toulouse, contre le
néologisme.

En écrivant, j'ai exposé mon sentiment, et
même très-souvent celui des autres, lorsque je
l'ai cru bon ; je n'ai pas la prétention de faire
autorité. Une preuve de cela, c'est que je joins
presque toujours mes raisons, ou celles des auteurs que je cite, afin que les lecteurs les exa-
minent, les pèsent et les jugent.

Je ne dois pas passer sous silence que les médecins modernes ont souvent abandonné la doctrine

_____

(1) Analyse de la philos. du chancel. *Bacon*, tom I.er
pag. 19.

des anciens, et ont souvent pratiqué sous de
fausses vues. D'où résulte qu'il ne faut pas imputer
à l'art les fautes de ceux qui l'exercent, « *non
crimen artis si quod professoris est* ». Il s'agit,
dans l'ouvrage que je publie, plus de l'ancienne
médecine que de la moderne. Si l'on préfère
l'agréable à l'utile, le brillant au solide; si l'on
ne sait pas distinguer l'hypocrisie d'avec la fran-
chise, le charlatanisme d'avec une expérience
spéculative; la suffisance d'avec la modestie; si
l'on imagine que la nature entre pour peu de
chose dans le traitement des maladies; si l'on est
porté pour les remèdes souvent répétés, qu'on
choisisse une autre matière médicale-thérapeutique
que celle-ci.

Nous ne nous servons pas ici d'emblèmes, n'y
d'hyeroglyphes, ni de ces récits merveilleux qui
ne font que rendre encore plus impénétrable une
science qui ne l'est déjà que trop par elle-même.

Mon illustre modèle et moi, avons senti la
nécessité de faire revivre une méthode de traiter,
qui, dans presque tous ses dogmes, ne connaît
que la nature pour base, et qui, prise pour la
plus grande partie dans les temps les plus reculés,
n'en est que plus naturelle et plus respectable.

La plus grande partie de ce que nous visons
à établir consiste, ou à faire revivre des principes
conformes, ou tout au moins en rapport avec la
doctrine d'*Hippocrate*, et utile à ceux qui veulent
le prendre pour modèle.

Nous avons pensé qu'il était nécessaire que le
médecin fonde ses indications sur la raison et sur
la bonne méthode; qu'il suive aussi exactement
que possible la nature dans ses opérations. Elle
trouve elle-même la voie de la guérison; elle seule
suffit aux animaux pour toutes sortes de choses,
et leur tient presque lieu de tout. Par conséquent,

l'étude de la nature, ou celle des effets qu'elle produit, est ce qu'il y a de plus important pour la médecine et pour le malade.

Le lecteur voudra bien faire attention que cet ouvrage n'est qu'une partie de la science médicale; qu'un Professeur chargé pour cette partie de l'instruction des élèves, doit être considéré en quelque sorte comme l'abeille, qui, voltigeant de fleurs en fleurs, recueille sur chacune le miel qui s'y trouve placé par la nature, pour aller le déposer dans la ruche. De même, le Professeur puisant ses leçons dans tous les bons ouvrages de médecine, en prenant la quintescence, va la déposer dans l'esprit de son auditoire. Le Professeur ne crée ni n'invente la médecine; il la puise partout où il la trouve : et il faut avouer que si chaque auteur revendiquait ce qu'on a puisé dans ses ouvrages pour en former le corps de doctrine propre à instruire les élèves et à former un cours instructif, les Professeurs seraient souvent obligés d'avouer qu'il n'y a presque rien qui leur appartienne.

J'ai fait tout ce qui a été en moi pour suivre l'avis de *Gassendi*, qui, dans sa logique, règle XII.e, dit « *Il n'y faut introduire rien d'étranger,* » *et n'omettre rien de propre* »; car tout ce qui » est étranger n'appartient point au sujet, et » paraît comme une tâche dans le visage, et si » l'on omet quelque chose qui soit propre et » particulier, cela fait une espèce de vide désa- » gréable, et marque un corps défectueux ».

J'ai besoin, pour justifier ma manière d'écrire d'invoquer l'assistance d'un autre grand homme, *J.-J. Rousseau*, qui dit : « qu'une expression soit » ou ne soit pas ce qu'on appelle française, ou » de bel usage; ce n'est pas de cela qu'il s'agit; » on ne parle et l'on n'écrit que pour se faire » entendre; pourvu qu'on soit intelligible, on

» va à son but, quand on est clair on y va encore
» mieux ; parlez donc clairement pour quiconque
» entend le français. Voilà la règle, et soyez sûr
» que, fissiez-vous cinq cents barbarismes, vous
» n'en aurez pas moins bien écrit. Je vais plus loin,
» et je soutiens qu'il faut quelquefois faire des
» fautes de grammaire pour être plus lumineux.
» C'est en cela et non en pédanterie de purisme,
» que consiste le véritable art d'écrire ou de
» parler ».

D'après cela je me suis dit, si je suis clair, tout
le reste n'est rien, surtout dans un livre de médecine.

FIN.

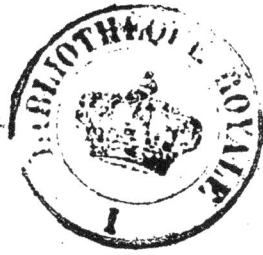

TABLE
DES MATIÈRES
Contenues dans ce 2.ᵉ volume.

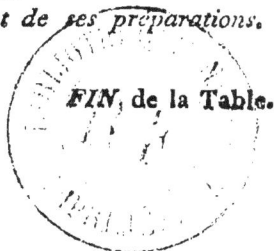

FIN, de la Table.

www.ingramcontent.com/pod-product-compliance
Lightning Source LLC
Chambersburg PA
CBHW060539220326
41599CB00022B/3546